AF610868

BIBLIOTHÈQUE

DE

CHIRURGIE CONTEMPORAINE

PUBLIÉE SOUS LA DIRECTION

De A. RICARD et E. ROCHARD

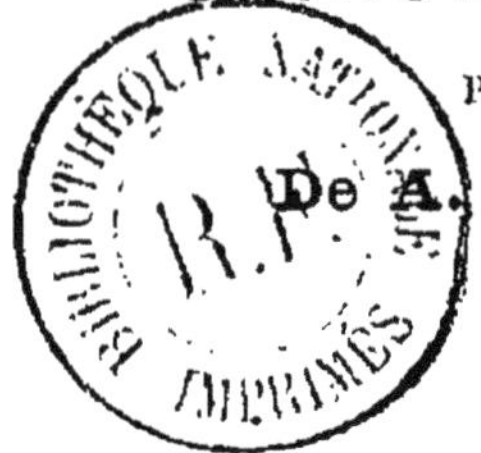

CHIRURGIE DE L'APPAREIL GÉNITA[L] DE L'HOMME

CHIRURGIE

DE L'APPAREIL GÉNITAL

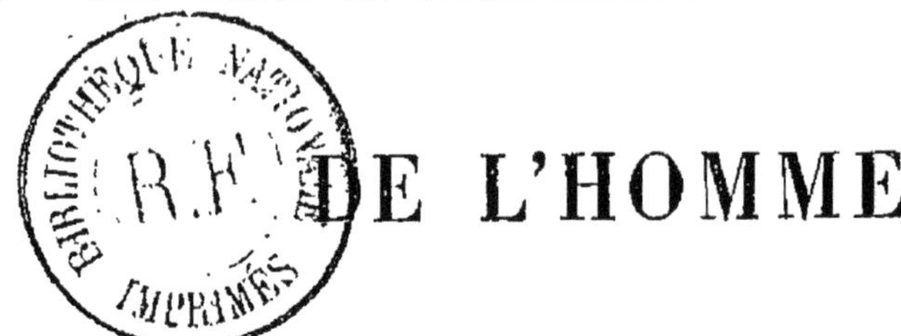

DE L'HOMME

PAR

J. ARROU

Chirurgien des hôpitaux de Paris

Avec figures dans le texte.

PARIS
OCTAVE DOIN, ÉDITEUR
8, PLACE DE L'ODÉON, 8

1901

BIBLIOTHÈQUE

DE

CHIRURGIE CONTEMPORAINE

Publiée sous la direction de

A. RICARD ET **E. ROCHARD**

Profes. agrégé à la Faculté de médecine de Paris, Chirurgien de l'Hôpital Saint-Louis | Chirurgien des Hôpitaux de Paris.

---

1. **Infections, traumatismes et diathèses**, par P. VILLEMIN, Chirurgien des Hôpitaux de Paris.
2. **Les tumeurs**, par le Professeur Simon DUPLAY et CAZIN, Chef de laboratoire à la Faculté de Médecine de Paris.
3. **Chirurgie générale des muscles, des tendons, des bourses séreuses et de la peau**, par P. MAUCLAIRE, Professeur agrégé à la Faculté de Médecine de Paris, Chirurgien des Hôpitaux.
4. **Chirurgie des artères, des veines, des lymphatiques et des nerfs**, par J. BOUGLÉ, Chirurgien des Hôpitaux de Paris.
5. **Chirurgie générale des os**, par P. RICHE, Chirurgien des Hôpitaux de Paris.
6. — — **des articulations**, par MORESTIN, Chirurgien des Hôpitaux de Paris.
7. — **du crâne**, par A. DEMOULIN, Chirurgien des Hôpitaux de Paris.
8. — **de la face**, par A. GUINARD, Chirurgien de l'Hôpital d'Ivry.
9. — **du cou et du rachis**, par M. SÉBILEAU, Professeur agrégé à la Faculté de Médecine de Paris, Chirurgien des Hôpitaux.

10. **Chirurgie du thorax et des mamelles**, par WALTHER, Professeur agrégé à la Faculté de Médecine de Paris, Chirurgien de la Maison municipale de Santé.

11. — **de l'abdomen en général, du pancréas et de la rate**, par P. MICHAUT, Chirurgien de l'Hôpital Broussais.

12. — **du foie**, par E. SCHWARTZ, Professeur agrégé à la Faculté de Médecine de Paris, Chirurgien de l'Hôpital Cochin.

13. — **de l'estomac et de l'intestin**, par TUFFIER, Professeur agrégé à la Faculté de Médecine de Paris, Chirurgien de l'Hôpital Lariboisière.

14. — **du gros intestin, du rectum et de l'anus**, par GÉRARD-MARCHANT, Chirurgien de l'Hôpital Boucicaut.

15. — **des hernies**, par E. ROCHARD, Chirurgien des Hôpitaux de Paris.

16 et 17. — **des voies urinaires**, 2 volumes, par P. BAZY, Chirurgien de l'Hôpital Beaujon.

18. — **de l'appareil génital de l'homme**, par J. ARROU, Chirurgien des Hôpitaux de Paris.

19. — **de l'utérus, du vagin et de la vulve**, par G. RICHELOT, Professeur agrégé à la Faculté de Médecine de Paris, Chirurgien de l'Hôpital Saint-Louis.

20. — **des annexes de l'utérus**, par FAURE, Professeur agrégé à la Faculté de Médecine de Paris, Chirurgien des Hôpitaux.

21. — **du membre supérieur**, par LYOT, Chirurgien des Hôpitaux de Paris.

22 et 23. — **du membre inférieur**, par RIEFFEL, Chef des Travaux anatomiques à la Faculté de Médecine de Paris, Chirurgien des Hôpitaux.

24 et 25. — **Technique chirurgicale**, par A. RICARD, Professeur agrégé à la Faculté de Médecine de Paris, Chirurgien de l'Hôpital Saint-Louis, et LAUNAY, Chirurgien des Hôpitaux de Paris.

VOLUMES PARUS AU 1er MAI 1901

E. SCHWARTZ, **Chirurgie du foie**, 1 vol. de 550 pages avec 58 figures dans le texte. . . . . 7 fr.

P. VILLEMIN, **Infections, Traumatismes et Diathèses**, 1 vol. de 550 pages, avec figures tirées en couleurs dans le texte. . . . . 7 fr.

J. BOUGLÉ, **Chirurgie des artères, des veines, des lymphatiques et des nerfs**, 1 volume de 500 pages, avec 96 figures dans le texte. . . . . 6 fr.

P. MAUCLAIRE, **Chirurgie générale des muscles, des tendons, des bourses séreuses et de la peau**, 1 volume de 425 pages avec 79 figures dans le texte. 6 fr.

J. ARROU, **Chirurgie de l'appareil génital de l'homme**, 1 volume de 350 pages avec figures dans le texte. 5 fr

---

TOUS LES AUTRES VOLUMES DE LA BIBLIOTHÈQUE SONT EN COURS D'IMPRESSION OU DE RÉDACTION

AVANT-PROPOS

A la première page de ce livre, j'écris avec plaisir et reconnaissance le nom de mon ancien élève et excellent ami Guénard, interne des hôpitaux, le plus précieux des collaborateurs.

Je le remercie de sa constante bonne volonté, de son concours dévoué, et suis heureux de reconnaître ici toute la part qu'il vient de prendre dans l'œuvre accomplie.

Paris, 1er février 1901.

J. ARROU.

CHIRURGIE
DE L'APPAREIL GÉNITAL
DE L'HOMME

DES ANOMALIES DU TESTICULE

1° Définition. — Les anomalies du testicule, dues à un vice de développement ou à un vice de migration, sont : d'une part, la *polyorchidie*, l'*anorchidie* et la *synorchidie*, l'*hypertrophie* et l'*atrophie*; d'autre part, l'*inversion* et l'*ectopie*.

J'étudierai tout d'abord les ectopies testiculaires, ensuite les autres anomalies.

2° Historique. — Les anomalies du testicule, et les ectopies en particulier, n'ont été étudiées qu'à la fin du siècle dernier. Parmi les auteurs qui se sont occupés de la question, je citerai Haller, Wrisberg, Hunter, Isidore Geoffroy Saint-Hilaire, Robin, Müller et surtout Goubaux, Follin, Roubaux, Godard, Le Dentu, Monod et Terrillon. Tout récemment, à la Société de Pédiatrie, l'ectopie testiculaire a été l'objet de communications et discussions intéressantes de la part de MM. Broca, et Villemin.

I

DES ECTOPIES TESTICULAIRES, ET PARTICULIÈREMENT DE L'ECTOPIE INGUINALE

I. — Considérations générales

1° Définition. — Lorsqu'un testicule n'est pas à sa place, c'est-à-dire n'est pas au fond des bourses, on dit qu'il est en *ectopie* (ἔκτοπος, hors de sa situation).

Si un seul testicule est absent, l'ectopie est unilatérale ; il y a *monorchidie* ou *crytorchidie simple* ; si tous les deux manquent, l'ectopie est bilatérale ou double ; il y a *cryptorchidie* proprement dite.

2° **Variétés.** — Quand la glande spermatique n'est pas dans les bourses, où peut-elle être ?

Elle se trouve soit sur la ligne de migration, soit en dehors de cette ligne.

Dans le premier cas, il s'agit d'un *arrêt* de la migration ; le testicule peut être accessible en situations *inguinale*, *cruro-scrotale*, quelquefois *rétro-pariétale iliaque* ; inaccessible en situation *abdomino-lombaire* ou *iliaque* ; tantôt accessible, tantôt inaccessible quand il jouit d'une mobilité telle qu'il peut parcourir toute l'étendue du canal inguinal, disparaître dans l'intérieur de la cavité abdominale ou reparaître sous l'influence d'un mouvement, d'un effort, etc.

Dans le second cas, il s'agit d'une *direction vicieuse* prise par l'organe ; l'on découvrira celui-ci en situation *sous-abdominale*, *crurale* ou *périnéale*.

Telles sont les variétés topographiques de l'ectopie testiculaire.

3° **Fréquence.** — Des anomalies du testicule, l'ectopie est la plus fréquente : 1/600 des soldats examinés dans la statistique de Rennes, 1/1 000 dans celle de Marshall.

Presque toujours, il s'agit d'une ectopie unilatérale ; dans les six cents cas d'ectopie observés par Rennes, il n'y en avait pas de bilatérale ; il y avait un seul cas d'ectopie double parmi les 10 800 engagés examinés par Marshall.

4° **Étiologie. Pathogénie.** — L'ectopie testiculaire est la conséquence d'un arrêt ou d'une imperfection de développement survenue au cours de l'évolution fœtale.

C'est donc à l'embryogénie qu'il faudra s'adresser pour trouver l'explication vraie de ces anomalies, bien plutôt qu'à des considérations d'ordre mécanique, telles que celles qu'on invoque pour les *déplacements* résultant de l'application intempestive ou maladroite d'un bandage herniaire ; par le bandage, on contient une hernie sans s'occuper autrement du testicule, bien que la mauvaise attitude de celui-ci soit précisément la raison d'être de celle-là.

En vérité, la pathogénie de l'ectopie est encore obscure. Cependant, il existe une théorie ingénieuse et séduisante, due à Godard, que j'adopterai en attendant mieux ; ce n'est pas qu'elle repose sur des faits anatomiques contrôlés, mais elle a le mérite de rendre compte, au moins théoriquement, de l'existence et de la localisation d'une ectopie.

Le testicule en migration descend de la région lombaire grâce à la traction d'un appareil musculaire, le *gubernaculum testis*. Celui-ci s'attache supérieurement sur la glande ; inférieurement, il se branche en trois faisceaux ; le premier de ces faisceaux, inséré sur le ligament de Poupart, attire le testicule dans le canal inguinal : c'est le faisceau externe ; le second, fixé au pubis, entraîne la glande à travers l'orifice inguinal externe : c'est le faisceau interne ; le troisième, implanté au fond des bourses, amène l'organe dans le scrotum : c'est le faisceau moyen.

Que le gubernaculum tout entier fasse défaut, il en résultera une ectopie abdominale ; si les faisceaux pubien et scrotal sont seuls absents, il s'en suivra une ectopie iliaque. Quant aux ectopies crurale et périnéale, elles s'expliquent par des insertions vicieuses de l'appareil musculaire.

Les diverses variétés ectopiques peuvent donc trouver ainsi leur explication et les transmissions héréditaires de cette affection, que l'on observe assez fréquemment, viennent confirmer cette manière de voir.

Pratiquement, au cours des interventions, on n'a jamais trouvé de gubernaculum testis, mais le plus souvent des adhérences de péritonite adhésive, ou des brides fibreuses fixant le testicule à des organes voisins : S iliaque, cæcum, fosse iliaque, épiploon, péritoine.

5° Anatomie pathologique. — Le testicule en ectopie est atrophié, mais il conserve sa forme ordinaire ; toutefois, ses rapports avec les annexes peuvent être modifiés, l'épididyme s'écarte de la glande, souvent même il est déroulé et descend avec le déférent jusqu'au fond du scrotum.

Cette situation de l'organe entraîne naturellement des modifications dans la structure, lesquelles sont bien connues depuis les recherches de GODARD, GOUBAUX, FOLLIN, MONOD et TERRILLON.

Chez les jeunes enfants, le testicule conserve sa structure normale et peut, au moment de la puberté, sécréter des spermatozoïdes. Mais, à mesure que l'individu avance en âge, des changements surviennent ; la glande subit la dégénérescence fibreuse ou graisseuse, celle-ci n'apparaît pas d'emblée dans toute l'étendue de l'organe. « Les parois des tubes séminifères sont cinq fois plus grosses qu'à l'état normal ; il existe une sclérose péricanaliculaire ; étouffées par la prolifération des parois, resserrées dans un espace trop étroit, les cellules de revêtement deviennent granuleuses, le travail de spermatogénèse s'arrête et ce processus aboutit à la destruction totale de l'épithélium et à la transformation fibreuse du conduit. »

La rétraction fibreuse débute par l'albuginée et le corps d'Higmore : il suffit donc d'un léger degré d'atrophie pour mettre obstacle à l'excrétion du sperme et empêcher le passage du produit de la sécrétion des tubes séminifères.

Ces notions de structure ont une grande importance thérapeutique.

II. — DE L'ECTOPIE INGUINALE

De toutes les ectopies, l'ectopie *inguinale* est la plus fréquente ; car elle correspond, d'après GODARD, à une proportion de 67 pour 100. C'est aussi la plus intéressante au point de vue de la clinique et du traitement. Je la prendrai donc comme type de description ; quelques mots me suffiront ensuite pour caractériser les autres variétés et sous-variétés.

1° Symptomatologie.— « Voici un malade, âgé de dix-neuf ans, jouissant d'une bonne santé habituelle et ne présentant rien de particulier dans ses antécédents héréditaires.

« Il attire immédiatement l'attention sur ce fait que, chez lui, le scrotum ne renferme qu'un seul testicule et l'on peut s'assurer aisément que ce testicule unique est celui du côté gauche. Quant au testicule droit, actuellement absent du scrotum, il se serait montré dans la région inguinale vers l'âge de treize ans, puis aurait disparu au bout de peu de temps et cette apparition momentanée du testicule droit se serait accompagnée de douleurs vives dans l'aine correspondante, douleurs qui se seraient rapidement calmées après que le testicule eut disparu.

« Les mêmes phénomènes se sont reproduits à diverses reprises et à des intervalles plus ou moins espacés, caractérisés chaque fois par l'apparition du testicule dans la région inguinale droite, coïncidant avec des douleurs très vives qui cessaient spontanément en même temps que la glande disparaissait de nouveau sous l'influence du repos au lit.

« A un moment donné, les accidents ont présenté une gravité tout à fait exceptionnelle. Pendant son travail, le malade a ressenti brusquement une douleur excessive dans l'aine et il a constaté alors la présence du testicule droit vers la partie inférieure du canal inguinal et même un peu en dehors de l'orifice externe. La glande était extrêmement sensible à la moindre pression et le plus léger mouvement du membre inférieur droit déterminait à son niveau des douleurs très vives. Dans ces conditions, le malade se vit contraint d'entrer à l'hôpital.

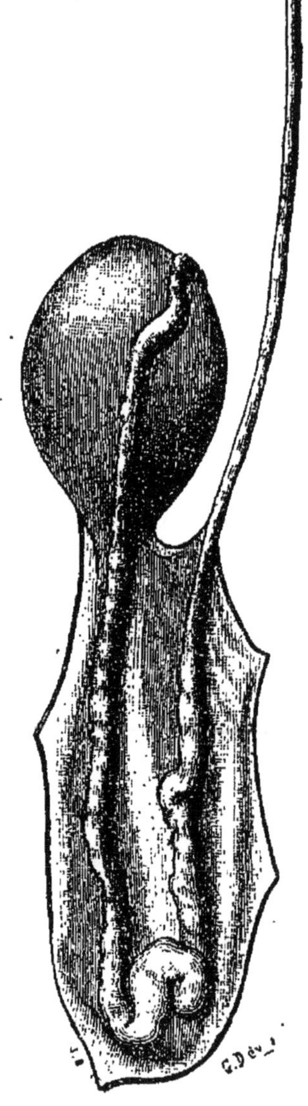

Fig. 1. — Ectopie inguinale du testicule, épididyme déroulé et tombé au fond des bourses (d'après Duplay et Reclus).

« A cette époque, on constata la présence du testicule en

dehors de l'anneau : la glande, facile à reconnaître d'après sa forme et sa consistance, était petite, ne paraissait pas enflammée, mais elle était très douloureuse à la pression. Après quatre jours de repos, le testicule était remonté dans le canal inguinal et les douleurs avaient cessé, si bien que le malade quitta l'hôpital, refusant l'opération proposée.

« Deux mois plus tard, il rentrait dans le service pour les mêmes accidents, décidé cette fois à accepter le traitement qui serait jugé nécessaire. Depuis qu'il est à l'hôpital, il a éprouvé un jour une douleur extrêmement vive, presque syncopale, en allant à la garde-robe, en même temps que le testicule franchissait l'anneau inguinal ; dès le lendemain, la glande était remontée dans le canal inguinal et les phénomènes douloureux avaient disparu.

« Si nous procédons à l'examen méthodique de la région, nous constatons tout d'abord une asymétrie du scrotum, dont la moitié gauche est saillante, tandis que la moitié droite semble vide. A la palpation, on trouve, en effet, comme il a été dit, que le scrotum ne renferme qu'un seul testicule, le gauche, normal, mais peu développé, ayant à peine les dimensions d'une petite noix et offrant une consistance un peu molle.

« Le cordon spermatique, auquel la glande est suspendue, absolument sain et normal, s'engage dans le canal inguinal gauche, lequel ne présente rien de particulier.

« Du côté droit, il n'y a pas de testicule dans les bourses, mais, à la région inguinale, on distingue plus ou moins nettement, suivant les jours, une tuméfaction légère apparente à la vue, qui tantôt occupe le canal inguinal, à sa partie moyenne ou à sa partie inférieure, tantôt se montre au-dessous de l'orifice externe ; toutefois, certains jours, il est impossible de retrouver cette tuméfaction en aucun point du canal inguinal qui parait absolument vide. Lorsqu'il vient se placer au-dessous de l'orifice inguinal externe, le testicule est facile à reconnaître, grâce à sa surface lisse et régulière et à la sensibilité extrême que détermine la moindre pression, il est assez mou et son volume est encore moindre que celui du côté gauche, car il présente tout au plus la grosseur d'une petite noisette.

« En dehors de la présence du testicule, on ne constate rien d'anormal au niveau du canal inguinal, dans lequel la toux ne fait saillir aucune pointe de hernie.

« Cette mobilité excessive du testicule qu'on observe chez ce malade et grâce à laquelle la glande peut parcourir toute la longueur du canal inguinal et même disparaître dans la cavité abdominale, constitue un caractère propre à une variété de l'affection que l'on a désignée sous le nom de testicule *flottant*.

« En dehors des crises douloureuses, il n'existe, chez ce malade, aucun trouble fonctionnel ; sans être trop ardent, il se livre volontiers au coït et, à ce point de vue, il n'y a rien de particulier à noter. Sa santé générale est parfaite ; tous ses organes paraissent sains et leurs fonctions s'exécutent normalement.

« Le diagnostic découle immédiatement de l'examen local ; il s'agit d'une ectopie testiculaire inguinale. » (Duplay).

Tel est le tableau clinique d'une ectopie testiculaire inguinale, unilatérale, simple, non compliquée de hernie.

Lecomte [1] a distingué dans l'ectopie inguinale trois sous-variétés : l'*interne*, dans laquelle le testicule est situé au niveau de l'orifice interne du canal inguinal ; l'*interstitielle*, dans laquelle il se trouve dans le trajet ; l'*externe*, dans laquelle il est plus ou moins engagé dans l'orifice externe.

Cette division topographique n'a pas grande importance pratique.

Ce qu'il faut connaître avant tout, c'est le degré de mobilité et de mobilisation de l'organe ; car cette considération joue un grand rôle dans le traitement.

Il y a des testicules *fixes*, le plus souvent petits, durs, douloureux, lesquels sont adhérents et ne descendent pas sous l'influence du massage ; il y en a de *mobiles*, qui peuvent être déplacés facilement dans le trajet inguinal, être refoulés dans la cavité abdominale ou être amenés au fond des bourses ; il y en a de *flottants*, dont l'instabilité est telle qu'une légère

1. Lecomte. Des Ectopies congénitales du testicule. *Thèse de Paris*, 1851.

quinte de toux, le moindre effort, un simple changement de position suffisent pour leur faire parcourir une étendue plus ou moins grande de la ligne de migration (observations Dumoulin, Duplay, etc.).

2° Complications. — Un testicule ectopié peut être parfaitement toléré et l'infirmité peut passer inaperçue. D'ordinaire, il n'en est pas ainsi ; la gêne locale que provoque, au pli de l'aine, la présence de la glande, ou la déformation du scrotum, attire, à un moment donné, l'attention des parents de l'enfant ou du malade lui-même.

A la suite d'un traumatisme, d'un effort, d'une quinte de toux, d'un changement de position, le testicule peut se luxer, pour ainsi dire, hors de son trajet ; comprimé, congestionné, étranglé, il devient le point de départ d'accidents nerveux, de crises douloureuses avec irradiations crurales et lombaires, qui ne disparaissent qu'après la réduction du testicule.

A la puberté, le testicule en ectopie, jusqu'alors silencieux, révèle souvent sa présence par une sensibilité très vive, parce que sa tuméfaction physiologique se trouve à l'étroit dans le canal inguinal.

Donc, toute congestion de la glande, active comme dans le cas précédent ou passive comme dans les torsions du cordon, peut être le point de départ d'une réaction douloureuse plus ou moins violente, ainsi qu'il arrive dans la torsion du pédicule d'un kyste de l'ovaire.

Quelquefois, les accidents présentent une allure dramatique et simulent un étranglement interne : début brusque, tuméfaction douloureuse, vomissements, ballonnement du ventre, refroidissement des extrémités, sueurs froides, facies anxieux, etc., c'est le tableau de l'*étranglement testiculaire*, si bien décrit par Fournier.

Le testicule comprimé qui, par sa propre congestion, s'étrangle, ainsi qu'une hernie, peut s'enflammer. L'orchite du testicule ectopié dans le canal inguinal présente parfois une marche bénigne, sans grande réaction péritonéale. En d'autres cas, elle s'accompagne d'étranglement testiculaire et de péritonisme. Enfin, on peut observer une péritonite vraie, généralisée, conséquence de la propagation à la grande séreuse de l'inflammation de la vaginale par l'intermédiaire du canal vagino-péritonéal. Les causes de l'orchite sont bien connues : un traumatisme, un cathétérisme, une blennorragie, une métastase ourlienne.

Le liquide qui s'épanche dans la séreuse péritesticulaire peut être séreux, séro-purulent ou purulent ; il peut être réduit dans la cavité péritonéale et enflammer le péritoine, ou s'enkyster et déterminer la formation d'une hydrocèle en bissac ou d'un kyste du cordon.

Le testicule en ectopie semble être prédisposé aux affections inflammatoires : les néoplasmes, eux aussi, ont été fréquemment observés. MONOD et TERRILLON en ont réuni 42 cas, parmi lesquels 5 sarcomes et 5 carcinomes ; le cancer frappe surtout les jeunes sujets ; il se caractérise par une allure rapide, un envahissement ganglionnaire précoce, une généralisation viscérale fréquente.

Mais de toutes les complications de l'ectopie inguinale, la plus fréquente, la plus sérieuse est la *hernie*. C'est, d'ailleurs, moins une complication qu'une manière d'être de l'ectopie ; elle suppose la persistance et la perméabilité du conduit vagino-péritonéal.

L'intestin peut rester en deçà du testicule, celui-ci étant indépendant ; il peut arriver à son contact, la glande avec les éléments du cordon sont cachés par la hernie ; il peut dépasser l'organe et descendre jusqu'au fond des bourses, entraînant avec lui le déférent ou le déférent et l'épididyme ; enfin, dans certains cas, l'orifice inguinal externe étant fermé, la hernie se développe du côté de la paroi supérieure du canal inguinal, s'insinuant entre les muscles et constituant cette variété de hernie inguino-interstitielle si bien décrite par TILLAUX.

On peut observer toutefois une hernie commune, coexistant avec le testicule ectopié ; il s'agit d'une hernie de la fossette inguinale moyenne, en avant de laquelle se trouve la glande.

Ces différentes variétés de hernie compliquent l'ectopie soit par la difficulté de leur contention, soit par les accidents de l'étranglement[1].

3° Traitement. — Dans le traitement des ectopies, et de l'ectopie inguinale en particulier, le chirurgien ne doit jamais oublier que :

1° La descente tardive du testicule, assez fréquente jusqu'à la fin de la première année, peut encore s'observer, bien que plus rarement, à l'époque de la puberté et devient tout à fait exceptionnelle ultérieurement (Duplay).

2° Le testicule en ectopie conserve longtemps sa structure normale ; si l'anomalie persiste, la glande subit, dans la suite et progressivement, la dégénérescence fibreuse et graisseuse et perd ses fonctions spermatogénétiques (Duplay).

3° Il ne faut jamais, sauf indications spéciales (sujet âgé, tumeur du testicule), traiter l'ectopie testiculaire par la castration.

Pratiquement, les indications opératoires diffèrent suivant qu'il s'agit d'un enfant de moins de trois ans ; d'un enfant ayant dépassé cet âge, mais n'ayant pas encore atteint celui de la puberté ; ou d'un adulte.

A. Premier cas. — *Il s'agit d'un enfant n'ayant pas trois ans.* — Il faut attendre avant d'intervenir chirurgicalement. A la naissance, il n'est pas rare de constater dans les bourses l'absence d'un testicule que l'on découvre au niveau du trajet inguinal. L'organe peut achever sa migration dans les premiers mois qui suivent la naissance et même au cours de la première année. Cette ectopie transitoire ne doit pas être confondue avec l'ectopie de la période suivante, laquelle est généralement définitive.

« Sauf existence d'une hernie concomitante grosse et nette,

1. Lucas-Championnière a pratiqué 42 opérations de cure radicale pour hernie avec ectopie testiculaire, dont 6 cas d'ectopie double ; en ce qui concerne le testicule, il a fait 25 fixations et 17 castrations ; au point de vue de la hernie, tous les résultats ont été parfaits. (Communication à l'Académie de Médecine, 12 juin 1900).

il faut opérer les ectopies testiculaires bien moins tôt que les hernies proprement dites. Ce n'est pas du tout parce que l'opération est dangereuse, ni parce que chez les jeunes enfants au-dessous de trois ans, l'urine, dont on ne peut éviter la souillure, est capable d'infecter gravement la plaie opératoire. Cette plaie est identique à celle d'une cure de hernie simple et, chez les enfants au-dessous de trois ans, un grand nombre de hernies ont été opérées, sans qu'on ait eu à se plaindre de cet inconvénient. Si, de parti pris, quand il n'y a ni souffrances, ni hernie manifeste, il est préférable d'attendre pour l'ectopie, c'est que parfois a lieu une descente tardive. Cette descente, sans doute, s'accompagne volontiers de hernie et dès lors n'évite pas l'opération ; mais elle allonge d'autant le cordon et favorise la bonne situation définitive du testicule » (Broca).

En attendant l'époque de l'intervention, pour faciliter la descente de l'organe, on aura recours au *massage du cordon* et à l'application d'un *bandage*.

Le massage du cordon, préconisé déjà par Hunter, et sur lequel Tuffier a rappelé l'attention, a été, dans la thèse de Duchesne, l'objet d'une bonne description. « Il consiste, dit Duchesne, en pressions lentes, régulières, exercées de haut en bas dans l'ectopie inguinale et de bas en haut dans l'ectopie périnéale, assez douces pour ne pas provoquer de douleurs, fréquemment répétées et progressivement. Elles se feront avec la face palmaire des doigts sur la région enduite d'un corps gras et seront recommencées tous les deux jours pendant au moins cinq minutes. » On cherche, par ces manœuvres, à mobiliser le testicule, c'est-à-dire à transformer un type fixe en un type mobile. Ce résultat est obtenu après une, deux ou plusieurs semaines. L'avantage acquis est conservé, soit par le port d'un bandage herniaire simple dont la pelote, appliquée exactement sur l'orifice inguinal externe, empêche le testicule de remonter, soit par la fixation du testicule au scrotum au moyen d'un ou deux fils de soie qui traversent l'albuginée et les téguments et que l'on noue à l'extérieur. Ces fils sont enlevés au bout d'une semaine, quand l'organe est fixé.

Si l'ectopie n'est pas simple, mais compliquée d'une hernie, il sera bon, pendant le massage, de chercher à isoler, par des manœuvres délicates, l'intestin du testicule. Après plusieurs séances, en refoulant l'intestin vers l'orifice interne du canal inguinal de la cavité abdominale et le testicule vers l'orifice externe et le scrotum, par une action simultanée, mais en sens inverse, des deux mains, on limitera, au niveau de la région auparavant occupée par la hernie et la glande ectopique, un espace libre, qui grandira progressivement et qu'on conservera grâce à l'application d'un bandage en fourche fermant le canal et dont la concavité maintient le testicule dans la bourse correspondante.

B. Deuxième cas. *Il s'agit d'un enfant ayant dépassé l'âge de trois ans, mais n'ayant pas encore atteint la puberté.*— Le traitement de choix de l'ectopie inguinale, à cette période de la vie, est la cure chirurgicale. Il ne faut plus compter, bien qu'elle puisse se faire, sur la descente tardive du testicule. Toutefois, si le sujet est tout jeune, ayant cinq à six ans, on pourra recourir au massage du cordon, à la mobilisation de l'organe et à sa fixation par le bandage ou l'orchidopexie.

Le plus souvent, on aura affaire à un testicule fixé par des adhérences, retenu par un cordon trop court et descendant à peine sous l'influence du massage. L'organe, situé dans le trajet inguinal, est compris dans la tunique fibreuse, dépendance du fascia transversalis. Du côté de l'orifice inguinal externe, le testicule est libre et les éléments de la fibreuse vont se perdre, plus ou moins disséminés, dans le tissu cellulaire des bourses au niveau du pédicule et de la cloison. Du côté de l'orifice inguinal interne, le testicule n'est pas libre. Il est maintenu en place par les fibres crémastériennes, les éléments du cordon et le canal vagino-péritonéal. Ce canal se présente au chirurgien sous des aspects différents ; dans certains cas, il est réduit à des tractus et le testicule possède une vaginale bien constituée et indépendante ; en d'autres cas, il existe réellement, communiquant ou non avec la cavité péritonéale ou péritesticulaire, tantôt vide, tantôt distendu par une hernie ou une hydrocèle. Quoi qu'il en soit, tunique fibreuse et fibres crémastériennes; éléments du cordon ; canal déférent, vaisseaux, nerfs et tissu cellulaire ; canal vagino-péritonéal constituent les principaux obstacles à la descente artificielle du testicule.

Il s'agit donc d'isoler le testicule, de le libérer, de le mobiliser, de le faire descendre, de lui créer une loge dans la bourse correspondante et de le fixer dans cette situation nouvelle.

Je ne puis passer en revue tous les procédés opératoires qui ont été employés avec Koch, Chélius, Annandale, Max Schüller, Nicoladoni, Wood, Championnière, Tuffier, Jalaguier, Duchesne, Broca, Kirmisson, Villemin, etc.

Je décrirai le procédé complexe qui semble donner le plus grand nombre de résultats parfaits et qui tient à la fois de la cure radicale de la hernie et de l'orchidopexie proprement dite.

L'opération doit être conduite de la façon suivante : inciser les téguments, comme dans la cure radicale de la hernie et faire descendre l'incision sur le pédicule des bourses ; pénétrer dans le trajet inguinal en entr'ouvrant, par les ciseaux ou le bistouri et la sonde cannelée, les deux piliers de l'orifice cutané ; récliner en dehors et en bas, avec un écarteur, le pilier inguinal externe ; aborder le testicule suivant son grand axe par une incision qui divisera ensuite la fibreuse dans toute sa longueur ; découvrir le canal vagino-péritonéal qui se trouve en avant des éléments du cordon ; isoler ce diverticule séreux ; l'ouvrir ; réduire la hernie si elle existe ; donner issue au liquide s'il y en a ; pédiculiser la séreuse du côté de l'orifice péritonéal ; du côté du testicule, faire, par une suture en bourse, une vaginale indépendante ; dégager et isoler le testicule revêtu de sa séreuse ; le mobiliser en sectionnant les fibres crémastériennes et le tissu cellulaire du cordon en plusieurs endroits sur la sonde cannelée[1] ; respecter le déférent et les

1. A plusieurs reprises, au cours de l'intervention, j'ai observé, indépendant du cordon et appliqué sur le paroi postérieure du canal inguinal, un filet nerveux (branche génitale lombaire) entouré de veines. Celles-ci constituaient un plexus serré, tendu, inextensible, s'opposant à la descente du testicule, alors que tous les éléments du cordon avaient été dissociés. Il m'a suffi de réséquer,

vaisseaux[1] ; faire descendre la glande vers le scrotum par l'orifice inguinal externe agrandi et créer avec le doigt une loge dans la bourse correspondante après avoir traversé cette lame fibreuse que JALAGUIER a signalée au niveau du pédicule.

La première partie de l'opération est effectuée, le testicule est en place. Il faut le maintenir dans cette situation.

La fixation du testicule à la paroi scrotale par deux fils de soie qui passent au travers de l'albuginée et qui comprennent toutes les parties profondes des téguments, c'est-à-dire l'orchidopexie proprement dite, est loin d'avoir donné les résultats qu'on était en droit d'espérer, le scrotum, mobile, s'invagine en doigt de gant, entraîné par la réascension de la glande elle-même.

Le meilleur procédé consiste à rassembler au-dessus du testicule tous les plans résistants, lesquels, suturés, constitueront une gaine solide s'opposant à l'ascension de l'organe, une sorte de couloir très étroit, dans lequel le testicule, trop gros, ne pourra s'engager. La marche à suivre est la suivante dans la seconde partie de l'opération : récliner le cordon élongé ; réunir par la suture l'arcade crurale et le tendon conjoint, pour agir contre la hernie et créer un plan solide profond ; par un seul surjet, rassembler au niveau de la région inguinale les débris de la fibreuse et les piliers entr'ouverts ; fermer exactement l'orifice externe et descendre le surjet, au-dessous de cet orifice, le plus bas possible, jusqu'au testicule, en condensant soigneusement le tissu cellulaire des bourses ; enfin à l'exemple de KIRMISSON, exciser une partie du scrotum « de façon à avoir la formation d'une cicatrice solide qui joue jusqu'à un certain point le rôle d'un bandage et contribue encore à s'opposer à la réascension de la glande. »

entre deux ligatures, un segment du plexus, tant en conservant le filet nerveux, pour mobiliser facilement le testicule.

1 La descente du testicule peut et doit être obtenue sans le sacrifice des veineaux spermatiques. L'atrophie de la glande est la conséquence de la section de l'artère et des veines principales, cela est presque toujours vrai, sinon chez les adultes, du moins chez l'enfant.

Malgré tout, cette réascension du testicule est fréquente et sur 79 opérés revus entre un et six ans après l'intervention, Broca n'a constaté que 31 résultats parfaits ; il y avait 31 résultats incomplets en ectopie extra-inguinale et 13 atrophies secondaires de l'organe.

Villemin a exposé, à la Société de Pédiatrie, un nouveau procédé destiné « à maintenir le testicule au-dessous d'une ligne horizontale et tangentielle passant par la partie inférieure de la racine de la verge ». Il trouve un point d'appui dans l'autre testicule. « Sans faire aucune incision nouvelle du côté opposé, sans agrandir celle qui est strictement nécessaire pour la cure de la hernie, nous repoussons à travers les téguments le testicule normal et, passant sous la verge, le faisons saillir coiffé de la cloison intertesticulaire dans la plaie opératoire ; sur l'organe même qui tend fortement les tissus, nous sectionnons cette cloison jusqu'à ce que l'on distingue la vaginale qui laisse transparaître l'albuginée reconnaissable à sa blancheur, cette section doit être assez petite pour que le testicule sain ne fasse pas hernie à travers et ne quitte pas sa loge. Alors, conservant l'organe immobilisé dans la main gauche, nous traversons la vaginale et l'albuginée seuls, autant que possible sans prendre du tissu glandulaire, à l'aide de deux fils de soie. Ceux-ci sont, à leur tour, passés de la même manière, sous les enveloppes du testicule ectopié, qu'un aide s'efforce de faire descendre de son mieux et les fils sont noués ; il n'y a plus qu'à suturer la peau de l'unique incision... Dans les cas d'ectopie double, après mobilisation et descente du testicule avec incision dans les ectopies fixes, sans incision dans les ectopies mobiles et flottantes, une petite incision d'un centimètre 1/2 seulement, faite sur le raphé médian des bourses à leur partie la plus déclive, permet de passer deux fils de soie qui solidarisent les testicules et les maintiennent. »

Sur la plaie opératoire, non drainée, on appliquera un pansement aseptique en double spica avec croisés au niveau du périnée pour relever le scrotum : gaze aseptique, ouate hydrophile stérilisée, premier spica en bande de toile, taffetas gommé avec orifice pour le passage de la verge, second spica en tarlatane fraîche. Veiller à ce que le pansement ne soit pas souillé par l'urine. Suites simples.

Les résultats de l'opération peuvent être *parfaits, satisfaisants, incomplets ou nuls*. Quoi qu'il en soit, et lorsqu'un testicule douloureux qui rendait impossible la pression d'un bandage, a pu être amené de la région inguinale à la partie supérieure du scrotum, c'est là un résultat incomplet, sans doute, mais très appréciable, pour le malade délivré d'une pénible infirmité (KIRMISSON).

C. TROISIÈME CAS. *Il s'agit d'une ectopie testiculaire observée chez un sujet adulte.* — Les recherches histologiques de GOUBAUX et FOLLIN, confirmées par celles de MONOD et TERRILLON, facilitent la résolution du problème, puisqu'elles montrent que, dans les cas anciens, le testicule est atteint de dégénérescence fibreuse ou graisseuse et ne produit plus de spermatozoïde.

Dans de telles conditions, l'orchidopexie ne peut plus être regardée, suivant l'expression de DUPLAY, que comme une opération de complaisance destinée surtout à satisfaire le moral des malades.

Le traitement de choix devient la *castration*.

III. — LES AUTRES ECTOPIES TESTICULAIRES

1° Ectopie abdominale. — Cette variété comprend topographiquement plusieurs sous-variétés : ectopies *abdomino-lombaire* ou *pelvienne sous-rénale, iliaque* ou *pelvienne, rétro-pariétale*. La situation précise du testicule a beaucoup moins d'importance que sa mobilisation.

A ce point de vue, il existe deux sortes d'ectopie abdominale, l'une qui est fixe, inaccessible au palper ; l'autre qui est mobile et qui se caractérise par l'apparition de la glande dans le trajet inguinal à certains moments, sous l'influence d'un effort, d'un changement de position... L'ectopie est dite *abdomino-inguinale*.

Dans l'ectopie abdominale, le testicule est recouvert par la séreuse et rattaché à la paroi par un véritable méso. Dans la situation rétro-pariétale iliaque, le canal vagino-péritonéal existe préformé à l'état d'un diverticule, doigt de gant ou « bonnet phrygien », de dimensions variables. L'intestin pourra faire hernie, en suivant le testicule ; cette hernie, en laissant là le testicule, pourra même descendre, dans certains cas, jusqu'au fond des bourses.

Enfin, grâce à la présence du diverticule péritonéal, il est permis, au cours de l'intervention, de faire une vaginale au testicule.

Le trajet inguinal est le plus souvent mal conformé, il est réduit à un simple anneau. Dans le cas observé par Guelliot, il y avait une absence congénitale des plans profonds de la paroi abdominale extérieure au-dessus de l'arcade crurale et cette ectopie, accessible au palper en situation rétro-pariétale, s'accompagnait d'une hernie.

Une ectopie abdominale se reconnaît aux signes suivants : un testicule manque dans le scrotum ; on ne le trouve ni dans le canal inguinal, ni dans le pédicule des bourses, ni à la racine de la cuisse, ni au périnée ; il est donc « inclus » dans la cavité abdominale. Si l'ectopie est fixe, la glande restera inaccessible au palper et ne sera découverte que par l'intervention ; si cette ectopie est mobile, le testicule pourra apparaître, de temps en temps, dans le canal inguinal, spontanément, à l'occasion d'un effort, ou grâce à une pression digitale profonde que l'on dirigera de la fosse iliaque vers la région inguinale, comme si l'on voulait faire sortir l'organe de la cavité abdominale ; celui-ci devint alors accessible et peut être examiné.

Quelle est la conduite a tenir en face d'une ectopie abdominale ? Les variétés pelvienne sous-rénale et iliaque ne sont susceptibles d'aucun traitement; une seule intervention s'imposera quand le testicule sera atteint d'inflammation, de dégénérescence ou de névralgies rebelles, c'est la castration.

Il n'en est pas de même pour la variété rétro-pariétale, surtout quand la glande est mobilisable. L'on pratiquera à la fois la cure radicale et l'orchidopèxie, suivant les règles énoncées plus haut. Quelles que soient les difficultés, l'intervention doit être toujours tentée et dans le cas de Guelliot, en particulier, le succès a été complet.

Voici une observation intéressante d'ectopie abdominale :

J... J..., âgé de 13 ans, entre à l'hôpital des Enfants-Malades, salle Giraldès, pour « une hernie ».

Antécédents héréditaires : rien de particulier.

Antécédents personnels : le petit malade, étant accompagné de personnes étrangères à sa famille, me renseigne lui-même. J'apprends qu'il a porté un bandage, pour contenir une hernie inguinale droite, depuis sa naissance jusqu'à l'âge de huit ans ; depuis cette époque, jusqu'à l'âge de douze ans, il n'a rien remarqué de particulier au niveau des parties génitales ; cependant, une seule glande, celle du côté gauche, avait accompli sa migration. Pas de testicule droit. Un peu au-dessus du pli de l'aine correspondant, l'enfant avait constaté, à maintes reprises, la présence d'une « petite boule ».

Depuis six mois environ, son attention fut attirée par « une grosseur qui sortait quand il était debout et qui rentrait quand il était couché ».

Examen. — Enfant *debout :* Au niveau du pédicule de la bourse droite, tuméfaction de la grosseur d'un œuf de pigeon, subissant l'impulsion de la toux, mate et fluctuante comme une hydrocèle : la transparence est difficile à constater. En avant de l'orifice inguino-cutané, petite masse globuleuse, dépressive, de la grosseur d'une petite noix, de sensibilité exquise, mobilisable de bas en haut, mais non de haut en bas. Dans le trajet inguinal et la fosse iliaque interne, rien de particulier. Testicule gauche, relativement volumineux, à sa place ; pas de hernie ni d'hydrocèle de ce côté.

Enfant *couché* : Dès que l'enfant est couché, tout se réduit spontanément. Le pédicule de la bourse rudimentaire droite, l'orifice inguino-cutané, le trajet inguinal sont libres.

Dans la fosse iliaque droite, derrière l'orifice inguino-péritonéal, ensituation rétro-pariétale, le palper permet de constater la présence d'une masse, de la grosseur d'une petite noix ; on dirait un ganglion que les doigts accrochent.

Dans les autres appareils rien de particulier.

Je porte le *diagnostic* d'ectopie abdomino-rétro-pariétale du testicule droit avec précessus vagino-péritonéal et hydrocèle congénitale. Ectopie du type mobile. Ectopie par application d'un bandage herniaire qui a contenu une hernie et arrêté le testicule dans sa migration.

Intervention, pratiquée par M. Villemin et moi. Le trajet inguinal étant découvert, le canal vagino-péritonéal se montre vidé, en grande partie, de son liquide. Le sac, dont la pointe est fixée par des tractus fibreux à la face profonde des téguments de la bourse droite rudimentaire, un peu au-dessous de l'orifice inguino-cutané, est incisé, ouvert ; le testicule apparaît ; il peut être amené dans le trajet inguinal, puis se trouve retenu par l'épididyme déroulé, fixé lui-même par la paroi vagino-péritonéale et les éléments fibro-musculaires du cordon. L'épididyme est libéré, le sac vagino-péritonéal sectionné, avec les fibres crémastériennes, au-dessus du testicule, celui-ci trouve une vaginale naturelle dans le diverticulum sous-jacent qui, antérieurement, bombait au niveau du pédicule des bourses. Les parois postérieure et antérieure du canal inguinal sont reconstituées ; et le testicule ectopié est mis en place dans la bourse droite agrandie par refoulement, après avoir été réuni au testicule gauche par une double suture à la soie (procédé Villemin)[1].

2° Ectopie périnéale. — Il existe, de cette variété, une trentaine de cas. Le testicule, car l'ectopie est toujours unilatérale, se trouve situé au niveau du périnée, sur le côté et un peu en avant de l'anus, dans le tissu cellulaire sous-cutané ; il se présente sous forme d'une petite tumeur tantôt fixée par des adhérences, tantôt mobile et pouvant être ramenée d'arrière en avant jusqu'au pli scrotal.

L'infirmité est parfaitement tolérée ou devient le point de

1. Guelliot vient d'observer, chez un enfant de 10 ans 1/2, un nouveau cas de testicule abdominal — adhérent et douloureux, — pour lequel il intervint par laparotomie médiane et incision inguinale. Le testicule, « ayant le volume et l'aspect d'un raisin blanc » se trouvait placé sur le bord externe d'un repli péritonéal tendu entre l'S iliaque et la paroi abdomino-inguinale ; il était « appendu à ce bord comme l'ovaire au ligament large. » Le repli sérieux contenait des vaisseaux dans son bord libre, et le cordon dans la profondeur. Celui-ci fut isolé. Puis, grâce à l'incision inguinale, le péritoine fut effondré et le testicule attiré au dehors par l'anneau, qui fut fermé derrière lui. (Guérison normale, juin 1900).

départ d'accidents douloureux et inflammatoires, sous une influence traumatique quelconque.

Le massage, dans l'ectopie périnéale, peut donner de bons résultats ; mais si la réduction du testicule est facile, la contention est difficile.

Il faut traiter chirurgicalement cette variété ; entr'ouvrir par une incision la bourse vide, aller dégager le testicule, le mobiliser, l'amener à sa place normale et le fixer en bonne position par une suture superficielle ou profonde ; il sera bon, comme dans l'ectopie inguinale, de condenser par un surjet serré tous les tissus rétro-testiculaires dont la gangue s'opposera à la reproduction de la situation vicieuse.

Quoi qu'on fasse, le résultat est presque toujours incomplet ; la glande tend à suivre son ancienne route ; on la trouve à la partie postérieure du pédicule des bourses, entre le pubis et le fond du scrotum. Toutefois, dans cette nouvelle position, les accidents disparaissent et la glande reprend en partie son évolution physiologique.

3° **Ectopie sous-abdominale.** — Dans cette variété, l'on constate la vacuité d'une bourse et la présence du testicule au-dessus de l'arcade crurale, dans le tissu cellulaire sous-cutané.

4° **Ectopie crurale.** — Il existe, de cette variété, 8 ou 10 observations. La glande est placée au lieu d'élection des hernies crurales.

5° **Ectopie cruro-scrotale.** — Il existe, de cette variété, 6 observations, dont 3 bilatérales et 3 unilatérales. Le testicule se trouve dans le sillon cruro-scrotal, immédiatement au-dessous de l'orifice externe du canal inguinal et peut, dans cette situation, jouir d'une certaine mobilité.

II

LES AUTRES ANOMALIES DU TESTICULE

1° **La polyorchidie.** — C'est l'existence chez l'homme de plus de deux testicules ; la polyorchidie est exceptionnelle. Il y en a quelques observations : celles de Gérard Blasius, Blümener, Macann et Prankerd, Creswell, Hewelt. Mais il ne faut pas prendre pour un testicule un fibrome, un kyste de l'épididyme ou un kyste du cordon.

2° L'anorchidie. — C'est l'absence du testicule ou de ses annexes.

Une atrophie méconnue ou une ectopie inaccessible peuvent en imposer pour une anorchidie.

Cette anomalie, unilatérale ou bilatérale, comprend plusieurs sous-variétés : le testicule seul est absent (4 observations ; la vésicule séminale et le canal déférent sont remplis d'un liquide muqueux privé de spermatozoïde, l'épididyme existe ; le testicule est quelquefois représenté par un petit peloton graisseux) ; — l'appareil excréteur peut faire défaut, tandis que la glande elle-même existe, les sous-variétés sont nombreuses, suivant la partie absente des voies d'excrétion ; — le testicule et les annexes manquent complètement ou incomplètement ; souvent, il y a un canal rudimentaire, plus ou moins long, correspondant à la vésicule et au déférent.

L'anorchidie est rare et, quand elle existe, elle est le plus souvent unilatérale. C'est fort heureux, car les conséquences de l'anorchidie bilatérale sont terribles : « Les malheureux semblent perdre leur sexe ; leur figure est glabre, leur voix aiguë, leurs mamelles sont saillantes, leurs hanches développées ; ils n'ont ni érection, ni pollution ; ils ne peuvent pas copuler et encore moins engendrer... » (Reclus).

3° La synorchidie. — C'est la fusion intra-abdominale des deux testicules sur la ligne médiane du corps.

Il n'existe de cette anomalie qu'une seule observation due à Isidore Geoffroy Saint-Hilaire.

4° L'hypertrophie. — C'est le développement exagéré de la glande spermatique. C'est une hypertrophie acquise de compensation — unilatérale — qui se manifeste surtout, à l'âge de la puberté, chez les individus atteints d'anorchidie ou d'ectopie. On ne la rencontre qu'exceptionnellement à la suite des atrophies testiculaires d'origine traumatique ou inflammatoire.

5° L'atrophie. — C'est une anomalie en opposition avec la précédente ; l'atrophie frappe le testicule, quand celui-ci est déjà au fond des bourses. La pathogénie en est obscure bien que l'on fasse jouer un grand rôle à la syphilis héréditaire, au traumatisme, à certaines infections générales. Les individus atteints d'atrophie testiculaire sont stériles, mais peuvent être puissants.

6° Les inversions. — C'est une attitude vicieuse de la glande spermatique au fond des bourses. C'est une anomalie bien connue depuis les recherches de MAISONNEUVE, ROYET et LE DENTU. Il en existe un grand nombre de sous-variétés qui sont la conséquence de mouvements de rotation du testicule, d'une plus ou moins grande amplitude, autour de ses deux axes longitudinal ou transversal : *inversions horizontale, verticale* ou en *demi-anse*, en *anse complète* ou en *fronde*.

De toutes les inversions, la plus fréquente et la plus intéressante est l'*inversion antérieure*.

Dans cette attitude, l'épididyme, avec le bord correspondant de l'organe, regarde en avant et en haut ; le canal déférent et les éléments du cordon sont au premier plan. Un épanchement séreux (hydrocèle...) se développe en arrière et en dedans et, avant de pratiquer une ponction, il faudra reconnaître la situation exacte du testicule. De même, dans les affections néoplasiques de la glande, il faudra bien se garder de prendre pour le testicule l'épididyme tuméfié et bosselé.

Pour toutes ces anomalies, il n'y a pas de traitement.

TRAUMATISMES DU TESTICULE

Le testicule, qui, grâce à sa forme, sa consistance et sa mobilité, échappe d'ordinaire aux traumatismes, peut être touché dans des conditions particulières, subordonnées à l'organe, au sujet, à l'agent vulnérant. Suivant la nature ou la puissance du trauma, la glande sera *blessée, dénudée, contusionnée, luxée*.

J'étudierai donc successivement les *plaies*, la *hernie*, la *contusion* et les *luxations* du testicule.

1. — Plaies.

Ce sont des plaies par instruments *piquants, tranchants, contondants* et par *armes à feu*.

1° *Plaies par instruments piquants*. — Le type de ces plaies est la piqûre produite par le trocart dans la ponction d'une vaginalite chronique : hydrocèle ou hématocèle, quand la situation de la glande est indéterminée ou inversée. La piqûre peut intéresser l'albuginée, le parenchyme et même devenir, par maladresse ou violence, une perforation.

Les signes de la piqure du testicule sont les suivants : la douleur est variable ; en général, elle est vive et peut provoquer une sorte de défaillance passagère (A. Cooper) ; dans la piqûre superficielle, on éprouve une sensation particulière de résistance ; cette sensation est ressentie aussi dans les piqûres profondes ; toutefois, dans ce dernier cas, l'instrument, parvenu en plein testicule, peut donner l'idée d'un kyste, à ce point que, chez un de ses opérés, VELPEAU « tourna et inclina le trocart dans toutes les directions, de manière que le parenchyme séminal dût être complètement broyé ». Que la piqûre soit superficielle ou profonde, la ponction est blanche. Dans la perforation, rien ne s'oppose à la sortie du liquide.

Les complications des plaies du testicule dépendent des désordres mécaniques, de la propreté de l'instrument et de l'état antérieur de la glande.

L'orchite traumatique, suivie d'atrophie, les abcès du testicule à agents pathogènes divers, les inflammations des néoplasmes s'expliquent, somme toute, par l'infection.

2° *Plaies par instruments tranchants.* — Ces plaies s'observent, soit accidentellement (un coup de sabre, un coup de couteau, le bistouri du chirurgien dans la cure radicale de l'hydrocèle, dans la décortication d'une hématocèle), soit volontairement (débridement du testicule, dans les orchites douloureuses, suivant le procédé de VIDAL (DE CASSIS.)

Rien de particulier à signaler en symptomatologie. A moins que la solution de continuité ne soit trop considérable, le parenchyme n'a pas de tendance à faire hernie au dehors.

Cependant, des cas d'issue de substance séminifère, à la suite de plaies par instruments tranchants, ont été observés ; alors, la glande était malade. Et, si dans les quatre cents observations publiées par Vidal, aucune de ses complications ne fut signalée, c'est parce que, suivant Gosselin, l'instrument ne sectionnait qu'une partie de l'albuginée doublée du feuillet viscéral de la vaginale.

Les complications suppurées et atrophiques ont été notées.

Le traitement de choix consiste à réduire la masse des tubes herniés et à fermer la plaie de l'albuginée par quelques points de suture (KOCHER).

3° *Plaies par instruments contondants et par armes à feu.* — Nous ne possédons, en fait de documentation, que le relevé D'OTIS qui comporte 586 cas de contusion, plaies contuses ou lacérations du testicule par armes à feu (guerre de Sécession) et celui de CHENU (campagnes d'Orient et d'Italie).

Dans le premier, la castration fut pratiquée 61 fois ; la mortalité s'éleva à 18 pour 100. Dans le second, sur 26 cas, la guérison fut constante 14 fois avec perte de l'organe et 7 fois avec atrophie.

II. — Dénudations

C'est une complication des plaies du scrotum rétractile. Le diagnostic est facile.

Si la solution de continuité est petite, le testicule ne se montre que sur une mince surface, deux ou trois points de suture constituent tout le traitement. Si l'albuginée a contracté des adhérences avec les téguments, on la laissera bourgeonner sous des pansements légèrement humides.

Lorsque la solution de continuité est grande, le testicule peut faire hernie presque en entier et il est fixé, dans cette situation, par des adhérences plus en moins solides. L'exposition de la glande n'est pas sans inconvénient ; car elle peut subir une gangrène partielle (Malgaigne). On pourrait se contenter d'obtenir la guérison par seconde intention, ce serait long et dangereux pour le testicule. Il est préférable de dégager l'organe, de le mobiliser, de reformer sa loge, de l'y replacer, et de fermer la bourse par quelques points de suture, avec ou sans drainage, suivant le cas.

III. — Contusion

L'histoire de la contusion du testicule est de date toute récente ; A. Cooper avait bien remarqué l'atrophie rapide qui succède à un traumatisme, même léger, de la glande génitale ; mais il ignorait les désordres intimes de l'organe.

Reclus, Malassez, Rigal, Kocher, Monod, Terrillon et Coutan ont étudié expérimentalement, Rigal sur des rats, Monod et Terrillon sur des chiens, la contusion anatomique du testicule.

Cette contusion n'est pas très fréquente, parce que le testicule est un organe glissant et mobile, qui se dérobe facilement. Pour qu'elle existe, il faut que l'organe soit fixé sur un plan résistant, tel que le pubis et que le traumatisme s'exerce avec une certaine force. De plus, les inflammations chroniques, même latentes, de la glande donnent à la contusion un caractère de gravité tout particulier.

Coup de pied, coup de poing, chute à califourchon sur le pommeau de la selle, compression des parties sexuelles, soit dans la main, soit entre les mâchoires d'un animal, tels sont les modes traumatiques qui intéressent habituellement le testicule.

Expérimentalement, les lésions anatomiques du testicule et de l'épididyme, qui succèdent à la contusion, présentent trois degrés.

Au *premier degré,* qui correspond à une contusion légère, il existe bien peu de chose; la vaginale contient quelques gouttes de liquide sanguinolent, l'albuginée est intacte, le parenchyme glandulaire, lui-même, ne semble pas compromis; ce n'est qu'en l'examinant soigneusement, à la loupe, qu'on découvre des suffusions sanguines, qui s'insinuent entre les tubes séminifères qui sont intacts.

Ces minuscules suffusions reconnaissent pour cause des ruptures vasculaires. Celles-ci se produisent nécessairement; en effet, dans la compression de la glande, les tubes séminifères sont déplacés, les uns par rapport aux autres; les capillaires, tiraillés outre mesure, se brisent avec la plus grande facilité.

Au niveau de l'épididyme, de petites taches ecchymotiques apparaissent entre les flexuosités d'un canal parfaitement sain.

Au *second degré,* la contusion est de moyenne intensité. La vaginale est ecchymotique et contient du liquide sanguinolent. L'albuginée est normale. Il existe, cette fois, des foyers de contusion dans le parenchyme, comme dans l'épididyme. Au niveau de ces foyers, les tubes séminifères sont dilatés et remplis de globules rouges. Ces hématomes, gros comme des lentilles ou des pois, décrits, par beaucoup d'auteurs, sous le nom d'hématocèles intratesticulaires, « se rapportent souvent, en réalité, à des cancers ou sarcomes ramollis, au centre desquels s'était formée une cavité anfractueuse remplie de sang et de débris du tissu pathologique. » (MONOD et TERRILLON.)

Au *troisième degré*, l'albuginée est rompue; par la plaie dont les lèvres sont entr'ouvertes, un caillot sanguin fait saillie et remplit la cavité vaginale. Le parenchyme est meurtri, écrasé; on trouve des tubes séminifères dans le sang épanché. L'épididyme n'est jamais déchiré; mais des foyers hématiques, visibles à l'œil nu, se rencontrent au niveau de la tête de l'organe. « Les lésions du troisième degré ne s'observent que si le coup a été très violent; il faut, en effet, pour produire une rupture de l'albuginée, déployer une force considérable qui, d'après nos expériences, peut être évaluée à 50 kilogrammes ». Les auteurs, précédemment cités, font remarquer, avec juste raison, « qu'un coup violent, porté sur le testicule, peut ne déterminer d'autre phénomène primitif qu'une douleur violente et n'être suivi, du côté de la glande, d'aucun phénomène réactionnel, ni d'aucun trouble consécutif ».

Voici un individu atteint d'un coup de pied au niveau des parties génitales. Le testicule est touché. Sur le moment, le blessé éprouve une douleur très vive, d'un caractère spécial, angoissante et accablante; il tombe en défaillance, pâle, le front chargé de sueurs froides, la respiration suspendue. C'est un état syncopal, qui peut se terminer par la mort (obs. F. SCHLESIER, FISCHER).

Ce dénouement est exceptionnel; sur 586 cas de contusion testiculaire recueillis pendant la guerre de Sécession, OTIS ne l'a jamais constaté, MONOD et TERRILLON ne l'ont jamais observé au cours de leurs expériences.

L'homme ne tarde pas à reprendre ses sens; il peut même se remettre au travail. Son testicule ne lui fait plus mal.

Mais, quelques heures ou quelques jours plus tard, la glande devient sensible à la pression, sous l'influence du frottement du pantalon, et, tout frissonnant, le malade est obligé d'interrompre ses occupations et de se coucher.

Quelquefois, cette réaction testiculaire se manifeste aussitôt après le traumatisme et les phénomènes douloureux ne s'amendent pas.

C'est une orchite traumatique qui se déclare, avec sa sensibilité névralgique et ses irradiations lombo-crurales. Les altérations, antérieures et latentes de l'organe blessé, prédisposent au développement de cette complication.

L'épididyme est gros, tendu; le testicule est tuméfié. Tous deux sont intéressés; il y a à la fois orchite et épididymite. Si l'orchite est réelle, les phénomènes épididymaires méritent plutôt d'être compris dans le sens d'une péri-épididymite. Le diagnostic avec l'orchi-épididymite d'origine urétrale ou blennorragique, est donc des plus délicats. Il faudra se souvenir que, dans l'orchi-épididymite traumatique, le testicule est surtout pris, l'épididyme l'est moins. Les commémoratifs et la constatation de l'écoulement urétral sont d'excellents éléments de diagnostic.

La tuméfaction glandulaire distend le scrotum qui est rouge et chaud. Quant aux phénomènes généraux ils sont peu intenses.

La série des phénomènes morbides, que je viens de décrire, peut se terminer par résolution, suppuration ou atrophie.

La premièe terminaison est rare. Dans ce cas, l'épididyme reste longtemps induré, et l'albuginée demeure rugueuse au palper.

La seconde s'observe surtout avec des testicules malades antérieurement; il s'agit, le plus souvent, d'une orchite suppurée tuberculeuse.

La troisième est d'observation courante. C'est l'atrophie du testicule qui peut succéder rapidement, en quelques semaines, à une contusion même légère.

Je ne décrirai pas le processus atrophique, qui est caractérisé par le retour du tissu conjonctif intertubulaire à la période embryonnaire, et par sa transformation en tissu scléreux. Celui-ci étouffe progressivement tous les canalicules de l'organe qui se rétracte.

Cette transformation s'accomplit aussitôt après la période de résolution de l'orchite, progressivement ou par à-coup. A la satisfaction que l'on éprouve à constater la réduction de la glande tuméfiée, succèdent l'inquiétude et la déception, quand la modification régressive dépasse le but qu'on voulait obtenir et aboutit à une atrophie complète.

Le testicule est de la grosseur d'une noisette ou d'un haricot, globuleux, mou ou dur, indolent ou douloureux.

L'épididyme est loin d'être respecté ; il s'atrophie bien souvent ; parfois il conserve ses dimensions normales et constitue, presque à lui seul, tout ce qui reste de la glande.

Pour traiter la contusion du testicule et prévenir l'orchite, on conseille le repos absolu, les opiacés à l'intérieur, les sangsues, la glace, ou la teinture d'iode (Demme) localement.

Repos horizontal, bourses fortement relevées, grands pansements boriqués humides, injection de morphine : tels sont les moyens thérapeutiques auxquels j'ai recours.

L'orchite suppurée et l'atrophie seront décrites plus tard.

IV. — Déplacements

Il s'agit de déplacements *permanents*. Ce sont des curiosités anatomiques et pathologiques. L'histoire en est courte. Quelques observations isolées, un article de Monod et Terrillon, les thèses de Censier et de Maurice Nicolas : c'est tout.

Les déplacements du testicule sont des *ectopies acquises* ou des *luxations proprement dites*.

Ectopie acquise. — C'est un déplacement de la glande séminale suivant sa ligne de migration, c'est une ectopie *en retour* (Censier). Ce déplacement s'effectue, soit à la faveur d'un traumatisme : coup de pied sous le testicule (Salmuth), chute à califourchon sur le pommeau de la selle (Schenkins) ; soit par la seule contraction du crémaster externe, contraction volontaire (Marshall) ou involontaire, dans un effort (Godard), un mouvement brusque fait pour éviter un coup (de Saint-Germain), au cours d'un coït brusquement interrompu par une peur subite (Kocher), à la suite d'un excès de coït (Salmuth).

Le premier déplacement est dit traumatique, le second spontané. Dans les deux cas, l'élargissement de l'orifice inguinal externe et la persistance du canal vagino-péritonéal constituent des dispositions ou prédispositions anatomiques nécessaires « au retour » de la glande.

Il y a trois variétés d'ectopie acquise : variétés *sous-inguinale, inguinale* et *abdominale*. Ces deux dernières sont les moins rares. La première est exceptionnelle, MONOD et TERRILLON en ont publié un exemple. Le testicule est fixé rapidement par des adhérences de nouvelle formation.

Les signes de l'ectopie acquise ne diffèrent pas de ceux de l'ectopie congénitale proprement dite. Crises douloureuses, à irradiations névralgiques crurales ou lombaires, par compression ou étranglement du testicule; réaction inflammatoire, atrophie de l'organe : voilà ce qu'il y a de particulier à noter.

Luxation traumatique. — L'organe, que la contraction des fibres crémastériennes a pu élever jusqu'à la hauteur du pubis est poussé hors de la ligne migratrice, dans le tissu cellulaire sous-cutané, par un traumatisme qui comprime une partie de la glande sur le plan osseux et la chasse tout entière, à la façon d'un noyau de cerise pressé entre les doigts. Pour se rendre compte du mécanisme de cette luxation, NICOLAS fait remarquer qu'il y aurait peut-être lieu d'invoquer, comme causes prédisposantes, la brièveté du scrotum, l'étroitesse de l'orifice inguinal externe et cet état particulier du tissu cellulaire que GLÉNARD a décrit sous le nom de ptose générale(?)

Quoi qu'il en soit, le traumatisme est considérable; dans les cas de HESS, BRUNS, BROUSSIN et BORICAUD, le testicule reçoit l'impulsion d'une roue de voiture, c'est-à-dire « d'un corps animé d'un mouvement de roulement. » (MONOD et TERRILLON.)

Nous ne connaissons que huit cas de luxation proprement dite du testicule. Dans les observations de HOWLET, de LEWIS, de GUITERAS, l'organe se trouvait à la racine de la verge; dans celles de CHASSAIGNAC, de HESS, il faisait saillie au niveau du pli de l'aine; dans celles de WOLFIUS, de BRUNS, de BROUSSIN et BORICAUD, il était fixé sur la face antérieure du pubis.

L'observation de BROUSSIN et BORICAUD est intéressante. Il s'agit d'un charretier, dont la voiture, sur laquelle il était assis, s'arrêta brusquement. Cet arrêt brusque le projeta à califourchon sur la roue; puis, aussitôt, le cheval reprit son allure; la roue, qui avait pénétré, d'arrière en avant, dans le pli interfémoral, refoula les testicules violemment. L'homme perdit connaissance et tomba.

Après être resté une semaine dans sa maison, il entra à l'hôpital de Versailles.

A l'examen, il présentait une tuméfaction prépubienne, de forme ovoïde, indurée ou fluctuante par places, mesurant 14 centimètres suivant le diamètre longitudinal et vertical. A l'extrémité supérieure de cette tuméfaction, le testicule était reconnaissable à sa forme, sa consistance et à sa sensibilité particulière. Le testicule droit était en place et la bourse gauche déshabitée. L'orifice inguinal externe était libre et le déférent, dessinant une anse à concavité supérieure, pouvait être suivi, en remontant, jusqu'au testicule luxé, épididyme en avant.

L'intervention montra que la fibreuse enveloppait toute la masse déplacée, contractant des adhérences avec les plans fibreux du voisinage, que la vaginale distendue contenait cent grammes de liquide et que le testicule reposait transversalement sur le pubis.

Cette observation semble prouver que, dans certains cas, le sac fibro-crémastérien est refoulé avec son contenu vagino-testiculaire dans le tissu cellulaire prépubien, sous l'action d'un traumatisme puissant.

Il n'en est pas toujours ainsi. La fibreuse, revêtue du feuillet pariétal de la vaginale, peut être déchirée et donner passage à la glande. Quelquefois même l'épididyme est arraché du testicule et ne lui tient plus que par une sorte de cordon.

Traitement. — Le ou les testicules ectopiés peuvent reprendre leur place spontanément après un temps variable: un mois et demi (obs. de SAINT-GERMAIN), cinq mois (obs. de KOCHER). Si le déplacement est permanent, il faut chercher à le corriger. Il faut réduire la luxation.

Une tentative de réduction sera essayée par des manœuvres simples, à la façon d'une réduction herniaire; s'il y a des adhérences, qu'on ne peut rompre, l'intervention sanglante est indiquée; il faudra libérer le testicule, ainsi que sa vaginale, et le fixer à son ancienne place, au fond des bourses, par la célorrhaphie (TUFFIER), ou la suture bi-testiculaire (VILLEMIN).

DES HYDROCÈLES

I. Définition

L'*hydrocèle* est le terme générique, sous lequel on désigne toutes les collections séreuses de la région inguino-scrotale (Duplay). Cette définition doit être précisée. Il s'agit de collections circonscrites, prenant origine dans le système séreux de la glande génitale : testicule et annexes. Je laisse donc de côté l'*œdème du scrotum* fréquent chez les cardiaques, les albuminuriques, les cachectiques et en particulier chez les enfants rachitiques et athrepsiques ; les *phlyctènes* plus ou moins volumineuses de la région et les *hydrocèles diffuses du cordon* qui consistent en une infiltration séreuse du tissu cellulaire et qui s'observent chez les sujets ascitiques ou porteurs d'un bandage herniaire.

II. Considérations anatomiques

Avant de décrire les différents types d'hydrocèle, acquis ou congénitaux, je dois étudier l'origine, l'évolution et la disposition de la séreuse péritesticulaire ; ce préambule d'anatomie et d'embryologie est absolument indispensable à la connaissance clinique des cas observés. Sur cette question, nous possédons maintenant des notions précises grâce aux travaux et recherches de Nück, Méry, Pott, Hunter, Camper, Zucker-kandl, Feré et surtout de *Ramonède* et *Hugo Sachs*.

Le testicule, qui se développe dans la région lombaire, migre vers la région inguino-scrotale, par un mécanisme encore mal connu, mais qui, suivant Godard, s'explique par la traction élastique des trois chefs du *gubernaculum testis*. Cette

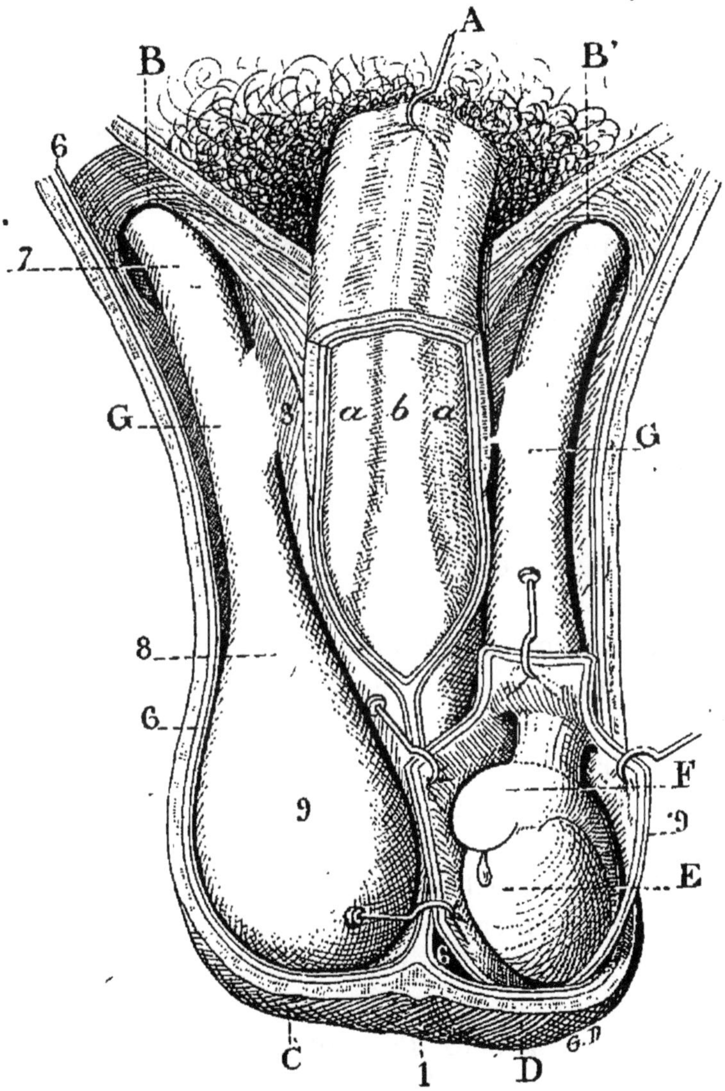

Fig. 2. — Enveloppes des bourses. Disposition de la vaginale. (D'après Duplay, Rochard et Demoulin.)

descente de la glande génitale, qui entraine ses annexes, est réglée par une invagination préformée du péritoine ; la partie de ce diverticulum qui se trouve en rapport immédiat avec le testicule et l'épididyme prend des proportions plus vastes que ce qui reste du conduit. Cette portion restante s'appelle canal *vagino-péritonéal.*

Ce canal offre des détails intéressants à connaître : il suit le trajet du cordon et présente une série de dilatations et de rétrécissements :

1° Une première dilatation, conique à base inférieure, s'ouvrant dans la cavité vaginale. C'est la portion *funiculo-vaginale* ;

2° Un premier rétrécissement ou diaphragme. C'est le rétrécissement *pré ou sus-testiculaire* ;

3° Une deuxième dilatation, fusiforme, dite *funiculaire* proprement dite ou *sous-inguinale,* en raison de sa situation ;

4° Un deuxième rétrécissement correspondant à l'orifice superficiel du canal inguinal ;

5° Une troisième dilatation, dite *interstitielle,* dans le trajet inguinal ;

6° Un troisième rétrécissement, au niveau de l'orifice profond du canal inguinal ;

7° Une quatrième dilatation, dite *propéritonéale* ou *rétro-pariétale,* due à un repli du péritoine ; elle est en général rudimentaire, mais peut servir de point d'appel à une hernie ou à une hydrocèle ;

8° Un quatrième rétrécissement correspondant au bord libre de ce repli.

Ce canal vagino-péritonéal n'a qu'une existence éphémère ; c'est une route fermée normalement dans les premiers jours de la vie ; il n'est plus représenté que par des débris histologiques semés çà et là dans la masse cellulaire du cordon. Mais il peut rester béant chez l'enfant et même chez l'adulte ; il peut même se rouvrir alors qu'on n'y croyait plus, sous la pression intestinale dans un effort ou par l'accumulation progressivement croissante du liquide de sécrétion de la séreuse dans les lésions de la glande génitale.

Le mode d'évolution de l'appareil séreux péritesticulaire, cavité vaginale et conduit vagino-péritonéal, permet de classer les hydrocèles en deux catégories :

1° Le conduit est oblitéré sur toute son étendue et la vaginale est indépendante : c'est la disposition de l'hydrocèle *acquise* de l'enfant ou de l'adulte ; c'est l'hydrocèle proprement dite, sans épithète ;

2° Le conduit est perméable sur toute l'étendue ou sur une portion de son trajet. A cette disposition correspondent les hydrocèles dites *congénitales*.

Dans l'étude qui va suivre, je conserverai ces deux types « acquis et congénital ».

Mais, à côté des caractères *particuliers* propres à chaque variété, l'hydrocèle présente des caractères *généraux* tirés de l'étiologie, de l'anatomie pathologique et de la symptomatologie.

C'est par ces derniers que je commencerai ; puis je passerai en revue les diverses formes cliniques. Viendront enfin le diagnostic et le traitement.

III. Caractères généraux de l'hydrocèle

1° Étiologie. — Observée depuis l'antiquité, l'hydrocèle — la *hargne aqueuse* d'Ambroise Paré — n'est scientifiquement connue que depuis le siècle dernier. Après Hunter et Percival Pott, Velpeau en 1844 et Panas en 1872 démontrèrent que, dans le plus grand nombre des cas, l'hydrocèle est toujours symptomatique de lésions de l'appareil général, en particulier de l'épididyme. Les recherches de Gosselin, Trélat, Lannelongue confirmèrent cette manière de voir.

Cela ne veut pas dire que ces lésions soient toujours évidentes ; le plus souvent, c'est le contraire qui existe et la définition ne comprend pas les épanchements qui accompagnent les affections *proclamées* de la glande génitale.

L'hydrocèle est une affection de tous les âges, se rencontrant particulièrement dans l'enfance et dans la vieillesse. Sa fréquence est variable suivant les pays et, à ce point de vue, les climats chauds et humides : Antilles, Indes, Egypte, jouissent d'une incontestable supériorité.

Les causes de cette affection sont d'ordre divers : *locales* ou *générales, prédisposantes* ou *occasionnelles*.

L'hydrocèle se montre souvent à la suite d'un traumatisme des bourses : froissement de la glande, chute à califourchon, marche prolongée, course à cheval, à bicyclette, coup de pied de cheval dans l'observation de Reclus. La variété infantile rentre dans cette catégorie.

L'hydrocèle peut être symptomatique de la présence, dans la vaginale, de corps étrangers fibreux ou calcaires; d'affections primitives du testicule et de l'épididyme, tels que kystes spermatiques, testicule en ectopie, sclérose blennorrhagique; de lésions du voisinage comme celles de l'urètre postérieur, du col de la vessie ou de la prostate. Enfin elle peut accompagner une hernie inguinale.

L'hydrocèle s'observe aussi au cours de maladies générales et dans certains diathèses. J'ai observé dans le service de Panas un rhumatisant qui présentait à la fois une hydarthrose du genou droit, une ténonite de l'œil droit, et une hydrocèle du côté gauche.

Bouisson cite le cas d'un malade atteint d'hydropéricarde, au cours d'une attaque de rhumatisme articulaire aigu; une hydrocèle qui survient fait disparaître la complication. Cette hydrocèle est traitée par la ponction et l'injection iodée; l'hydropéricarde se reproduit et le malade meurt.

En somme, l'hydrocèle est suivant l'expression de Kocher, une *vaginalite chronique séreuse* de réaction, dont la cause se trouve au niveau de la vaginale elle-même (traumatisme, rupture vasculaire, épanchement sanguin, présence de corps étrangers) ou dans une maladie générale.

Les causes d'excitation de la vaginale dont le réseau lymphatique communique largement avec ceux de l'épididyme et du cordon et qui peut aussi réagir par voie sanguine, expliquent à la fois la production et la répétition des hydrocèles.

On sait que Panas et Reclus invoquent en dernier ressort l'épididymite aiguë ou chronique, latente ou patente, comme la cause la plus fréquente et la plus active de l'état pathologique de la séreuse vaginale.

Quant à l'hydrocèle essentielle, elle n'est le plus souvent qu'une hydrocèle symptomatique dont la cause a échappé aux investigations.

2° Anatomie pathologique. — Je n'ai pas à parler, dans ce chapitre, de la disposition du canal vagino-péritonéal dans l'hydrocèle dite congénitale ; cela n'a rien de pathologique et a été traité antérieurement.

Je passerai rapidement en revue les caractères anatomo-pathologiques du contenu et du contenant de toute hydrocèle, quelle qu'en soit la variété.

Le *liquide* est en quantité variable, de quelques grammes à plusieurs litres ; colorations différentes : jaune pâle, jaune citrin, teinte de sérum, rose ou rouge, avec, quelquefois, des paillettes de cholestérine et de la graisse en émulsion (hydrocèles chyleuses); densité: 1025; réaction *alcaline*, due aux chlorures de sodium et de potassium ; 8 à 10 pour 100 de matières albuminoïdes.

La *vaginale* ne présente parfois aucune altération, sauf un aspect « lavé » ; mais, il peut y avoir des lésions évidentes ; infiltration et épaississement du tissu sous-séreux, fausses membranes, plaques calcaires, se pédiculisant du côté de la cavité pour devenir des corps étrangers. Sa disposition anatomique change avec la forme considérée, d'où les aspects *uni* ou *pluri-lobés* de la tumeur. Béraud a montré qu'à la partie moyenne de la fibreuse se trouvait une bande circulaire de renforcement qui résistait à la distension du liquide, tandis que les parties sus et sous-jacentes de la fibreuse cédaient plus facilement à la pression de l'épanchement. Dans les hydrocèles anciennes, il est fréquent de trouver des adhérences qui unissent différents points de la paroi kystique. Ces adhérences s'opposent à la distension uniforme de la tumeur, ce qui justifie les hydrocèles *vésiculeuses* ou *hydatiques* de Larrey. Quelquefois, elles offrent une disposition spéciale et déterminent la formation de deux cavités dépendant l'une de l'autre, comme dans l'*hydrocèle de Béraud* et l'hydrocèle *à type sous-épididymaire.*

Le *testicule,* avec l'*épididyme,* se trouve, sauf inversion, situé en *arrière*, en *bas* et en *dedans* de la tumeur. Cette situation s'explique, ainsi que l'ont montré LANNELONGUE et MARIMON, par la présence du ligament scrotal qui retient la glande en arrière et par le développement exagéré du cul-de-sac de

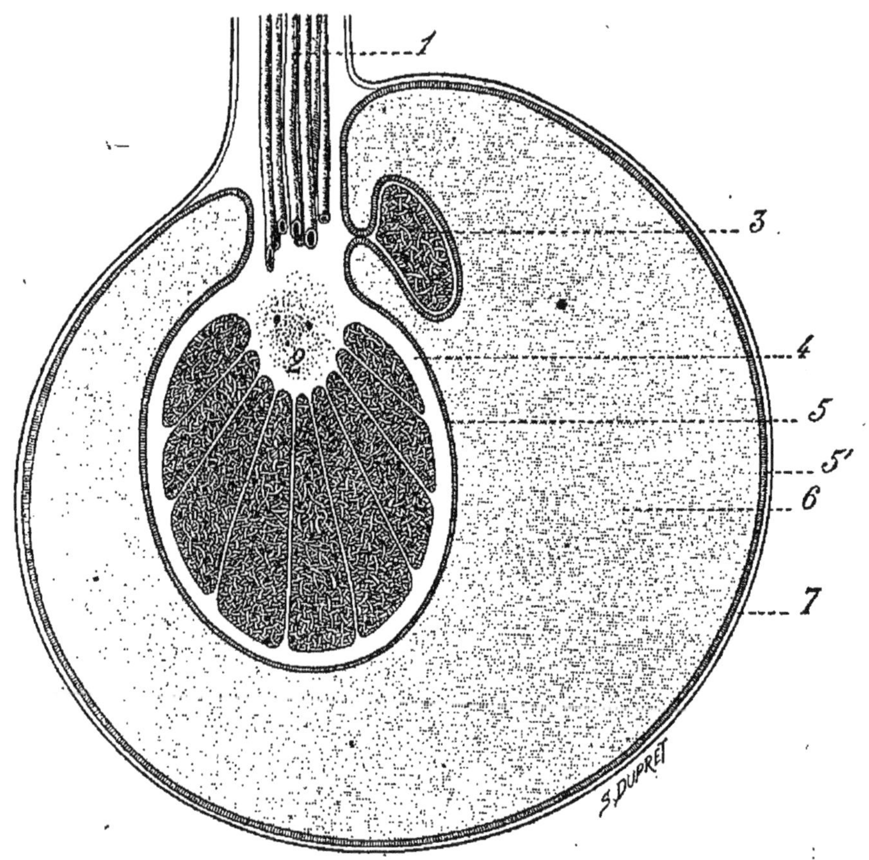

FIG. 3. — Hydrocèle (coupe transversale). (D'après DUPLAY, ROCHARD et DEMOULIN.)

réflexion de la vaginale, au niveau de l'épididyme. Les altérations du testicule et de l'épididyme sont variables; je ne parle pas des hydrocèles symptomatiques qui accompagnent, dans son évolution, une grave affection de la glande et qui figurent au second plan ; il s'agit des hydrocèles simples, dans lesquelles on trouve un allongement de l'épididyme qui se détache du testicule, un déroulement des cônes efférents, un certain degré d'atrophie ou d'anémie de la glande génitale, suivant l'opinion de Gosselin. Encore s'agit-il de cas anciens. Quelquefois même, on peut observer des troubles profonds du côté de la spermatogénèse avec dégénérescence granulo-graisseuse des animalcules.

3° Symptomatologie. — Le tableau clinique de l'hydrocèle — sans tenir compte des différentes classifications qui on été établies — est admirablement tracé dans une leçon clinique de A. de Saint-Germain. Le voici :

« Nous observons une tumeur sphéroïde, parfois piriforme, régulière, enveloppant le testicule de toutes parts, sans qu'il soit possible, par le palper, de trouver le point où cet organe se dissimule ; tout au plus arrive-t-on à déterminer sa présence par la provocation de la *douleur testiculaire* à la pression, et par l'existence d'un point, peut-être un peu opaque, au milieu de la masse absolument translucide que présente la tumeur examinée à la lumière.

« De la présence ou de l'absence du testicule au bas de la tumeur scrotale, découle en effet l'indication de ponctionner, comme on le fait d'habitude, au sommet de la tumeur ou, au contraire, sur les parties latérales.

« Ceci nous amène à la constatation du signe vraiment pathognomonique de l'hydrocèle, je veux parler de la *transparence* ou, pour être plus correct, de la *translucidité*. Loin d'affirmer, en effet, comme certains chirurgiens et entre autres Percival Pott, que la transparence doit être considérée comme le signe le plus trompeur et le plus incertain, nous sommes, au contraire, absolument convaincu que ce signe existe dans l'immense majorité des cas et qu'il est facile à percevoir à l'aide de certaines précautions sur lesquelles nous allons insister.

« La première condition est d'éviter le grand jour. La seconde de bien tendre la peau des bourses. La troisième, de placer la lumière assez près des bourses, pour que l'œil de l'observateur, suffisamment isolé de la lumière ambiante, soit à l'aide de sa main disposée en cornet, soit à l'aide du stéthoscope ou du bonnet d'astrologue de Chassaignac, puisse percevoir nettement l'éclairage de la cavité kystique. Les cas d'erreur de diagnostic viennent, en effet, d'un manquement à ces divers préceptes : ou les rideaux mal fermés laissent pénétrer trop de lumière diffuse, ou, et c'est le cas le plus fréquent, la peau du scrotum mal tendue conserve, par suite, une épaisseur beaucoup trop grande pour que les rayons lumineux puissent la traverser, ou bien enfin l'aide chargé de tenir la lumière, craignant de brûler le malade, la porte à une trop grande distance, alors qu'il est indispensable de la porter presque au contact.

« La translucidité est donc un signe pathognomonique de l'hydrocèle ; il a pu arriver, dans certains cas exceptionnels, qu'on ait trouvé certaines hydrocèles dépourvues de transparence, mais une exception aussi rare n'ôte rien à l'autorité du signe en lui-même ; le fait observé par Roux, que certains sarcocèles sont translucides, serait beaucoup plus grave, s'il était admis ; mais sans rien ôter à la grande autorité du célèbre chirurgien de l'Hôtel-Dieu, ne peut-on pas supposer qu'il a été induit en erreur par cette mince couche de liquide qui borde pour ainsi dire quelquefois le sarcocèle et qui peut faire illusion, dans un examen un peu superficiel ? Les cas d'hydrocèles sans translucidité sont absolument exceptionnels. Dans le cas cité par Vidal, le liquide était absolument laiteux ; dans les autres cas, le liquide avait la couleur et la consistance du chocolat, mais, comme le fait observer Velpeau, ce sont là des cas d'hydrohématocèle et non pas d'hydrocèle pure. Quant aux cas dans lesquels l'épaisseur des parois peut déterminer l'opacité, ils appartiennent aux hydrocèles chroniques très anciennes ; celles-ci, en particulier, n'appartiennent jamais à l'enfance.

« La *fluctuation* franche de l'hydrocèle, si différente de la sensation élastique que l'on trouve dans le cancer encéphaloïde, nous éclaircirait également, si la tension extrême de la poche, due à l'abondance du liquide, ne rendait pas quelquefois ce signe difficile à percevoir. Il est alors nécessaire d'employer, pour le retrouver, la manœuvre suivante : la tumeur est, pour ainsi dire, cernée à l'aide de deux doigts de la main gauche et de deux doigts de la main droite, puis on enfonce brusquement la pulpe de l'index droit au sein de la masse distendue. Une sensation de flot refoulé, d'abord en arrière, puis revenant battre le doigt, sensation absolument identique au ballottement perçu comme signe de la grossesse ou à la fluctuation des abcès rétro-pharyngiens, ne pourra laisser de doute, si elle est nettement perçue.

« Les deux signes précédents, à savoir la fluctuation et la translucidité, ont une bien plus grande valeur que la *pesanteur spécifique* légère de la tumeur dans l'hydrocèle. Nélaton a insisté, avec raison, sur les difficultés extrêmes que présente l'évaluation de cette pesanteur spécifique, étant donnée l'adhérence intérieure de la tumeur avec des tissus de densité différente; aussi Nélaton pense que la valeur de ce signe est absolument contestable, pour ce qui touche au diagnostic entre l'hydrocèle et des tumeurs réputées beaucoup plus pesantes, telles que l'hématocèle et la sarcocèle.

« Rarement douloureuse, si ce n'est dans les cas de vaginalite, l'hydrocèle ne se révèle, le plus souvent, que par son volume et par la gène qu'elle apporte au libre exercice de la marche. »

IV. — Caractères particuliers des hydrocèles formes cliniques

1° Hydrocèles acquises. — Les principaux caractères des hydrocèles *acquises* sont les suivants : elles surviennent chez l'adulte et le vieillard ou l'enfant nouveau-né ; elles sont toujours symptomatiques d'altérations de la glande génitale, de lésions urétro-prostatiques ou d'un état général particulier; celles qu'on dit idiopathiques ou essentielles tendent à disparaître de jour en jour, à mesure qu'on les connaît mieux; l'épanchement remplit une cavité vaginale close de toutes parts et n'ayant aucune communication avec un segment perméable du canal vagino-péritonéal; la tumeur est donc *irréductible*; de plus elle est mate, fluctuante ou rénitente, en général translucide avec un testicule en place, c'est-à-dire situé en arrière, en bas et en dedans, sauf inversion.

Il existe deux types d'hydrocèle acquise : le type de l'*adulte* et le type *infantile*.

α) *Hydrocèle de l'adulte.* — Tout le monde en a vu. L'aspect est caractéristique. Le plus souvent, l'hydrocèle est unilatérale en forme de poire, de calebasse ou de masse bilobée. Quelquefois, elle est bilatérale et peut être si volumineuse qu'il en résulte une diminution progressive de la longueur de la verge ; les corps caverneux s'enfoncent profondément dans la masse ; le fourreau est réduit et le gland avec le prépuce apparaît, comme un ombilic, au centre de la tumeur. Dans ce cas, la miction est difficile, le coït impossible.

L'hydrocèle de l'adulte est en général unicavitaire.

Cependant il existe des formes anatomiques caractérisées par la présence d'adhérences qui divisent la cavité principale en cavités secondaires.

Depuis l'hydrocèle à deux cavités de Béraud et l'hydrocèle à type sous-épididymaire, jusqu'aux hydrocèles vésiculeuses ou hydatiques de Larrey, il y a tous les intermédiaires.

La ponction de l'hydrocèle donne un liquide d'aspect et de nature variable ; ce liquide est fluide et séreux dans la forme classique, il est épais dans les formes *gélatineuses* et laiteux dans les formes *chyleuses*.

Les variétés laiteuses, chyleuses, graisseuses ou *galactocèles* sont encore à l'étude. Elles s'observent à tout âge.

Manson, Lewis et Le Dentu disent que cette affection est causée par la présence dans le sang d'un parasite, d'un ver nématoïde, la *filaire*. L'hydrocèle graisseuse serait une *lymphorragie filarienne* de la cavité vaginale, suivant l'expression consacrée. Et voilà pourquoi ce serait une maladie de pays exotiques : Brésil, Antilles, la Réunion, Chine, Indes, Australie, etc.

Mais Le Dentu lui-même et Chalot citent des observations où la galactocèle est survenue chez un Français n'ayant jamais quitté son pays et chez un enfant de six semaines. La filariose ou l'obstruction des réseaux lymphatiques ne donnent pas la raison de cette hydrocèle.

Comme l'examen du liquide a révélé, en certains cas, la présence de spermatozoïdes, les hydrocèles chyleuses ont été confondues longtemps avec les kystes spermatiques.

La distinction a été faite par Vidal de Cassis et Grassi, et l'intervention a permis de constater la rupture de spermatocèle dans la cavité vaginales.

Cliniquement, ces variétés d'hydrocèle présentent les grands signes classiques, sauf la translucidité. L'affection est bilatérale, peut s'accompagner d'éléphantiasis du scrotum et des membres, avec envahissement testiculaire. C'est la ponction qui constitue le grand moyen diagnostique.

C'est sur l'hydrocèle acquise, type de l'adulte, que l'on observe, le plus souvent, les quelques *complications* signalées par les auteurs.

L'inflammation, si fréquente autrefois après la ponction, est rare aujourd'hui. Le plus souvent traumatique. elle est parfois spontanée. Rougeur, douleur, chaleur, tuméfaction phlegmoneuse, tels sont les caractères qui la révèlent au médecin. La fièvre s'allume. Puis tout s'apaise. A la suite de cette poussée inflammatoire, l'épanchement reste plus considérable ; dans quelques cas exceptionnels, on l'a vu disparaître complètement.

La *rupture* de la vaginale est traumatique ou spontanée. Le mécanisme en est mal connu.

Quoi qu'il en soit, elle reconnaît souvent l'effort pour cause déterminante et se fait à la partie supérieure et antérieure de la séreuse, dans cette région de moindre résistance révélée par les expériences de Saint-Martin.

La rupture s'annonce par une douleur brusque d'intensité variable, une diminution de la tumeur liquide centrale, une infiltration œdémateuse des bourses et une ecchymose qui peut envahir le pénis, les aines et le bas-ventre. Quelquefois, il ne s'agit pas d'une infiltration, mais d'une collection séro-sanguine dans la tunique celluleuse.

Suivant les cas, on s'abstiendra tout en favorisant la résolution par des applications résolutives et un pansement compressif ou bien on interviendra comme pour une cure radicale d'hydrocèle.

Quant à la transformation de l'hydrocèle en *hématocèle*, elle est rare et se rencontre surtout après une contusion ou une ponction dans les vieilles hydrocèles.

Telles sont les complications de l'hydrocèle. Sauf accident du genre de ceux qui viennent d'être indiqués, la marche de cette affection est insidieuse, lente, régulière, progressive, sans malignité, comme sans tendance à disparaître spontanément.[1]

β) *Hydrocèle infantile.* — C'est une variété acquise ; elle se montre chez le nouveau-né ; sa fréquence est assez grande, avec une proportion de 1/12 et même d'1/10 d'après les statistiques de Wechselmann ; on ne sait à quoi elle est due ; on admet généralement une hypersécrétion de la vaginale à la suite d'une contusion de la glande testiculaire pendant l'accouchement. L'épanchement peut être considérable. C'est une hydrocèle avec ses caractères classiques. Le diagnostic est facile. Ce qu'il y a de mieux à faire, c'est d'attendre la résorption qui ne tarde guère : dans le cas contraire, on doit se considérer comme en face d'une hydrocèle ordinaire, et agir en conséquence.

2° Hydrocèles congénitales. — Les principaux caractères des hydrocèles congénitales sont les suivants :

Elles se rencontrent chez l'adulte comme chez l'enfant et se justifient par des anomalies du conduit vagino-péritonéal. Elles surviennent chez l'enfant par disposition congénitale évidente ; ce caractère est nettement marqué par la présence du liquide dans un ou plusieurs segments du canal et par sa réduction possible d'une cavité segmentaire dans la cavité voisine ou dans la cavité abdominale. Elles se montrent chez l'adulte par *prédisposition*, plutôt que par disposition congénitale ;

1. A la façon d'une pleurésie ou d'une synovite, la vaginalite chronique séreuse peut devenir séro-purulente et même purulente. Le fait a été observé par Manson et Vincente chez un prostatique, porteur d'une hydrocèle, à la suite d'un cathétérisme urétral. Le pus contenait du sterptocoque peu abondant et peu virulent. Quelque temps après la cure radicale de l'affection, le malade présenta une épididyme du même côté dans les mêmes circonstances.

elles sont restées latentes, réduites à leurs parois, avec la sérosité normale de glissement. Il n'y a pas excès de liquide, parce que la vaginale n'a pas à réagir en présence d'une glande génitale saine, ou parce que le canal communique avec la cavité abdominale.

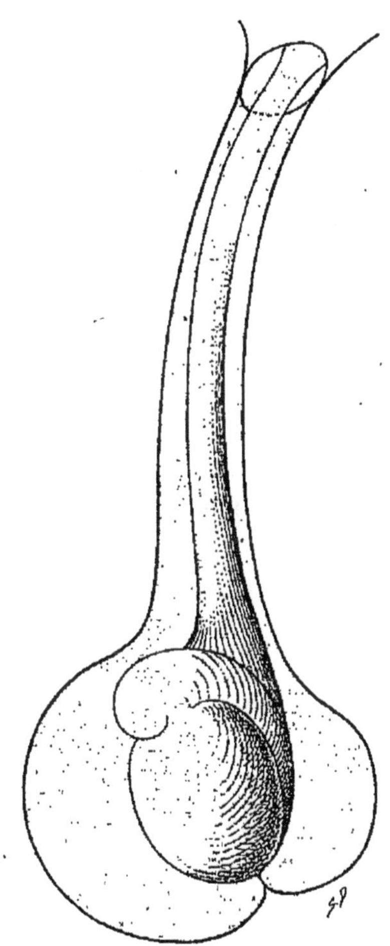

FIG. 1. — Hydrocèle congénitale. (D'après DUPLAY, ROCHARD et DEMOULIN.)

A un moment donné, ce canal s'ouvre à la suite d'un effort, sous la poussée abdominale ; du liquide de la grande cavité abdominale fait irruption dans la petite cavité du doigt de gant inguino-scrotale. Ou bien, la séreuse qui tapisse le diverticulum s'enflamme par la propagation de lésions du péritoine (parfois tuberculeuses chez l'enfant ainsi qu'on le constate au cours de l'intervention) ou par la réaction de la vaginale au contact de lésions du testicule ou de l'épididyme.

L'accumulation du liquide distend les différents segments du canal vagino-péritonéal dont il révèle l'existence et accuse la forme. Ces hydrocèles congénitales sont donc ouvertes ou fermées du côté de la cavité abdominale. Si elles sont fermées, le liquide enkysté peut déterminer la formation d'une tumeur dont le volume est parfois considérable, gonflant à l'excès la poche scrotale, soulevant la région inguinale et même le bas-ventre jusqu'à l'ombilic. Si elles sont ouvertes, elles présentent un signe clinique de premier ordre : la *réductibilité*.

Cette *réductibilité* se manifeste à des degrés divers. La simple pression de la tumeur entre les doigts peut suffire pour déterminer la réduction et le liquide passe avec une extrême facilité de la cavité vaginale dans la cavité abdominale ; d'ailleurs, la réciproque est vraie, et l'hydrocèle, dès que le malade tousse ou se lève, se reproduit immédiatement. En d'autres cas, la réduction est lente à obtenir et nécessite une pression soutenue ; quelquefois même, elle est nulle, malgré la présence possible d'un orifice suffisant de communication ; cela tient à ce qu'il existe, au niveau de l'orifice inguinal interne, des replis valvulaires qui peuvent s'adosser les uns aux autres et fermer d'autant plus complètement l'orifice que la pression est plus forte. Mais il n'est pas rare de constater la réduction insensible de semblables hydrocèles et le matin, on constate la réduction spontanée de cette tumeur sur laquelle on s'était exercé vainement la veille.

Les hydrocèles congénitales présentent au plus haut point le phénomène de la translucidité et celle-ci est telle que chez l'enfant, de même chez l'adulte, l'ombre du testicule peut passer inaperçue.

Enfin, ce qui importe dans l'hydrocèle congénitale est moins la présence du liquide dont l'abondance ne saurait nuire, que la disposition anatomique même du canal qui s'accompagne fréquemment, soit d'une *pointe* de *hernie*, soit d'une *ectopie testiculaire*. Cette considération est de toute importance dans le traitement de l'affection, à tel point que c'est beaucoup moins de la tumeur liquide qu'il faut s'occuper que de la hernie en marche ou de la glande non descendue.

Je passerai rapidement en revue les diverses variétés d'hydrocèle congénitale.

L'hydrocèle *péritonéo-vaginale* ou congénitale proprement dite, se caractérise par une tuméfaction dont la forme allongée remonte dans le trajet inguinal ; elle est donc inguino-scrotale ; cette tuméfaction présente une réductibilité pathognomonique et subit la transmission de l'effort ou de la toux ; il est vrai de dire que ce dernier caractère peut se retrouver même dans les hydrocèles congénitales irréductibles, car si la transmission du liquide sous pression ne peut se faire de la vaginale vers le péritoine, ce n'est pas une raison pour qu'elle ne puisse se faire en sens inverse. L'épanchement diminue et même disparaît dans le décubitus horizontal et le matin au réveil. Si on cherche le testicule, on le trouve souvent en ectopie.

L'hydrocèle *péritonéo-funiculaire,* ainsi dénommée par Chassaignac, n'intéresse pas la cavité vaginale, laquelle est nettement isolée de la tumeur par un diaphragme ou un cordon fibreux; s'il n'existe qu'un diaphragme, il est difficile, pour ne pas dire impossible, de se rendre compte par le palper de l'indépendance de la vaginale; celle-ci peut même être remplie par la partie inférieure de la tumeur liquide qui repousse le diaphragme et enveloppe le testicule; en général, le testicule est *indépendant,* c'est là un bon élément de diagnostic. S'il existe un cordon fibreux, vestige du segment oblitéré du canal, les doigts isolent nettement la glande de la tumeur et saisissent une bride dure caractéristique. L'hydrocèle péritonéo-funiculaire est réductible et présente les caractères de la hernie correspondante.

Les hydrocèles *biloculaires*, ou de *Dupuytren,* ont été l'objet de communications intéressantes, en particulier de Bazy et de Pierre Delbet. Elles se manifestent par l'existence de deux poches: l'une abdominale, l'autre scrotale, réunies par un segment du canal vagino-péritonéal.

Le volume et la contenance de ces hydrocèles sont souvent considérables; la poche abdominale peut soulever la paroi abdominale jusqu'au niveau de l'ombilic. On peut faire refluer le liquide d'une poche dans l'autre, et le doigt perçoit, au niveau du détroit, un frémissement particulier. La poche scrotale n'offre rien de spécial. Au contraire, la poche abdominale présente une pathogénie discutée. Pour Bazy, le péritoine iliaque serait toujours décollé et prendrait la plus grande part à la constitution de la tumeur. Pour Delbet, les différentes formes observées s'expliqueraient par certaines dispositions du canal vagino-péritonéal dans sa portion inguinale; d'où, par analogie avec les hernies, les hydrocèles inguinales pro-péritonéales, interstitielles et superficielles.

Au point de vue du traitement, ces distinctions n'ont pas grande importance.

Les hydrocèles *enhystées du cordon* ou funiculaires intéressent un ou plusieurs segments du canal vagino-péritonéal et ne communiquent ni avec la cavité vaginale, ni avec la cavité péritonéale.

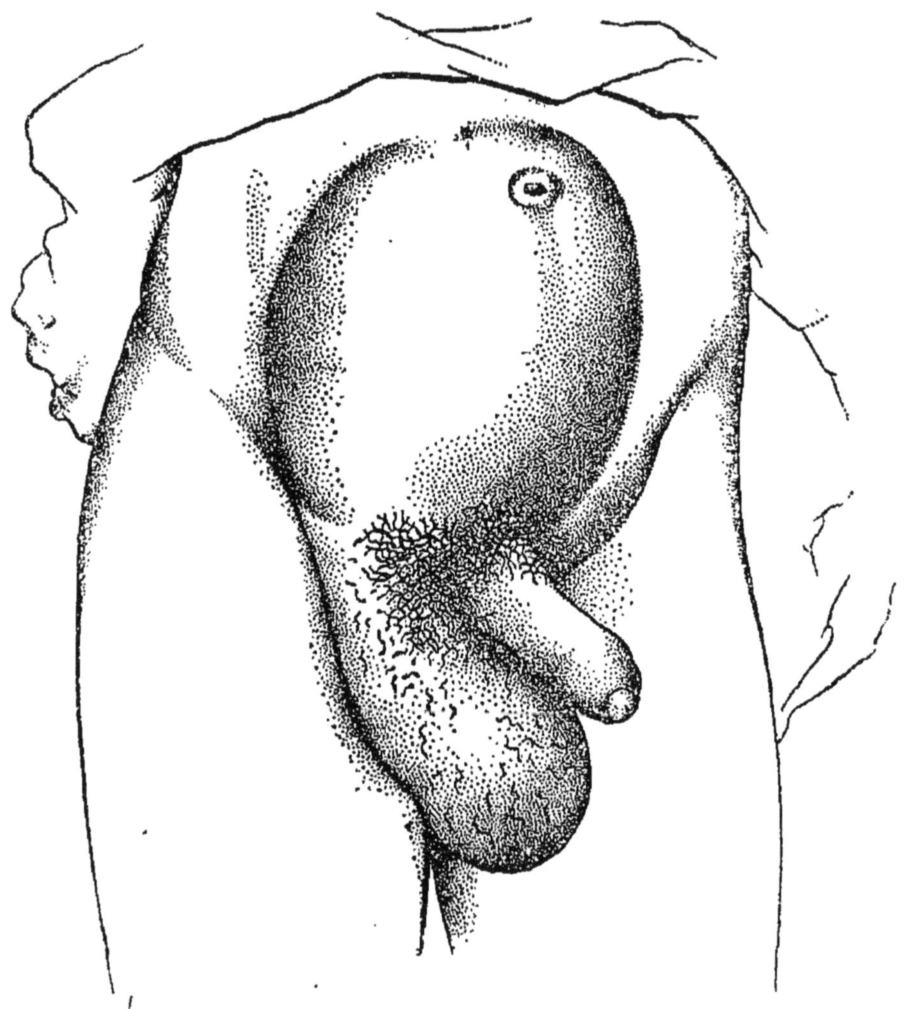

Fig. 5. — Hydrocèle en bissac (Bazy). (D'après Duplay et Reclus.)

On distingue cliniquement les *grands kystes* et les *petits kystes*. Les grands sont allongés ou sphériques suivant les cas, avec une membrane d'enveloppe mince et bleuâtre ; très tendus, on peut les saisir et les déplacer suivant le trajet inguino-scrotal; ces mouvements entraînent les éléments du cordon qui peuvent être inclus dans la paroi du kyste au point de faire saillie dans la cavité. Les petits sont durs, gros comme des noisettes ou des noix, et glissent aisément quand ils sont pressés entre les doigts. La poche est dure et contient un liquide souvent sirupeux; les éléments du cordon peuvent être détachés facilement de la paroi kystique; il y a des cas où la petite tumeur s'est développée entre les éléments eux-mêmes; en général ils sont très adhérents.

Dans le voisinage de l'épididyme, on peut observer de semblables kystes, mais ils ne tirent pas leur origine du canal vagino-péritonéal, ainsi que ceux de la région inguino-funiculaire; Giraldès les fait dériver des vestiges du corps de Wolff, ce sont donc des kystes para-épididymaires.

Enfin, je signalerai une dernière variété d'hydrocèle du type congénital, caractérisée par la présence d'une poche principale, formée aux dépens de la cavité vaginale, et d'une poche secondaire qui s'est développée dans le segment funiculaire du canal vagino-péritonéal.

Cette poche secondaire est quelquefois réduite à un simple diverticulum qui se détache de la cavité vaginale à la partie supérieure, et s'élève, ainsi que l'a démontré Broca, sur le côté interne des éléments du cordon; en d'autres circonstances, il s'agit d'une tumeur bilobée avec partie étroite correspondant au rétrécissement pré ou sus-testiculaire; ces variétés ont fait l'objet d'une clinique intéressante de Forgues de Montpellier, qui les désigne sous le nom d'*hydrocèles funiculo-vaginales*. [1]

V. — Diagnostic

Qu'elle soit acquise ou congénitale, une hydrocèle simple,

1. La distinction clinique entre une hydrocèle funiculo-vaginale et la tumeur bilobée, constituée par l'accolement d'un kyste du cordon et d'une hydrocèle vaginale, est souvent impossible à établir.

classique, vulgaire, ne peut, ne doit pas être méconnue. Elle offre des caractères nettement tranchés qui sont des éléments certains de diagnostic : aspect piriforme le plus souvent ; surface lisse, régulière et arrondie ; matité franche ; fluctuation ou rénitence ; testicule situé en arrière, en bas et en dedans ; translucidité ; évolution lente sans réaction douloureuse, sans trouble fonctionnel appréciable.

Dans l'examen, il sera indiqué de recourir à la *ponction.* Voici une tumeur offrant tous les signes extérieurs de l'hydrocèle ; si la seringue de Pravaz amène du sang pur ou un liquide sanguinolent, ce n'est pas une hydrocèle, c'est un néoplasme, une hématocèle, une hydro-hématocèle. Hématocèle et hydro-hématocèle, en particulier, ne peuvent qu'exceptionnellement être déterminés par une ponction, blessant un vaisseau qui s'ouvre dans la poche. Une aiguille fine ne produit pas des hémorragies comme un trocart.

Ce n'est pas tout ; la ponction donne des renseignements précieux sur la paroi kystique : épaisseur, consistance, etc. Si le liquide de la ponction est séro-sanguinolent et la paroi mince, c'est d'une hydro-hématocèle qu'il s'agit ; c'est une hématocèle qui se présente, si le liquide séreux est contenu dans une paroi épaisse, dure : dans ce cas, le sang s'est déposé sur la vaginale en caillots fibrineux, organisés, et le sérum seul a surnagé.

Quel que soit l'aspect du liquide étudié, liquide citrin, laiteux, chyleux, il faut admettre que l'on a affaire à une hydrocèle.

En se tenant dans des limites purement cliniques, pour ce qui concerne les cas ordinaires, tels qu'on en observe le plus souvent, le diagnostic différentiel est simple.

S'agit-il d'une tumeur du testicule : *sarcocèle,* testicule *syphilitique* ou *tuberculeux,* la nature de cette tumeur sera établie par les caractères spéciaux à ces affections, par l'état général qui l'accompagne, par les antécédents et les commémoratifs.

Ces tumeurs sont solides, donnent du sang ou du pus à la ponction, ne sont pas régulières, etc.

Je n'insiste pas sur cette partie du diagnostic différentiel; j'y reviendrai au chapitre des tumeurs du testicule.

Je ferai simplement remarquer que ces affections de la glande intéressent souvent la vaginale, et que souvent celle-ci est plus ou moins distendue par un épanchement séreux dans le testicule tuberculeux, séreux ou sanglant dans le testicule syphilitique et le cancer. Ces hydrocèles, dites symptomatiques, sont en général peu volumineuses et n'attirent l'attention que par un palper minutieux; il faut les chercher pour les trouver.

Voici une tumeur bilobée. La tuméfaction supérieure est grosse, franchement fluctuante, donne à la ponction un liquide louche dans lequel le microscope révèle le plus souvent la présence de spermatozoïdes; la tuméfaction inférieure est plus petite, résistante au toucher et provoque à la pression une douleur exquise. C'est une tumeur bilobée, en brioche renversée, suivant l'expression classique. Il s'agit d'un *kyste spermatique*. Le diagnostic est facile. Cependant les cas qui se présentent ne sont pas toujours simples; les spermatozoïdes peuvent faire défaut, la sérosité peut être opaline, blanchâtre; la poche peut offrir un tel développement qu'elle recouvre et cache le testicule en totalité ou en partie; le kyste épididymaire peut être accompagné d'une hydrocèle vaginale; la question de la nature de l'affection n'est pas toujours facile à résoudre; les éléments cliniques ne suffisent plus et c'est l'intervention qui se charge de trancher la difficulté.

Est-ce une *hernie*, cette tuméfaction des bourses? Cette « grosseur » n'a pas un aspect régulièrement piriforme; elle est bosselée, de consistance molle, sonore, n'offre pas le phénomène de la transparence ou de la translucidité; le testicule est en dehors du sac, et surtout la tumeur se réduit, par le taxis, en s'accompagnant de gargouillement. La hernie enkystée de la tunique vaginale est si rare et si souvent méconnue, que le diagnostic de cette affection ne doit se faire qu'au cours de l'opération.

Mais la hernie peut rentrer à un moment donné, et laisser, après elle, un sac rempli de liquide, *un kyste saccu-*

laire. Ou bien, on pourra avoir affaire à une hernie mate, *épiploïque*, irréductible ou non. Dans certains cas, il peut y avoir dans le sac herniaire de l'intestin et du liquide; celui-ci disparaît le plus souvent dans le décubitus dorsal et la hernie subsiste avec tous ses caractères. Si c'est de l'épiploon, on percevra la corde épiploïque.

Le diagnostic n'est pas toujours facile. N'est-ce pas fréquent d'avoir à examiner des enfants chez lesquels « une partie » s'est développée d'une façon exagérée après une longue marche, à la suite d'un effort, etc. Si à ces phénomènes locaux s'ajoutent, par hasard, un mauvais état général, des troubles gastro-intestinaux, quelques vomissements et une légère constipation, ne vient-il pas à l'esprit des parents et même des médecins, ayant fait un examen superficiel, de croire à une *hernie étranglée?* Il faut se mettre en garde contre ces cas imprévus, si fréquents en clientèle. Quand le sac péritonéo-funiculaire contient l'intestin, l'examen clinique révèle la présence d'une tumeur sonore, réductible avec gargouillement; l'hydrocèle est mate et se réduit sans gargouillement.

Mais il est des cas difficiles où l'intestin est rempli de matières, où l'épiploon constitue toute la tuméfaction, où l'entéro-épiplocèle descend dans une cavité remplie de liquide. Et puis, en certains cas, le chirurgien se trouve en présence d'un sac déshabité. Une double question se pose en présence de l'affirmation des parents de l'enfant ou du malade lui-même. Est-ce un sac? Avec un palper délicat et minutieux, il est en général possible de constater la présence d'un sac déshabité; le cordon est plus épais que du côté opposé; du côté du testicule, on peut saisir, entre le pouce et l'index, le fond du sac ou la bride fibreuse qui l'unit à la vaginale. Est-ce une hernie, est-ce une hydrocèle? La réductibilité de la première est brusque, la seconde est lente; si on explore l'orifice inguinal externe avec le doigt en refoulant le scrotum, on constatera souvent que le canal est plus large dans le cas de hernie, surtout si celle-ci s'est manifestée depuis quelque temps déjà et si elle n'a pas été ou a été mal contenue par un bandage. Quoi qu'il en soit, pour trancher la difficulté, il sera indispensable d'être en présence de la tumeur constituée et alors le diagnostic sera facile.

Il peut s'agir d'un enfant à paroi abdominale faible par suite de gastro-entérite chronique ou de rachitisme, et offrant, au niveau de sa région inguinale, une petite tuméfaction qui s'accentue sous l'influence de la toux et de la fatigue de la journée. On pense à un kyste du cordon, en partie réductible, et au cours de l'opération, on est tout étonné de ne trouver ni sac, ni liquide. C'est une hernie de faiblesse.

Entre une *hydrocèle* à parois épaisses et une *hématocèle* du premier degré, que le contenu de la vaginale soit séreux ou séro-sanguinolent, le diagnostic n'offre aucun intérêt; cliniquement il s'agit d'une seule et même affection et le traitement est le même dans les deux cas observés; mais une hydrocèle simple ne se confondra jamais avec une hématocèle du second et du troisième degré.

L'hématocèle est, comme l'hydrocèle, mate et irréductible, mais elle n'est pas transparente; elle est, généralement, moins élastique; quand on la presse, on sent crépiter les fausses membranes organisées et les plaques calcaires, caractère qui ne se rencontre qu'exceptionnellement dans l'hydrocèle; la consistance n'est pas égale dans tous les points, à côté de parties molles, il y en a de dures. La ponction donnera le plus souvent du sang.

VI. — Traitement de l'hydrocèle

L'hydrocèle est l'accumulation d'un liquide de sécrétion produit par une séreuse chroniquement enflammée; dans le traitement de cette affection, il ne suffit pas d'évacuer le liquide, il faut prévenir sa reproduction.

Il n'existe, dans cet ordre d'idées, qu'un seul moyen radical, tarir la source, supprimer cette membrane exsudative.

Mais ce n'est pas tout. La vaginale n'est pas indépendante. Dans les hydrocèles acquises, elle réagit au contact de la glande testiculaire plus ou moins altérée; l'intervention chirurgicale permettra de reconnaître ces lésions qui sont les causes premières de l'épanchement.

Dans les hydrocèles congénitales, la séreuse péritonéo-vaginale constitue un diverticule de la cavité abdominale et le chirurgien ne sera pas étonné d'avoir à traiter une hernie concomitante; en d'autres circonstances, son intervention sera pleinement justifiée par la présence d'une ectopie.

La méthode sanglante est donc la méthode de choix dans le traitement des hydrocèles.

Elle sera particulièrement indiquée dans les hydrocèles *acquises*: symptomatiques de lésions testiculaires, s'accompagnant de pachyvaginalite chronique, pluriloculaires, anciennes ou récidivantes après ponction; dans les hydrocèles *congénitales* des enfants ayant atteint l'âge opératoire, des sujets adultes; dans les hydrocèles *compliquées* de hernie, d'ectopie testiculaire, de kystes du cordon ou de l'épididyme.

Toutes ces variétés méritent le nom d'hydrocèles à *incision* ou à *cure radicale.*

Dans une certaine mesure, on peut espérer prévenir la reproduction du liquide de l'hydrocèle, en agissant, après évacuation, par des caustiques, sur la membrane sécrétante, en introduisant dans la cavité de la séreuse une substance *modificatrice substitutive,* suivant l'expression de LUTON.

Par cette méthode, on cherche à déterminer un processus inflammatoire qui aura pour effet d'adosser les parois de la séreuse et de supprimer la cavité préexistante.

Ce n'est qu'un procédé *palliatif de temporisation,* qui peut donner des résultats satisfaisants dans certains cas à indications spéciales : hydrocèle infantile, hydrocèle congénitale chez un enfant n'ayant pas encore atteint l'âge opératoire, hydrocèle acquise de l'adulte, dite vulgairement essentielle et se caractérisant par un épanchement clair contenu dans une poche mince.

Toutes ces variétés méritent le nom d'*hydrocèles à ponction* ou à *injection modificatrice.*

Je parlerai donc de ces deux méthodes de traitement, la cure radicale et la ponction, laissant de côté tous les procédés et sous-procédés, non suivis de succès et passés de mode, tels que les applications irritantes sur les bourses, les ponctions successives, non suivis d'injection modificatrice, l'acupuncture, la discision sous-cutanée, l'électro-puncture, le séton, le drain, etc.

Cependant, il y a certains à côté du traitement, qui peuvent rendre des services, quand ils viennent se joindre aux méthodes employées, telles que les applications résolutives, la compression des bourses, l'usage d'un bandage ; j'en parlerai à propos des variétés d'hydrocèles.

1° Cure radicale de l'hydrocèle. — a) *Hydrocèle acquise.* — Je décrirai le procédé classique, c'est-à-dire celui de Julliard qui *excise* la vaginale en conservant « juste de quoi habiller le testicule ».

Il s'agit, par exemple, d'une hydrocèle volumineuse remplissant la poche scrotale correspondante et s'élevant jusqu'à l'orifice du canal inguinal.

Voici le manuel opératoire de Julliard :

Faire une incision verticale sur la partie antérieure de la tumeur, d'une étendue de 5 à 6 centimètres; sectionner les différents plans jusqu'à la fibreuse distendue; dégager, par le doigt ou par le bistouri, cette tumeur liquide qui ne doit plus adhérer au scrotum, sauf au niveau du testicule, c'est-à-dire en arrière, en bas et en dedans; « disséquer fin », comme disait Nicaise, surtout du côté interne, à cause des éléments du cordon inclus dans la paroi kystique entre la fibreuse et la vaginale ; conserver même une bande de la fibreuse s'il y a lieu, c'est-à-dire quand la dissection du cordon est impossible.

Ouvrir la tumeur de haut en bas, la vider de son contenu : liquide, exsudats, dépôts membraneux, kystes, plaques calcaires, en s'aidant de l'ongle, de la compresse ou de la curette; reconnaître l'état du testicule et de l'épididyme et traiter les lésions s'il y en a; exciser toute la fibro-vaginale, ne conservant que ce qu'il faut pour reconstituer une nouvelle séreuse à la glande; pour cela, se servir d'une pince clam qui saisira, entre ses mors, le kyste bien tendu suivant deux plans accolés et sectionner au bistouri ou aux ciseaux en deçà de la pince par rapport au testicule; refermer la nouvelle vaginale par un surjet au catgut fin.

Rapprocher et réunir au crin de Florence, par des points séparés, un surjet ou des fils placés en U, les deux lèvres de l'incision cutanée en ayant soin de bien affronter les tissus qui ont une grande tendance à se rétracter.

Pansement aseptique ordinaire. Compression ouatée. Les hydrocèles bilatérales sont traitées par le même procédé.

Comme conséquences opératoires, on a observé de la rétention d'urine, un léger épanchement péritesticulaire, de l'épididymite, de la funiculite; complications bénignes et très rares.

Guérison rapide en 8 ou 10 jours. Récidive exceptionnelle.

Je dirai seulement quelques mots d'autres procédés de cure sanglante de l'hydrocèle.

Dans le procédé de Volkmann à qui l'on doit d'avoir remis en honneur cette méthode de traitement, on se contente d'*inciser* la poche, sans exciser la vaginale, d'évacuer le liquide, de nettoyer la séreuse, de la modifier par les frottements, le curettage, le lavage à l'acide phénique, etc., et de réunir les lèvres de la plaie scroto-vaginale par un seul plan de sutures. Gonflement consécutif. Récidives fréquentes.

Dans le procédé de Bergmann, on enlève toute la vaginale, sans habiller le testicule.

Doyen préconise *l'inversion* du testicule : « L'anesthésie générale étant établie, pratiquer une incision cutanée de 2 centimètres et demi sur la partie antéro-inférieure des bourses; ouvrir la vaginale et soutenir les deux lèvres de l'incision avec deux pinces à forcipressure. Le liquide s'écoule au dehors. Sortir rapidement des bourses la totalité de la vaginale ainsi que le testicule, énucléer la vaginale, ce qui est facile, de son enveloppe conjonctive lâche, puis remettre le tout en place et réunir par trois crins de Florence la petite incision cutanée. Aucune hémorragie. La réaction est nulle. »

Les procédés de Bergmann et de Doyen suppriment la vaginale; la glande se constitue, suivant ces auteurs, une nouvelle séreuse aux dépens de la tunique celluleuse qui les entoure. Si imparfaite qu'elle puisse être, cette nouvelle séreuse est préférable au point de vue fonctionnel au reliquat d'une vaginale altérée ou épaissie à la façon des hématocèles et d'ailleurs susceptible de reproduire un épanchement. J'avoue que depuis longtemps j'ai abandonné toute reconstitution de séreuse pour m'en tenir au procédé de Bergmann, mais avec hémostase parfaite[1].

b) *Hydrocèle congénitale.* — Quelle que soit la variété d'hydrocèle congénitale, le procédé consiste à enlever le canal vagino-péritonéal, en partie ou en totalité, autrement dit dans sa portion perméable.

L'intervention consiste à la fois dans la cure radicale d'une hernie et dans celle d'une hydrocèle acquise.

La collection liquide est contenue dans la tunique fibreuse et la grande difficulté sera de trouver, par la dissection, le plan de *clivage*, pour que l'énucléation de la tumeur soit complète et s'exécute sans intéresser les éléments du cordon.

S'il est relativement facile de trouver ce plan de clivage dans les hydrocèles vaginales lentement irréductibles ou les hydrocèles enkystées du cordon, il n'en va pas de même pour celles qui s'affaissent rapidement, dans le décubitus horizontal; dans ce cas, la dissection est souvent laborieuse, ainsi que celle d'un sac herniaire particulièrement adhérent.

Dans l'hydrocèle congénitale proprement dite ou péritonéo-vaginale, il faudra laisser une séreuse au testicule.

Dans cette variété, comme dans les autres à canal ouvert du côté du péritoine, il faudra isoler le diverticulum, le pédiculiser, le sectionner après ligature au niveau de l'orifice pro-

1. Au congrès français de chirurgie de 1899, LEGUEU a rapporté vingt-deux cas personnels de cure radicale d'hydrocèle par *l'inversion de la vaginale*. La méthode convient particulièrement aux hydrocèles de moyen volume, ne remontant pas trop le long du cordon, possédant une paroi souple et relativement saine. Pour que l'inversion soit efficace, il faut libérer *complètement* la vaginale, et, après l'avoir ouverte, vidée et retournée, la fixer au cordon par quelques points de catgut.

fond du canal inguinal, suturer les piliers du grand oblique ou refaire la paroi abdomino-inguinale, s'il y a lieu.

Les hydrocèles bilobées, pluriloculaires et les kystes du cordon seront également traitées par la même méthode.

2° Ponction de l'hydrocèle. — a) *Hydrocèle acquise.* — J'entends parler de la ponction de l'hydrocèle, suivie d'une injection modificatrice, par exemple d'une injection de *teinture d'iode*. Cette méthode a été préconisée par Velpeau, Bernet, Martin (de Calcutta), de Saint-Germain, etc.

Voici comment il faut procéder pour pratiquer la ponction :

Le malade, pour cette opération, n'a pas besoin d'être chloroformé. Pour éviter la réaction douloureuse due au contact de la teinture d'iode et de la séreuse, l'anesthésie à la cocaïne suffit.

« Le malade étant couché sur le dos, les jambes écartées, le chirurgien doit toujours, l'eût-il déjà fait dans son examen antérieur, vérifier, en constatant le siège de la translucidité, la position du testicule. Cette dernière une fois bien déterminée, le chirurgien devra s'assurer du bon état de son trocart et de la facilité avec laquelle le poinçon joue dans la canule. Il tend ensuite de la main gauche la masse scrotale et enfonce le trocart de la main droite, non pas avec violence, mais doucement, lentement et par un petit mouvement de vrille. Ce moyen lent, qui évite toute espèce d'échappées, permet d'arriver sans encombre dans le sac de l'hydrocèle. Le poinçon est alors retiré et le liquide évacué dans un petit vase déposé à cet effet et que l'on place entre les jambes du malade. » (A. de Saint-Germain.)

Quand l'évacuation est complète, on pratiquera l'anesthésie locale à la cocaïne en poussant dans la séreuse de 6 à 12 centigrammes de cocaïne en solution au 1/100 et en laissant cette solution au contact de la séreuse pendant cinq minutes.

Après évacuation du liquide cocaïnisé, on injectera de la teinture d'iode, de 40 à 100 grammes, pure et fraîche, ou en solution iodo-iodurée au 1/4, au 1/3 ou au 1/2. Après séjour de 5 minutes dans la poche et malaxation douce, l'on donnera issue à la teinture d'iode en laissant quelques gouttes seulement dans la vaginale.

A la suite de cette intervention, le scrotum se tuméfie et devient rouge, une vaginalite se déclare, il faut avertir le malade que, dans les jours qui suivront l'opération, la tumeur grossira pour disparaître ensuite; les accidents rétrocèdent vers le 7e jour et, en 15 jours ou trois semaines, la guérison est obtenue.

Quels sont les *accidents* qui peuvent survenir au cours de l'intervention?

La douleur vive, même syncopale, très fréquente sans l'anesthésie, ne se manifeste pas si l'on emploie la cocaïne; la piqûre du testicule ou d'un vaisseau du cordon produit une hydro-hématocèle consécutive; Velpeau, Boyer, Dupuytren, Chaumel en ont rapporté des exemples.

Il faut donc reconnaître la situation exacte de la glande? « En quel endroit doit-on pratiquer la ponction? Là où n'est pas le testicule », disait Giraldès.

Quelles sont les *complications* post-opératoires qui peuvent se présenter, complications rares à l'heure actuelle?

C'est la vaginalite suppurée, l'abcès du testicule, la phlébite du cordon, le tétanos et le plus souvent le phlegmon gangreneux des bourses, ainsi qu'en témoignent les observations de Astley Cooper, Giraldès, Velpeau, de de Saint-Germain, Boyer, Broca. Cette fâcheuse complication est due à la pénétration et diffusion de teinture d'iode dans la couche celluleuse du scrotum; on croit injecter dans la cavité, alors qu'on n'y est pas. C'est pourquoi Guyon recommande de se servir d'un entonnoir pour faire cette injection et non pas d'une seringue avec laquelle on exerce une pression dont on ne se rend pas bien compte.

Enfin la récidive peut survenir 7 à 10 1/100, d'après Gosselin.

β) *Hydrocèle congénitale.* — Je considère seulement le cas d'un enfant n'ayant pas atteint l'âge opératoire — trois à quatre ans — et qui présente une hydrocèle congénitale.

Voici la méthode qui me semble rationnelle.

1° Évacuation d'une partie du liquide contenu dans la poche, un ou deux centimètres cubes, et injection d'alcool rectifié (eau et alcool en parties égales) suivant la méthode de Monod père, dans la proportion d'un centimètre cube, c'est-à-dire une seringue de Pravaz.

Dans cette intervention, il est superflu d'appliquer un doigt protecteur sur l'orifice interne du canal inguinal. En effet, de deux choses l'une : ou bien l'hydrocèle est irréductible ; et il n'y a pas de danger pour le péritoine, ou bien elle est facilement réductible et la ponction est inutile ; on passe au temps suivant ;

2° Appliquer un bandage à pelote insufflée, de façon à fermer le canal inguinal ;

3° Appliquer sur la tumeur liquide des compresses imbibées de chlorhydrate d'ammoniaque en solution saturée avec une compression ouatée méthodique suivant le procédé de *Wickham*.

Cette méthode peut s'appliquer aux hydrocèles infantiles, lesquelles, cependant, se terminent facilement par résolution.

Avec la teinture d'iode et l'alcool, quantité de substances ont été préconisées pour modifier la membrane sécrétante ; je les citerai pour mémoire : vin chaud, lait chaud, quelques gouttes d'une solution au 1/10 de chlorure de zinc (procédé Polaillon) ; nitrate d'argent coulé dans la rainure d'une sonde cannelée (procédé Defer de Metz), acide phénique pur (procédé Lewis de Philadelphie).

DES HÉMATOCÈLES

1° Définition. — Avec Duplay, j'ai défini l'hydrocèle toute collection séreuse de la région inguino-scrotale; par analogie, je désignerai, sous le nom d'*hématocèle,* toute collection sanguine ou séro-sanguine de cette même région.

Mais, ainsi que pour l'hydrocèle, cette définition doit être précisée.

Il s'agit de collection se manifestant, spontanément ou par traumatisme, en cavité close, et la paroi séreuse de cette cavité présente, à divers degrés, des lésions d'inflammation chronique.

Je laisserai donc de côté les ecchymoses du scrotum, dites *hématocèles pariétales par infiltration*; les hématomes des bourses, dont l'*hématocèle pariétale* de Béraud, hématocèle *avec épanchement* — circonscrit, mais non enkysté, — ou hématocèle extra-vaginale, n'est qu'une variété; enfin l'infiltration sanguine du cordon, appelée *hématocèle funiculaire diffuse.*

Dans ce chapitre, j'étudierai successivement les hématocèles de la tunique *vaginale,* de l'*épididyme* et du *cordon,* en prenant pour type de description anatomo-clinique la *pachyvaginalite chronique hémorragique.* Je ferai ensuite le diagnostic, enfin le traitement.

I. Pachyvaginalite hémorragique

C'est l'*hématocèle vaginale* de Heister et des classiques; l'*hématocèle consécutive* ou *vaginalite pseudo-membra-*

neuse de Gosselin, la *vaginalite plastique* ou *péri-orchite* de Kocher.

De cette affection, il y a une double définition, suivant que l'on considère le contenu ou le contenant : l'hématocèle, dit Curling, c'est une tumeur formée par un épanchement de sang dans la tunique vaginale; l'hématocèle, dit Reclus, c'est une inflammation chronique caractérisée par l'épaississement de la séreuse qui enveloppe la glande spermatique; c'est la pachyvaginalite.

L'hématocèle est la *pachyvaginalite chronique hémorragique*; cette définition est complète, en ce sens qu'elle tient compte à la fois des altérations de la séreuse et de la nature de l'épanchement.

1° Historique. — Au xviiie siècle, John Hunter signale cette affection, jusqu'alors inconnue; en 1841, Velpeau la distingue de l'hydrocèle; en 1846, Ernest Cloquet, dans sa thèse inaugurale, en décrit deux variétés sous les noms d'hématocèle traumatique et d'hématocèle spontanée; en 1851, Gosselin, dans les *Archives générales de médecine*, la fait bien connaître et ses recherches anatomo-pathologiques sont confirmées par celles de Virschow. De nos jours, plusieurs auteurs ont publié d'intéressantes observations : Lannelongue, Reclus, Rochard, etc.

2° Étiologie. — L'hématocèle, au sens clinique du mot, est très rare et le chirurgien a plus souvent l'occasion d'inciser une vaginale épaissie que d'ouvrir un kyste hématique.

C'est une affection de l'âge mûr; elle ne se rencontre qu'exceptionnellement chez les jeunes sujets : 5 cas sur 117 observations de Reclus, 4 cas sur 50 faits publiés par Kocher.

Deux notions importantes dominent l'étiologie de l'hématocèle : celle du traumatisme et de la vaginalite chronique antérieure.

Le traumatisme se trouve à l'origine de bon nombre d'hématocèles.

C'est l'hématocèle *par contusion*, c'est l'hématocèle *par ponction*.

Les modes de contusion sont multiples : coups de pied,

coups de poing, saut en selle, chute à califourchon, heurt violent, etc.

La ponction intervient dans la production d'une hématocèle de façons différentes. Ou bien, elle blesse un vaisseau pendant la ponction (artériole de la vaginale, du testicule ou du cordon, quelquefois l'artère spermatique). Le sang qui s'échappe arrive dans le sac, se mêle au liquide de l'hydrocèle et produit une augmentation brusque du volume de la tumeur. Une hydro-hématocèle est formée. Ou bien, on évacue la vaginale, on fait une injection et la tumeur récidive avec tous les caractères de l'hématocèle.

L'hématocèle *par effort* est due à la rupture d'un vaisseau du cordon, sous l'influence d'une augmentation considérable et brusque de la tension sanguine. Le sang pénètre dans la vaginale; l'hématocèle intravaginale peut s'accompagner d'un hématome extravaginal et d'une ecchymose scrotale.

Le traumatisme, la ponction, l'effort sont, le plus souvent, des causes déterminantes de l'hématocèle. Ils agissent sur une séreuse altérée, depuis un certain temps, pour diverses raisons, lesquelles sont communes à l'hydrocèle : en particulier les orchi-épididymites, soit chroniques, soit blennorrhagiques, et même la syphilis, ainsi que l'ont prouvé Tédenat et Reclus.

Dans ces conditions, pour passer de l'hématocèle par traumatisme à l'hématocèle spontanée, la transition est toute naturelle. Et cliniquement, il n'est pas toujours possible de distinguer l'hématocèle traumatique de l'hématocèle spontanée, ainsi que le voulait Gosselin, surtout quand la tumeur que l'on observe existe, chez le malade, depuis un certain temps.

3° Anatomie pathologique. — Le scrotum ne présente, le plus souvent, rien de particulier; ce n'est qu'exceptionnellement que l'on constate un œdème chronique ou une ecchymose, à la suite d'une rupture de la poche sanguine.

L'étude de la paroi vaginale est intéressante à faire. Celle-ci est épaissie et à cet épaississement participe aussi le tissu cellulaire sous-séreux, en sorte que la vaginale est interposée entre deux feuillets stratifiés.

Dans l'évolution anatomique de l'hématocèle, Gosselin a distingué trois périodes :

Dans la première période, l'hématocèle n'est qu'une hydrocèle à paroi un peu dure. La séreuse, qui n'a pas plus de deux millimètres d'épaisseur, revient sur elle-même quand on a évacué le liquide et enlevé les fausses membranes. Son aspect est celui du péricarde enflammé. Les néomembranes sont plus nombreuses et plus résistantes sur le feuillet pariétal que sur le feuillet viscéral ; elles sont agglomérées surtout au niveau du pôle inférieur de la glande testiculaire.

Dans la seconde période, l'hématocèle est plus massive ; les fausses membranes sont plus épaisses — deux et trois millimètres — elles s'organisent en tissu fibreux et il y a des îlots fibro-cartilaginiformes. Quand le kyste est débarrassé de son contenu, il ne s'affaisse pas.

Dans la troisième période, la vaginale est méconnaissable ; elle est représentée par une membrane dont l'épaisseur varie de 5 millimètres à 5 centimètres. Il y a des dépôts crétacés et le testicule est enfoui dans une gangue fibro-calcaire.

Gosselin a insisté sur la formation, la structure et l'évolution de la fausse membrane. Ce qu'il importe avant tout de retenir, c'est la richesse vasculaire de ces tissus nouveaux.

« En fendant la couche fibreuse anomale, dit Gosselin, on trouve, en un certain nombre de points, des foyers sanguins, plus ou moins volumineux qu'on peut comparer à des foyers apoplectiques. Lorsqu'ils sont très rapprochés de la surface interne du sac, ils n'en sont séparés que par une lame extrêmement mince qui peut se déchirer facilement. Quand un épanchement interstitiel s'est ouvert récemment, on voit une lamelle déchirée et, derrière elle, une surface recouverte d'un caillot rouge et mince. Ces feuillets apoplectiques se trouvent sur la portion testiculaire, aussi bien que sur la portion pariétale. On devra être prévenu de cette circonstance, afin de ne pas se laisser aller à croire à une maladie grave du testicule, lorsqu'il s'agit seulement d'une lésion spéciale occupant la fausse membrane à son niveau.

« La connaissance de ces hémorragies interstitielles de la

fausse membrane confirme ce que j'ai dit du mode de production de l'hématocèle. Si les vaisseaux de nouvelle formation peuvent, en se rompant, donner lieu à des épanchements interstitiels, à plus forte raison seront-ils susceptibles de verser du sang dans la cavité vaginale elle-même.

« Elle nous sert aussi à comprendre l'augmentation brusque de la tumeur à la suite d'une compression ou d'une secousse plus grande qu'à l'ordinaire. »

Le contenu de l'hématocèle est variable. Le plus souvent, c'est du sang, pur ou en caillots; quelquefois le sérum surnage seul. Ce peut être une bouillie chocolateuse, dans laquelle on retrouve de la fibrine, des globules altérés, blancs ou rouges, avec de la cholestérine et de l'hématoïdine. Les cholécèles sont des hématocèles à liquide blanc. La quantité du liquide diffère suivant les cas observés, il y a des hématocèles de quelques grammes, il y en a de plusieurs litres.

Le testicule avec l'épididyme est situé en arrière, en bas et en dedans, sauf inversion ou adhérence, le fixant à la paroi antérieure du kyste hématique. Dans les hématocèles récentes, de la première période, l'organe fait une grosse saillie, appréciable au palper. Cette saillie diminue progressivement et le testicule finit par disparaître dans les fausses membranes. Celles-ci engainent et compriment la glande, tout en appelant vers elles la plus grande partie du sang de la région. Le testicule est anémié et, dit GOSSELIN, il se passe là quelque chose d'analogue à ce qui a lieu dans beaucoup de tumeurs blanches où nous voyons les os pâlir et s'amoindrir en raison de la vascularisation anormale de la séreuse. Pilliet a montré que le testicule était scléreux.

Quant à l'épididyme, il est allongé, aplati, enserré dans une gangue conjonctive, en sorte qu'il ne permet plus le passage du sperme provenant d'un testicule n'ayant pas encore perdu ses propriétés.

4° Signes. — Il est classique de distinguer deux variétés d'hématocèle vaginale : la première est une tumeur nettement fluctuante, à paroi molle et dépressible, présentant, sauf la transparence, tous les caractères de l'hydrocèle ; c'est le type *liquide* ; la seconde est une tumeur à résistance particulière, dont la forme et le poids en imposent pour un cancer du testicule, c'est le type *solide*.

Cette distinction ne répond qu'à un certain nombre de cas ; le plus souvent, l'hématocèle a l'allure d'une tumeur *mixte*.

A l'inspection, la tumeur est arrondie, ovoïde ou piriforme ; le scrotum est tendu, aminci, luisant dans les hématocèles de grosseur moyenne ; il n'a rien de particulier dans les petites hématocèles ; enfin, en d'autres cas, la peau peut être épaisse, congestionnée, sillonnée de veines variqueuses et parfois atteinte d'œdème chronique. Le volume de l'hématocèle varie depuis le petit kyste qui coiffe le testicule jusqu'aux énormes tumeurs, contenant deux à trois litres de liquide, observées par Huguier, Dupuytren, Reclus, Polaillon, Rochard.

A la percussion, l'hématocèle est mate en tous ses points, quel qu'en soit le type. Mais la résistance au doigt est variable ; cette notion est surtout appréciée par le palper.

Au palper, l'on constate une paroi tantôt mince, souple, dépressible, tantôt épaisse, rigide, crépitante. Souvent aussi, à côté de parties molles, le doigt touche des plaques et des saillies dures, comme fibro-cartilagineuses et crétacées. L'hématocèle peut être nettement fluctuante, ou rénitente ; il est des cas où, au contraire, elle offre la consistance ligneuse d'un enchondrome.

Comme dans l'hydrocèle, la glande testiculaire se trouve située en arrière, en bas et en dedans, dans une « côte dure » que les doigts apprécient dans l'hématocèle à paroi peu épaisse. Le plus souvent, le testicule est introuvable et il n'est même pas possible d'en déterminer le siège, en provoquant la douleur acquise ; il est altéré, anémié, atrophié et perdu dans les fausses membranes.

La ponction donne du sang, un liquide séreux ou séro-sanguinolent, parfois ne donne rien du tout. Elle permet d'évaluer l'épaisseur et la consistance des parois de la poche.

5° **Marche.** — L'hématocèle a une marche chronique ; elle évolue d'ordinaire, augmentant progressivement de volume, sans réaction douloureuse et n'occasionnant qu'un peu de gêne. Cependant, elle présente des complications qu'il faut connaître.

A l'occasion d'un traumatisme ou sous l'influence d'un effort, la tumeur prend un plus grand développement ; quelques-uns des vaisseaux friables des fausses membranes se sont rompus et ont déversé une nouvelle quantité de sang dans l'intérieur de la cavité vaginale. Le même phénomène peut être observé au cours d'une maladie générale.

Le kyste sanguin peut éclater ; il en résulte une ecchymose du scrotum ou un hématome des bourses en même temps que l'hématocèle diminue de volume.

A la suite d'une contusion ou de la rupture de la poche, l'hématocèle peut s'enflammer. Des signes de suppuration apparaissent, lesquels avortent ou n'avortent pas. Dans le premier cas, tout s'apaise par résolution ; dans le second cas, la situation est grave. La tumeur est rouge, luisante, chaude, douloureuse ; une fièvre vive succède à des frissons répétés. Quelquefois, l'abcès s'ouvre à l'extérieur et le pus, soulevant l'escarre, se fait jour au dehors, tandis que des caillots ou des produits membraneux putrides apparaissent entre les lèvres de la plaie. Le contenu de l'hydrocèle, avec les fausses membranes, peut être évacué en bloc et, si les parois de la poche sont souples, elles s'accolent et la guérison en résulte. Ou bien, elles restent rigides ; la cavité bourgeonne, se comble, de la profondeur vers la surface, et il n'existe plus, après plusieurs semaines, qu'un trajet fistuleux, lequel peut persister indéfiniment.

Quand l'abcès n'a pas de tendance à s'ouvrir au dehors, la rétention du pus dans la vaginale peut menacer la vie du malade ; il faut se hâter d'intervenir.

De tels accidents ont été observés à la suite de ponctions exploratrices, même faites aseptiquement.

La ponction est suivie d'une fièvre intense avec anxiété, délire, insomnie ; le malade maigrit très rapidement, et, dans la cavité vaginale, il se forme des gaz qui s'échapperont avec bruit, au moment de l'incision. Verneuil a bien décrit, en 1890, cette *pneumocèle*. Celle-ci présente deux sous-variétés : l'une *scrotale*, caractérisée par la crépitation gazeuse, l'autre *vaginale*, volumineuse, tendue, tympanique à la percussion.

6° **Pronostic.** — L'hématocèle est une affection grave, lorsqu'elle est abandonnée à elle-même. L'excès de son volume a pour effet de réduire la longueur de la verge et, à un moment donné, la miction devient difficile et le coït impossible. Les altérations du testicule, enfoui dans les fausses membranes, retentissent sur la fonction spermatogénétique et, si l'hématocèle est bilatérale, l'individu est stérile. Et puis, le malade est menacé journellement d'une des complications que j'ai signalées plus haut.

Gosselin a insisté particulièrement sur la sévérité du pronostic et il ne l'a exagérée que pour la mieux faire connaître.

II. Autres formes d'hématocèle

A côté de la pachyvaginalite hémorragique, prennent place un certain nombre de variétés qui rentrent dans la définition que j'ai donnée de l'hématocèle.

Ces variétés intéressent la vaginale, la glande testiculaire ou le cordon :

1° L'*hématocèle traumatique* trouve son origine, ainsi que l'indique sa dénomination, dans une contusion ou un effort violent qui produit la rupture de vaisseaux dont le sang se déverse dans la vaginale et souvent aussi dans le tissu cellulaire extra-vaginal.

La tumeur sanguine n'est pas encore une pachyvaginalite ; elle méritera ce nom quand la séreuse, irritée par la présence de l'épanchement, réagira par la production de néomembranes. Ce fait est très rare et Gosselin a montré que le sang se résorbe dans la grande majorité des cas.

Les signes de cette variété n'ont rien de particulier, sauf le début qui est brusque et l'aspect du scrotum qui est souvent ecchymotique. Le pronostic est favorable, sauf complication inflammatoire ;

2° L'*hydro-hématocèle* est la conséquence d'une ponction

qui a blessé quelques vaisseaux; ceux-ci saignent dans la vaginale pleine de liquide séreux, teintent ce liquide et font augmenter la tumeur. Dans ce cas, la séreuse est déjà malade;

3° Les altérations de la vaginale sont encore plus prononcées dans les *hématocèles symptomatiques des tumeurs du testicule*. L'épanchement vaginal est le plus souvent séreux. Toutefois, parce que le liquide est sanguinolent ou sanglant, il n'en faut pas conclure que la tumeur présente un caractère spécial de malignité. Dans un cas d'enchondrome, observé par CRUVEILHIER, en 1873, la ponction de la tunique vaginale donna issue à une cuillerée de sang pur. Une légère hydro-hématocèle accompagne parfois la maladie kystique.

En résumé, disons qu'en ce qui concerne les tumeurs malignes du testicule, l'épanchement est toujours en petite quantité et le plus souvent séreux; il s'observe surtout avec les tumeurs à évolution lente; celles qui ont un développement rapide, les plus malignes (sarcome, encéphaloïde); s'accompagnent plutôt de vaginalite adhésive.

4° *L'hématocèle enkystée du testicule*, ou hématocèle d'un kyste spermatique, se forme quand un kyste de l'épididyme devient le siège d'un épanchement de sang qui remplace le liquide primitif.

Elle peut être produite par une violence extérieure, comme dans le cas suivant rapporté par CURLING.

Il s'agissait d'un individu, âgé de 18 ans, qui avait reçu, trois mois avant son entrée à l'hôpital, un coup sur le testicule gauche. La tumeur avait le volume d'une noix, était située juste au-dessus du testicule, parfaitement mobile dans le scrotum, mais fixée à la partie supérieure de la glande par un pédicule. Elle était consistante, mais donnait une sensation obscure de fluctuation. La pression causait de la douleur. La ponction fit sortir du kyste une masse de caillots bruns, renfermés dans une poche épaisse, résistante et tapissée par une fausse membrane rugueuse...

Cette forme d'hématocèle, très peu connue, peut être prise pour une hématocèle de la tunique vaginale et du cordon. On la distinguera généralement de la première par la présence du testicule au-dessus et en avant de la tumeur dont elle est indépendante, car dans les cas même où le sac est dense et très épaissi, cet organe n'est point englobé et perdu au milieu de la masse morbide, comme dans l'hématocèle vaginale, et un examen attentif le fait découvrir sur quelque point de la surface de la tumeur (CURLING). Ajoutons que l'épanchement du kyste contient des spermatozoïdes qu'il est facile de découvrir au microscope;

5° *L'hématocèle enkystée du cordon* est très rare. Il en existe un certain nombre d'observations publiées par BLANDIN, VELPEAU, CABARET, GOSSELIN, BÉRAUD. Le diagnostic en est difficile. On en supposera l'existence quand un kyste du cordon, à la suite d'un traumatisme, augmentera de volume, deviendra douloureux, perdra sa transparence et sera moins dépressible au palper. La ponction lèvera tous les doutes. La paroi kystique est épaissie et recouverte de néomembranes. Il peut y avoir une hernie, une hydrocèle ou une hématocèle vaginale concomitante.

1° Diagnostic. — Je ferai successivement — en allant du simple au compliqué — le diagnostic de l'hématocèle vaginale proprement dite, c'est-à-dire de la pachyvaginalite chronique hémorragique, avec le varicocèle, la hernie, l'hydrocèle, les kystes, néoplasmes et tumeurs du testicule.

Les autres variétés d'hématocèle trouveront place au cours de cette étude.

Même dans un examen superficiel, on ne confondra jamais l'hématocèle avec le *varicocèle*. Le varicocèle est un paquet de grosses veines mollasses, donnant la sensation de cordons vermiformes agglomérés, réductibles par la pression, par le décubitus horizontal et par le repos de la nuit, en contact plus ou moins intime avec la glande testiculaire qu'il est facile d'isoler.

L'hématocèle est arrondie, piriforme, lisse, sans bosselures, à paroi rigide, quelquefois crépitante, non réductible, avec un testicule que l'on ne peut isoler.

Entre les deux affections, la distinction est, la plupart du temps, très facile à faire. Cependant, il n'en est pas toujours ainsi.

Le petit paquet variqueux, dur, plongé dans un tissu infiltré, siégeant, chez les vieillards, au niveau de la queue de l'épididyme, pourra en imposer pour un petit kyste sanguin de l'épididyme, de la partie inférieure du cordon et même de la vaginale. Il faut se rappeler que le varicocèle des vieillards est souvent douloureux, qu'il a une forme irrégulière, qu'il s'accompagne de varices du cordon. Quelquefois, varicocèle et hématocèle peuvent être observés dans la même poche scrotale, etc.

Encore ne s'agit-il pas de ces hématocèles intravaginales, qui se produisent rapidement, à la suite de la rupture d'une veine funiculaire, sous l'influence d'un effort ou par traumatisme. Cet épanchement sanguin qui remplit la cavité de la séreuse s'accompagne donc d'un *hématome diffus du cordon*. Cette indication sera un grand élément du diagnostic.

Cet hématome diffus du cordon n'a rien de commun avec l'hématocèle funiculaire enkystée. Le diagnostic sera facile. Cette hématocèle enkystée se distinguera des kystes séreux du cordon, par l'épaisseur de la poche, par l'absence de transparence, par l'augmentation douloureuse de la petite tumeur sous l'influence d'un traumatisme et à la suite d'un effort, enfin par la ponction qui donne du sang.

La *hernie* se reconnaîtra à sa forme irrégulière, sa mollesse, sa sonorité, sa réductibilité avec gargouillement. Mais un sac herniaire peut n'être que partiellement habité; ce qui reste de la cavité est rempli d'un liquide séreux ou sanguinolent. Dans le premier cas, rien à dire si la transparence peut être constatée, si la ponction donne de la sérosité. Dans le second cas, il s'agit de l'*hématocèle d'un sac herniaire*; c'est une tumeur à partie inférieure arrondie, lisse, opaque, mate à la percussion, tandis que la partie supérieure est irrégulière, bosselée, sonore. La réductibilité n'existe que si l'intestin ou l'épiploon n'est pas adhérent au niveau du collet du sac. Bourdon a signalé un cas remarquable de cette affection.

Une *hydrocèle* transparente, à paroi mince et souple, nettement élastique et fluctuante, ne peut être prise pour une hématocèle. Mais hydrocèle et hématocèle ne sont pas toujours typiques.

Il y a des hydrocèles à paroi épaisse, ne permettant ni de constater le phénomène de la transparence, ni de percevoir celui de la fluctuation. Le diagnostic se fera par la ponction qui donnera du liquide séreux.

Il y a des hématocèles à paroi peu épaisse, en sorte qu'il est possible d'apprécier, au niveau de la tumeur, une certaine rénitence. Le kyste ne contient plus du sang, mais du sérum sanguin, la fibrine et les globules s'étant déposés en caillots sur la face interne de la séreuse. La ponction qui donnera de la sérosité ne fixera pas le diagnostic.

Entre ces hydrocèles et ces hématocèles, il n'y a pas de distinction clinique à faire.

Certaines hématocèles contiennent du liquide sanguinolent. Un liquide analogue sera recueilli par la ponction dans la cavité vaginale, à la suite d'un traumatisme ou de la ponction maladroite d'une hydrocèle. Il s'agit d'une *hydro-hématocèle*, qui présentera, comme éléments de diagnostic, le développement brusque de la tumeur après la contusion des bourses ou la ponction du kyste, l'aspect du liquide, le peu d'épaisseur de la poche.

J'arrive maintenant au diagnostic de l'hématocèle avec les tumeurs du testicule.

Le *testicule tuberculeux* se reconnaît à sa forme irrégulière, surtout au niveau de l'épididyme et du canal déférent, qui sont bosselés. L'affection marche insidieusement et sans grande réaction locale vers la suppuration. La prostate, les vésicules séminales, la vessie peuvent être, ainsi que les poumons, le siège de lésions de même nature. Le diagnostic est donc facile, même quand la vaginale contient un épanchement symptomatique, lequel est peu abondant, quelquefois purulent, le plus souvent séreux.

Le *testicule syphilitique*, à la période des accidents tertiaires, qu'il s'agisse de la forme scléreuse ou de la forme gommeuse, ne présente aucune difficulté de diagnostic; les stigmates de la spécificité sont faciles à rechercher et à trouver dans les commémoratifs, et il ne viendra à l'esprit de personne de confondre cette affection avec une hématocèle.

Le diagnostic différentiel de l'hématocèle est plus délicat s'il s'agit d'un *kyste spermatique* ; celui-ci peut en imposer pour une petite hématocèle vaginale. La forme en brioche renversée de la tumeur ; la saillie inférieure, plus petite, que l'on reconnaît être le testicule à la douleur exquise ; enfin les renseignements fournis par la ponction qui donne un liquide louche renfermant des spermatozoïdes, lèveront tous les doutes.

Mais il peut s'agir de l'hématocèle d'un kyste spermatique, variété que j'ai décrite, que l'on reconnaîtra à ce qu'elle siège près du testicule, et contient des animalcules dans le liquide et les caillots.

Dans le diagnostic de l'hématocèle vaginale, ce qui importe avant tout, c'est de différencier cette affection *du cancer*. Le problème est toujours difficile, souvent impossible à résoudre. Il ne s'agit pas de distinguer l'hématocèle de toutes les formes du néoplasme du testicule : enchondrome, squirrhe, encéphaloïde, sarcome, lymphadénome, myxome, maladie kystique ; les caractères particulier de ces variétés peuvent se trouver dans une hématocèle. Mais, avant tout, je dois faire le diagnostic général de l'hématocèle avec la tumeur maligne du testicule.

Hématocèle et cancer présentent bien des points communs : dans les deux cas, la tumeur peut être régulière, lisse et montrer des vaisseaux dilatés sur la surface scrotale.

Il peut y avoir au palper, dans l'hématocèle comme dans le cancer, des parties dures à côté de parties fluctuantes.

La ponction peut ne rien donner dans l'hématocèle et, si elle ramène du sang, il n'est pas démontré que ce ne soit pas du cancer.

En ce qui concerne la marche, l'hématocèle peut se développer très vite comme la tumeur maligne ; l'encéphaloïde, d'ailleurs, peut, à la suite d'un traumatisme, doubler ou tripler de volume comme l'hématocèle.

En dehors de ces caractères communs que je viens de signaler, il existe bon nombre de signes différentiels.

Parmi ces signes, il en est de si importants, même dans leur individualité, qu'ils suffisent pour trancher la question et fixer le diagnostic.

L'hématocèle a une surface et une forme régulières, dans la majorité des cas, avec une consistance égale en tous points, tandis que la tumeur maligne est, le plus souvent, bosselée, de consistance variable, suivant le point où s'exerce la pression du doigt.

L'hématocèle donne une sensation parcheminée ; elle semble résister par sa coque, à la main qui l'enserre, tandis que le cancer résiste par sa masse (signe de Duplay).

Le cancer s'accompagne d'un petit épanchement vaginal, en sorte que, par une dépression brusque du doigt, l'on pourra sentir une tumeur sous-jacente, ainsi qu'il arrive pour les tumeurs abdominales qui s'accompagnent d'ascite (signe de Gosselin).

Sauf épanchement rapide, l'hématocèle occasionne de la gène plutôt que de la douleur ; la douleur n'existe pas souvent dans le cancer ; mais, quand elle existe, elle est très vive et s'irradie, le long du cordon, jusque dans la région lombaire.

Dans les tumeurs solides du testicule, qu'elles soient malignes ou non, l'organe perd la plus grande partie de sa sensibilité naturelle ; mais, dans l'hématocèle, la pression à la partie postérieure, où se trouve ordinairement la glande, occasionne la douleur spéciale que fait éprouver la compression de cette dernière (Curling).

Le cancer a une marche plus rapide que celle de l'hématocèle ; il atteint le déférent qui présente des inégalités et envahit les ganglions de la région lombaire (adénopathie lombaire). Il est infectant.

Malgré tous ces éléments de diagnostic, une erreur est souvent commise. Vidal de Cassis présente un jour, à ses collègues, un individu porteur d'une tumeur des bourses ; Chassaignac et Maisonneuve concluent à une hématocèle ; Guersant et Vidal à un cancer ; Giraldès à un enchondrome et Denonvilliers ne se prononce pas.

Dans les cas embarrassants, il nous reste toujours, en guise de consolation, la parole de NÉLATON : « Quand vous hésitez, c'est un cancer. »

2° Traitement. — Quelle est la conduite à tenir en présence d'une hématocèle ?

Trois cas peuvent se présenter, qui correspondent assez bien à la division de GOSSELIN.

1er *cas.* — C'est une hématocèle *jeune.* Vaginale légèrement épaissie, souple, tapissée de fausses membranes de formation récente. Testicule et épididyme sains. C'est une hydrocèle à paroi un peu forte et à contenu non transparent.

Vous ferez la *cure radicale* de l'hématocèle par le procédé de l'*excision.*

2e *cas.* — C'est une hématocèle d'un *âge moyen.* Paroi kystique résistante, ne s'affaissant pas, tapissée intérieurement de fausses membranes fibreuses. Testicule et épididyme revêtus d'une néomembrane peu épaisse, comprimés, mais se portant bien, disait GOSSELIN.

Vous ferez le *curettage* de cette poche kystique, en essayant, par la *décortication,* d'enlever la fausse membrane qui double intérieurement la séreuse.

3e *cas.* — C'est une hématocèle *vieille.* Tumeur demi-solide, demi-liquide, avec dépôts crétacés et fausses membranes épaisses. Testicule et épididyme étouffés, anémiés, atrophiés, dégénérés, scléreux ainsi que PILLIET l'a montré.

Vous ferez la *castration.* Si le malade se plaint de n'avoir plus qu'un testicule, vous pourrez remplacer l'absent par un artificiel.

Dans le traitement de l'hématocèle, je laisserai absolument de côté l'*incision simple* et le *drainage,* qui sont des opérations incomplètes, ainsi que la *ponction* inutile, à cause de la précocité de la récidive et dangereuse, à cause des complications inflammatoires qu'elle détermine.

Je parlerai seulement de la cure radicale, du curettage et de la castration.

La *cure radicale* de l'hématocèle du premier degré ne diffère pas de la cure radicale de l'hydrocèle.

C'est le procédé de l'*excision.* Vous réséquerez toute la vaginale et ne laisserez rien pour habiller le testicule; celui-ci se constituera une séreuse, par glissement, aux dépens du tissu cellulaire lâche qui l'entoure. Si le testicule et l'épididyme sont recouverts d'une légère fausse membrane, vous prendrez soin de les en débarrasser en les frottant avec l'ongle, une curette mousse et mieux une simple compresse. Si l'hémostase est bien faite, ne drainez pas la plaie; réséquez une partie du scrotum s'il y a lieu et appliquez bien les surfaces cruentées par des points de suture en U.

Le *curettage* et la *décortication* sont indiqués dans les hématocèles du second degré.

Vous incisez la partie antérieure de la tumeur, en allant plan par plan, et de haut en bas, de façon à vous tenir toujours à une certaine distance du pôle inférieur du kyste hématique. La poche ouverte, vous explorez la cavité avec l'index. Le toucher, bien mieux que la vue, vous renseignera sur la situation exacte du testicule qui peut être en inversion ou fixé en mauvaise attitude par des adhérences. La glande est molle et donne, à la pression, une sensation spéciale. Si, après avoir évacué le contenu du kyste, il vous est possible d'enlever la fausse membrane en totalité ou en partie, faites-le en vous aidant de l'ongle, de la spatule ou du bistouri, ainsi que le conseille Gosselin. Vous prendrez des précautions, quand vous approcherez du testicule, lequel peut être entamé facilement, sans qu'on s'en doute.

Souvent, la décortication ne sera pas possible; alors, avec une curette, vous gratterez la poche, comme on gratte un abcès froid ou une adénite suppurée.

Cela saigne énormément et vous serez obligé, très souvent, de bourrer la cavité avec de la gaze pour comprimer les vaisseaux et faire de l'hémostase.

Vous enlèverez tout ce que vous pourrez des fausses membranes, vous modifierez les surfaces cruentées par du naphtol camphré ou du chlorure de zinc au 1/10e et vous bourrerez la poche, dont vous aurez supprimé une bonne partie, si elle est trop vaste, avec de la gaze aseptique ou simplement iodoformée.

La tumeur, vidée de son contenu et débarrassée de ses fausses membranes, sera réduite à une paroi bourgeonnante et la poche se comblera à la façon des kystes marsupialisés. Les suites sont simples ; la guérison est rapide et complète.

La *castration* s'impose dans les hématocèles du troisième degré, où vous n'avez pas à ménager un testicule ; celui-ci ne se distingue plus des fausses membranes. A quoi bon conserver une petite masse de tissu fibreux, qui, plus tard, simulera une glande génitale au fond des bourses ? Vous vous exposerez volontairement aux hémorragies, et à la suppuration, tout en faisant une opération incomplète.

Voici comment vous traiterez les autres variétés d'hématocèles :

Ponctionnez les hématocèles traumatiques et les hydro-hématocèles récentes, sinon faites la cure radicale ; enlevez les hématocèles enkystées de l'épididyme et du cordon ; enfin ne touchez pas aux hématocèles symptomatiques des tumeurs du testicule, c'est le traitement du cancer qui importe.

DES INFLAMMATIONS AIGUËS DE LA GLANDE GÉNITALE ET DES VOIES SPERMATIQUES en général (génitalites), DE L'INFLAMMATION GONOCOCCIQUE en particulier (génitalite gonococcique).

Dans ce chapitre, je parlerai tout d'abord de l'inflammation aiguë gonococcique de la glande génitale et des voies spermatiques, c'est-à-dire de l'orchi-épididymite blennorrhagique, suivant l'expression classique, ou du testicule blennorrhagique suivant la dénomination de Mollière et Augagneur. Puis, dans un second paragraphe, je décrirai les autres formes inflammatoires, d'origine traumatique, urétrale, générale et diathésique. Ensuite, dans une troisième partie, j'entrerai dans quelques considérations générales sur l'étiologie, la pathogénie et la bactériologie des orchi-épididymites. Enfin, je donnerai un traitement complet et rationnel de ces affections.

I. — De l'inflammation gonococcique de la glande génitale et des voies spermatiques (génitalite gonococcique ; orchi-épididymite blennorrhagique des auteurs classiques, testicule blennorrhagique de Mollière et Augagneur.)

1° Historique. — Toutes les inflammations aiguës de la glande génitale, confondues au siècle dernier, ont été distinguées cliniquement par Balfour, Swediaur et Hernandez. Benjamin Bell, Petit-Radel, Astley Cooper, Dupuytren, dans leurs recherches et leurs discussions, sont parvenus à isoler nettement l'orchite blennorrhagique des affections voisines. Rochoux (1833), Moreau (1834), Blandin (1837), ont montré que, parmi toutes les parties de l'appareil génital, l'épididyme présentait les altérations plus les constantes et les plus profondes. Il s'agissait non plus d'orchite, mais d'épididymite. RICORD et ses élèves ont contribué, par leurs travaux, à vulgariser le testicule blennorrhagique. En ces derniers temps, les esprits se sont tournés vers une autre direction. C'est le côté pathogénique et bactériologique de la question qui préoccupe aujourd'hui les auteurs. Les progrès accomplis sont importants, mais il y a encore beaucoup à faire.

2° Étiologie. — L'inflammation de la glande génitale complique l'urétrite blennorrhagique dans le *huitième* ou le *neuvième* des cas, suivant FOURNIER. Le plus souvent, cette inflammation est *unilatérale*; sur 2 414 observations, JULLIEN a relevé 1 159 localisations droites, 1 115 gauches, 179 bilatérales. L'épididymo-vaginalite, pour se manifester au cours d'une urétrite aiguë ou d'une urétrite chronique, choisit son heure, pour ainsi dire.

Elle peut apparaître précocement ou tardivement, dans l'évolution de l'urétrite aiguë, cela est vrai; mais, c'est de la deuxième à la cinquième semaine inclusivement, qu'elle se montre de préférence.

Si le sujet est atteint d'urétrite chronique, nouvelle, c'est à l'occasion d'une poussée, primitive ou secondaire, d'urétrite infectieuse que la complication génitale éclate. Je reviendrai sur ce point particulièrement intéressant. Il est admis, aujourd'hui, que les orchi-épididymites ou mieux les génitalites, qui compliquent une urétrite infectieuse, gonococcique, par exemple, peuvent être de nature microbienne différente. Je dirai plus, c'est que l'épididymo-vaginalite à gonocoques est peut-être plus rare qu'on ne le pense communément; il n'y a pas que du gonocoque dans la flore urétro-génitale; il existe quantité d'autres bactéries ayant une action primitive ou secondaire, dont il faut tenir compte. C'est la voie que les observateurs devront suivre désormais dans leurs recherches, s'ils veulent bien connaître le passé, le présent et l'avenir des inflammations génitales.

La véritable cause de l'épididymo-vaginalite gonococcique est donc le gonocoque qui chemine dans les voies spermatiques, de l'urètre postérieur à l'épididyme, contrairement à l'inclinaison des cils et au cours du sperme. *L'inoculation successive,* avec des localisations variables, constitue le seul mode pathogénique de cette affection. La vésicule et surtout le canal déférent sont des intermédiaires nécessaires; ils doivent être toujours intéressés; ce qui ne veut pas dire que leurs altérations soient toujours cliniquement évidentes; cependant en les cherchant bien, on trouvera une vésiculite (Guelliot) et une déférentite (Velpeau, Ricord, Sigmond, Monod et Terrillon).

Les théories de la *métastase,* de la *sympathie* et de la *rétention spermatique* dans les voies séminales ont vécu.

En conséquence, bien des causes prédisposantes et même occasionnelles pourront être admises; les voici, signalées par les classiques: traumatismes et contusions: efforts, mouvements brusques et prolongés, marches forcées, danse, gymnastique, équitation, usage de la bicyclette; tares: présence d'une hernie, d'un varicocèle, d'une ectopie, d'une inversion (Ledouble); diathèses : goutte, rhumatisme (Horteloup).

Retenons toutes ces causes, mais sachons que l'épididymo-vaginalite peut survenir tout de même chez un sujet couché, n'ayant ni tare ni diathèse.

3° Anatomie pathologique. — Dans l'appareil génital, les voies spermatiques et la séreuse vaginale présentent les altérations les plus constantes et les plus caractéristiques.

Comme l'infection gonococcique est ascendante et qu'elle se propage, avec des déterminations électives, suivant le trajet séminal, il est rationnel d'exposer et de décrire les lésions anatomo-pathologiques dans l'ordre de leur apparition réelle.

La muqueuse de l'*urètre postérieur*, enflammée, est rouge, parfois violacée. Elle est tapissée de muco-pus et de granulations « analogues à celles que l'on observe sur la conjonctive dans les ophtalmies catarrhales. » Le double méat des canaux éjaculateurs, suivant la remarque de Gaussail, Hardy, Delaporte, apparaît sombre sur les parties voisines, de chaque côté du veru-montanum.

Le toucher rectal rend difficilement compte de l'état des

vésicules séminales; il n'est pas possible d'explorer, avec la pulpe du doigt, le corps et le fond de l'organe compromis; le col seul est accessible. Et comme, d'autre part, il n'existe qu'un nombre très restreint d'autopsies (Godard, Castelnau, Curling), il n'est pas étonnant de voir aussi discutée la question du degré d'altération des vésicules. A propos de deux cas observés et publiés, Godard déclare que la vésicule malade diminue de volume, parce qu'elle contient une moindre quantité de sperme, la compression des voies spermatiques, au niveau de la queue de l'épididyme, supprimant l'apport du liquide séminal (c'était l'opinion de Gosselin). Pour Castelnau, l'organe malade conserve à peu près ses dimensions normales.

Les altérations des vésicules séminales sont celles de la *vésiculite* et de la *périvésiculite*. La muqueuse qui tapisse les anfractuosités de l'organe est atteinte d'inflammation catarrhale; les cellules de revêtement se troublent, fondent et tombent dans la cavité centrale. Celle-ci est remplie d'un liquide muco-purulent, grumeleux, jaunâtre, dans lequel on trouve des éléments épithéliaux desquamés, des globules de pus et des granulations. La paroi vésiculaire est infiltrée, et cette infiltration s'étend à la capsule conjonctivo-fibreuse qui la double; il en résulte que les bosselures de la vésicule, appréciables au toucher, disparaissent, en même temps que la surface de l'organe offre une consistance particulière. Le péritoine qui revêt le fond de la vésicule réagit; il s'épaissit et se vascularise au niveau de la saillie vésiculaire et des culs-de-sac vésico et recto-génitaux.

Le *canal déférent* est altéré dans toute sa longueur, de son extrémité vésiculo-prostatique à son extrémité épididymaire, dans ses portions pelvienne, inguinale, funiculo-scrotale; mais ce n'est que dans la région inguino-scrotale que le palper permet d'apprécier l'état dans lequel il se trouve. Comme celles de la vésicule, les lésions du canal intéressent la muqueuse, la paroi musculaire et le tissu cellulaire ambiant. Il y a une *endo-déférentite*, une *déférentite interstitielle* ou déférentite proprement dite et une *péridéférentite*, comme il y a une endo-vésiculite, une vésiculite interstitielle et une périvésiculite. La muqueuse déférentielle est atteinte d'inflammation catarrhale; les cellules cylindriques ciliées, qui la constituent, se troublent, perdent leurs cils, s'affaissent, se détachent et tombent plus ou moins défigurées, globuleuses ou fusiformes, dans la cavité du canal. Ces cellules de desquamation sont mêlées à des globules purulents et à des granulations très réfringentes, dans un liquide jaunâtre qu'on fait sourdre par la pression des doigts, de la section du canal. Le derme est infiltré de globules blancs; ceux-ci distendent les lymphatiques et les interstices cellulaires parmi les faisceaux musculaires de la paroi; la même infiltration se retrouve dans le tissu conjonctif péricanaliculaire. La péridéférentite contribue à augmenter le volume du canal, qui peut être doublé et même triplé dans ses dimensions apparentes; il devient aussi moins souple et plus résistant.

Dans l'appareil génital, l'*épididyme* est particulièrement touché. C'est encore la répétition des lésions que j'ai décrites au niveau des vésicules et du canal déférent; il s'agit d'*endo-épididymite*, d'*épididymite* interstitielle et de *péri-épididymite*. L'épithélium cilié des tubes épididymaires est atteint d'inflammation catarrhale; les éléments cellulaires perdent leurs cils, deviennent granuleux et tombent, déformés, dans la cavité. Celle-ci est inégalement distendue par le même liquide jaunâtre, muco-purulent, grumeleux, épais, contenant des cellules épithéliales de desquamation, des globules de pus, des corpuscules graisseux et des granulations fines et réfringentes. Les parois du canal sont tuméfiées, infiltrées de globules blancs; ceux-ci se massent souvent en petit groupes et, à leur niveau, la lumière du tube est rétrécie. L'infiltration péritubulaire est surtout marquée au niveau de la queue de l'épididyme et elle se continue directement avec celle qui entoure l'épididyme tout entier. Si on fend cet organe dans le sens de la longueur, on remarque, en toutes ses parties, et surtout au niveau de la queue, que la section est jaunâtre (Gosselin) ou lie de vin (Gaussail). Par places, il existe de petites cavités, de la grosseur d'une lentille ou d'un pois, contenant un liquide puriforme. Quelquefois même, entre les circonvolutions de l'organe, il y a un exsudat brunâtre (CURLING). MALASSEZ et TERRILLON ont démontré que ces soi-disant abcès ne sont autre chose que des parties anormalement dilatées du tube épididymaire.

En quel état se trouve le *testicule* ? Malgré KOCHER et Fournier, il faut admettre, avec la majorité des auteurs, que le testicule est presque toujours respecté par l'infection blennorrhagique. Pour TERRILLON, s'il y a orchite, c'est qu'il ne s'agit pas d'orchite blennorrhagique. La description de l'orchite n'est donc pas ici à sa place ; j'en parlerai tout à l'heure, dans le même chapitre, à propos des orchites de cause générale.

Après l'épididyme, c'est la *vaginale* qui présente les altérations les plus nettes; anatomiquement, celles-ci existent toujours; cliniquement, elles ne deviennent appréciables que lorsqu'il existe un épanchement de 25 à 30 grammes, ce qui arrive dans un tiers des cas, suivant ZAPATA. La séreuse est enflammée, vascularisée, rouge; des exsudats fibrineux et de petites fausses membranes comblent les culs-de-sac péri-épididymaire et sous-épididymaire, puis en accolent les parois. Le tissu sous-séreux participe à l'infiltration, qui dissocie la fibreuse et tuméfie le tissu cellulaire sous-dartoïque ; aussi, la peau du scrotum est rouge, luisante, œdématiée et ne glisse pas sur les plans profonds.

L'appareil génital apparaît, dans une vue d'ensemble, constitué par deux parties bien différentes au point de vue anatomique et pathologique : le testicule et les voies spermatiques. N'insistons pas sur le testicule lui-même que l'infection gonococcique ne touche qu'exceptionnellement et occupons-nous des voies spermatiques qui sont toujours intéressées, par cette infection, à des degrés variables suivant le segment considéré. Le système d'excrétion, qu'il s'agisse du canal éjaculateur, de la vésicule, du canal déférent, ou de l'épididyme, est disposé sur le même plan. Il consiste en une gaine muqueuse continue, recouverte d'une gaine celluleuse, laquelle est elle-même en rapport, aux extrémités du système, avec deux séreuses, le péritoine et la vaginale. Quant aux fibres musculaires, elles n'interviennent pas par elles-mêmes, dans l'extension du processus inflammatoire; celui-ci se propage par voie cellulaire, c'est-à-dire par le tissu conjonctif qui sépare les faisceaux musculaires les uns des autres.

Dans l'inflammation gonococcique, la muqueuse est atteinte d'un catarrhe purulent plus ou moins intense; le tissu cellulaire du voisinage devient le siège d'une infiltration séreuse qui tuméfie et durcit la région ; les séreuses réagissent plus ou moins vivement par production de fausses membranes et sécrétion de liquide. Mais tandis que, dans la partie moyenne du canal déférent, les phénomènes réactionnels sont en général peu intenses, ils sont, par contre, très marqués au niveau des vésicules d'une part, au niveau de l'épididyme d'autre part. Cela est vrai surtout pour ce dernier; sans compter la vaginalite avec épanchement abondant, l'infiltration qui entoure l'origine du déférent et l'épididyme est telle qu'elle repousse la tunique fibreuse; celle-ci forme un bourrelet suivant sa ligne elliptique d'union avec le feuillet pariétal de la vaginale, dans la demi-partie postéro-supérieure du testicule; la sensation de ce bourrelet, perçu par les doigts, se superpose naturellement à celle de la tuméfaction sous-vaginale péri-épididymaire et contribue à former le *cimier de casque* décrit par les auteurs.

4° Symptomatologie. — La blennorrhagie « tombe dans les bourses » de la troisième à la cinquième semaine de la chaudepisse; il s'agit alors d'une première atteinte d'infection gonococcique; mais quand les voies spermatiques supérieures, le canal de l'urètre et plus spécialement l'urètre postérieur, ont déjà été contaminés par l'agent pathogène primitif et que, au niveau du fond des glandes, il subsiste des altérations latentes et chroniques, d'ordre inflammatoire, une poussée infectieuse nouvelle peut s'accompagner, après quelques jours, de manifestations épididymaires et vaginales. Parfois ces dernières accompagnent ou même précèdent la recrudescence de l'écoulement urétral.

Quoi qu'il en soit, la *douleur* est le premier signe subjectif qui attirera l'attention du malade sur un de ses testicules et, pour lui donner une cruelle désillusion, cette fâcheuse complication le surprendra alors qu'il se croyait tout près de la guérison, en constatant l'amélioration rapide de l'état de son canal dans les derniers jours.

C'est une douleur inguinale, gène accentuée ou sensation vive, fixe dans la région pendant un temps variable et qui précède, d'ordinaire, la sensibilité de la glande de quelques heures ou de quelques jours. Dans certains cas, c'est une localisation douloureuse au niveau de l'épididyme, qui ouvre la scène (A. Cowper, Fournier) et que le sujet attribue souvent à un traumatisme.

Si, au début de l'affection, on palpe les testicules, on trouve que toute la masse glandulaire, intra-scrotale, d'un côté, est d'exploration moins facile, qu'elle est plus volumineuse, comme enflée ou fluxionnée, qu'elle est plus chaude, que la pression de l'épididyme ou du déférent provoque une douleur sourde, enfin que la queue de l'épididyme est noueuse et que la tige du déférent est rigide.

C'est vers le cinquième, sixième ou septième jour qu'il faut examiner les malades atteints d' « orchite. » Alors le tableau clinique est des plus nets et toute la série des phénomènes morbides se présente au complet. Ceux-ci sont d'ordre *fonctionnel* ou *physique*, *local* ou *général*.

La douleur mérite quelque développement. Elle est bien variable dans sa détermination, dans son intensité, dans sa nature, dans sa localisation, dans sa durée, bref dans tous ses caractères. Il y a des *épididymites indolenes* dont Dubois a signalé quelques exemples. Méfiez-vous de la tuberculose.

Voici un individu atteint d'urétrite chronique ; après quelques excès, à la suite d'une légère contusion des bourses, et souvent sans cause appréciable, tandis qu'il « recoule » plus ou moins fort, il vient vous consulter pour une grosseur de la glande. Vous constatez une bosselure de la queue de l'épididyme, avec un peu de tuméfaction de cet organe et de la région voisine du cordon. Comme la lésion se trouve au niveau de la queue de l'épididyme, que le déférent vous semble moins souple, que l'homme est un chaudepissard, vous

vous dites : c'est une épididymite très subaiguë, une épididymite indolente, tout ira bien. Attendez ! gardez pour vous vos impressions et, si un examen complet de l'autre testicule, de la région vésiculo-prostatique et du sujet a été négatif, priez votre client de revenir vous voir. D'ici là, il y aura sans doute du nouveau, en quelque endroit, surtout au niveau du testicule compromis.

En effet, une récente nodosité se dessine au niveau de la tête ou du corps de l'épididyme ; l'induration de la queue est globuleuse, ronde, à périphérie envahissante, en sorte que vous ne pouvez saisir la boucle du déférent (Reclus) ; celui-ci peut offrir aux doigts qui l'explorent quelques bosselures vagues ou précises. Votre diagnostic est établi ; il s'agissait donc d'une tuberculose génitale. Donc, méfiez-vous des épididymites indolentes, surtout chez les porteurs d'urétrite chronique gonococcique.

Il existe, cependant, des épididymites à forme *subaiguë*, qui s'accompagnent d'une sensibilité, subjective ou objective, très peu marquée. En règle générale, une épididymite peu douloureuse indique des altérations légères, se traduisant par une petite tuméfaction de la queue de l'organe. Mais la réciproque n'est pas vraie, en ce sens que des douleurs intenses peuvent coexister avec des lésions minimes.

Le testicule blennorrhagique, tel qu'on l'observe d'ordinaire, est nettement douloureux, et le symptôme douleur constitue un des phénomènes les plus intéressants de l'affection.

Cette douleur peut être *spontanée* ou *provoquée*. La douleur *spontanée* est d'abord sourde ; puis franchissant successivement toutes les notes de la gamme sensible, elle devient d'une acuité extrême. Elle peut être syncopale. C'est la conséquence de l'inflammation de la vaginale, de la compression du testicule par l'épanchement, de l'étranglement du parenchyme par « la coque inextensible » de l'albuginée.

La douleur *provoquée* reconnait, à son origine, un choc de la glande ou son froissement par la main qui palpe.

Elle est localisée au niveau de l'organe, souvent en points

fixes, plus particulièrement au niveau de la queue de l'épididyme. Mais elle s'accompagne d'endolorissement inguinal et de tiraillements lombaires.

Quelquefois, la glande malade devient le point de départ de *névralgies* à accès plus ou moins répétés, plus ou moins violents ; l'affection présente alors, cliniquement, une allure spéciale ; c'est l'*orchite*, dite *névralgique*, que je décrirai bientôt.

J'attire surtout l'attention sur ce fait que l'état douloureux du testicule, et plus particulièrement la sensibilité spontanée, avec tiraillements inguinaux et lombaires, est produit ou exagéré par la situation déclive des bourses ; l'action de la pesanteur s'exerce naturellement, avec plus de force, sur une bourse transformée par le contenant et le contenu, en une masse morbide très dense ; celle-ci est mal soutenue par la tonicité des faisceaux musculaires, dartoïques ou crémastériens, plus ou moins intéressés par le processus inflammatoire.

A l'*inspection*, la bourse correspondante au testicule blennorrhagique est rouge, chaude, tuméfiée, distendue, douloureuse. Ces modifications sont très marquées au niveau de la partie antérieure, dans la région qui correspond à la vaginale. Dans cette région, le scrotum ne glisse plus sur la fibreuse sous-jacente, parce que l'infiltration du tissu sous-séreux s'est propagée à la couche celluleuse sous-dartoïque. A ce niveau, il est possible de constater la fluctuation et la sensation de la tumeur recouverte de liquide (signe de Gosselin), lorsqu'il existe un épanchement symptomatique appréciable dans la cavité vaginale.

Derrière la bourse, à la place de la queue de l'épididyme et du pôle postérieur du testicule, il n'y a pas de vaginale, c'est pourquoi le scrotum est relativement intact et présente une certaine mobilité.

Le palper permet d'apprécier les modifications de l'épididyme, du canal déférent et du testicule, dans le volume et dans la forme. L'épididyme recouvre la moitié ou les deux tiers postéro-supérieurs du testicule, à la façon d'un cimier de casque. Les bords du cimier sont indiqués par un bourrelet qui correspond à la zone d'adhérence de la fibreuse et du feuillet pariétal de la vaginale.

Le canal déférent est doublé ou triplé de volume, il est consistant, rigide, en manière de tuyau de pipe.

Ces différents détails sont parfois difficiles à constater à cause de la tuméfaction et de l'infiltration de tout le tissu cellulaire de la bourse ; dans ce cas, la main qui presse la masse morbide est impressionnée par une dureté caractéristique. Au niveau du cordon, la gaine fibreuse des éléments est tendue, résistante, peu dépressible. Il s'agit alors d'une péridéférentite dont la funiculite, dans le cas particulier, n'est que l'extension.

L'examen physique ne doit pas se borner au palper de la glande génitale. C'est un devoir absolu, pour le médecin, d'explorer la région *vésiculo-prostatique* ; il faut toucher les vésicules et la prostate, même quand le malade ne souffre pas de ces organes. A plus forte raison, quand il en souffrira. On en recherchera la sensibilité, la tuméfaction. Parfois, la sensation, éprouvée par le sujet, sera celle d'un besoin pressant d'uriner ; c'est déjà une indication.

Les *pollutions* nocturnes, quand elles existent, témoignent incontestablement d'altérations vésiculaires. Elles sont plus ou moins fréquentes ; elles peuvent se traduire par une éjaculation sanglante ; cette *hématospermie*, due à quelques ruptures vasculaires, ne présente aucun caractère de gravité. Ces pollutions, si elles sont assez souvent répétées, fatiguent, énervent et affaiblissent rapidement le malade.

Je ne saurais donc trop insister sur l'exploration de la région vésiculo-prostatique. Ce n'est pas orchite qu'il faut dire, ni orchi-épididymite, ni même testicule blennorrhagique, mais bien *blennorrhagie génitale*. Celle-ci est à la fois vésiculo-prostatique, orchi-épididymaire, et, par trait d'union, déférentielle. Vésicules et prostate doivent être explorées avec la même rigueur que celle qui préside au palper des bourses. Il en est des altérations gonococciques comme des lésions tuberculeuses. Et, lorsqu'il s'agit de ces orchites à rechutes multiples, dont je parlerai, le médecin, qui ne pratique pas le toucher rectal, se prive de renseignements précieux, d'une grande valeur thérapeutique.

Les phénomènes généraux sont plus ou moins accusés ; dans la forme commune de blennorrhagie génitale, comme celle que je décris, ils sont peu marqués. Un visage fatigué, des yeux cernés, des traits tirés, une langue blanche, de l'inappétence, de la constipation, un peu de fièvre, une légère insommie ; tel est le tableau vulgaire.

5° Formes cliniques. — 1. *Orchite proprement dite.* — Les auteurs classiques disent que l'*orchite proprement dite* peut s'observer dans la proportion de quatre à cinq pour cent. Elle accompagne l'épididymo-vaginalite ; Kocher et Fournier, contrairement à Monod et Terrillon, admettent qu'elle peut exister seule.

Anatomiquement, les altérations testiculaires seraient les suivantes : infiltration, tuméfaction, épaississement de l'albuginée et des cloisons fibreuses ; congestion intense, prolifération conjonctive intertubulaire ; œdème des parois canaliculaires ; dégénérescence granulo-graisseuse des cellules épithéliales ; en somme, fluxion généralisée et augmentation du volume de la glande. Après la fluxion, résolution des phénomènes inflammatoires avec organisation des tissus de nouvelle formation, transformation scléro-fibreuse de l'organe et atrophie.

D'après Kocher, l'orchite serait primitivement interstitielle et secondairement catarrhale. Dans ce cas, cet auteur semble en contradiction avec lui-même ; il affirme l'existence de l'orchite blennorrhagique vraie, mise en doute par tout le monde, et nie celle de l'orchite catarrhale primitive. Or, s'il existe une orchite blennorrhagique, elle doit être primitivement catarrhale, suivant la théorie de l'infection ascendante.

Et si l'orchite est primitivement interstitielle, c'est qu'un mode pathogénique nouveau intervient ; les altérations testiculaires s'expliquent par une détermination locale d'un état infectieux généralisé, l'orchite blennorrhagique devient une orchite de cause générale. A ce titre, elle doit être exceptionnelle, si toutefois elle existe.

Lorsque le testicule est réellement pris dans la génitalite blennorrhagique; l'affection présente une allure clinique spéciale.

La douleur devient très vive, angoissante, syncopale ; les tiraillements lombaires sont violents et il peut exister des crises intra-abdominales, très pénibles, comme cela existe dans les orchites névralgiques. En général, le maximum de la souffrance est ressenti au niveau du testicule lui-même (Verneuil).

Les phénomènes généraux sont très accusés. « Au début, légers frissons, puis fièvre assez vive (40°); état gastrique, inappétence absolue, nausées, hoquets, vomissements, constipation et surtout état nerveux très accusé, agitation excessive, insomnie, jactitation, anxiété, tous phénomènes que l'on a comparés à ceux de l'étranglement en général et qui résultent, en effet, d'un véritable *étranglement* du testicule dans sa coque fibreuse inextensible. »

La glande est plus grosse qu'à l'état normal; elle peut même atteindre le volume d'un œuf de poule (Gosselin); elle serait plus ferme, sans être dure, et douloureuse au palper.

Les douleurs intra-abdominales, les vomissements, la constipation, le facies anxieux, l'état nerveux peuvent faire croire à un étranglement herniaire ou à un étranglement interne; l'erreur est presque fatale s'il s'agit d'un testicule *ectopique*.

2. *Vaginalite aiguë*. — Suivant Rémy, la vaginalite blennorrhagique aiguë s'observerait dans le tiers des cas. Ce serait, en quelque sorte, une complication des épididymites très aiguës (Ricord) et très graves. En vérité, l'inflammation de la vaginale est bien plus fréquente que les statistiques ne l'indiquent; à celles-ci, on peut faire le reproche de réunir les manifestations cliniquement apparentes; anatomiquement, la vaginalite doit être constante; depuis le mince exsudat circonscrit jusqu'à la symphyse plastique, depuis la présence de quelques gouttes de liquide dans une logette à parois pseudomembraneuses jusqu'à l'épanchement abondant, il y a tous les intermédiaires. Quoi qu'il en soit, il est certain que la

vaginalite aiguë constitue surtout le privilège des épididymites aiguës et graves.

Cette vaginalite, comme la pleurésie, comme la péritonite, se présente sous trois formes : *plastique, séreuse, suppurée.* De l'abcès de la vaginale, je ne dirai rien pour le moment ; je me réserve d'en parler avec l'orchite suppurée. Cliniquement, ce sont les deux premières variétés que l'on rencontre d'ordinaire et il y a avantage à la réunir sous le même titre de vaginalite *séro-fibrineuse,* laquelle peut naturellement être *sèche* ou *avec épanchement.*

C'est à Béraud que nous devons de bien connaître les modifications anatomo-pathologiques de la vaginale. Je ne décrirai pas les altérations inflammatoires qui sont celles de toutes les séreuses ; mais j'insisterai sur la topographie des lésions qui est particulière.

Les fausses membranes, peu nombreuses ou abondantes, se développent dans certaines zones de prédilection : dans le cul-de-sac supérieur qui entoure le cordon à son origine et qui résulte de la réflexion du feuillet pariétal sur ce cordon et sur l'épididyme ; au pourtour du manchon séreux qui engaine le gubernaculum testis, plus spécialement dans l'intervalle qui sépare l'origine du cordon du pôle postérieur du testicule, au niveau de la queue de l'épididyme et de l'anse du déférent.

Parfois, le dépôt fibrineux engaine la queue de l'épididyme et s'unit à l'infiltration péri-épididymaire pour constituer cette nodosité que palpent les doigts. L'exsudat peut revêtir complètement le feuillet pariétal et même le feuillet viscéral (Lannelongue). Des brides unissent, souvent et partiellement, ces deux feuillets et cloisonnent la cavité primitive en vacuoles remplies de liquide.

L'épanchement peut être enkysté ou libre ; presque toujours, il est peu abondant et la quantité ne dépasse pas vingt à trente grammes.

A propos de la description anatomique de la vaginalite, j'insiste sur la participation du tissu sous-séreux à l'inflammation. Ce tissu sous-séreux se comporte comme la séreuse elle-même et le processus s'étend à toute la couche celluleuse sous-scrotale. Au niveau de la queue de l'épididyme, en particulier, Béraud a signalé la présence d'un dépôt plastique « qui, développé dans les vacuoles très larges du tissu cellulaire qui existent normalement tout autour de l'organe, reçoit, dans sa concavité, à la façon d'une capsule, le globus minor et le commencement du canal déférent, il s'étend sur une hauteur de deux à trois centimètres; ce produit plastique est facilement isolable et se laisse détacher des parties ambiantes, comme une pièce de métal du moule qui la contient ».

L'avenir des lésions est simple; elles se terminent par résolution, au bout d'un temps plus ou moins long; la marche en est réglée d'après celle de la cause, c'est-à-dire de l'épididymite; elles peuvent passer à l'état chronique et ne sont pas sans occasionner de réels préjudices à la glande elle-même (anémie testiculaire).

A ce propos, je renvoie le lecteur au chapitre des Hydrocèles et des Hématocèles.

Cliniquement, la vaginalite blennorrhagique aiguë superpose ses signes propres à ceux de l'épididymite, de la déférentite, de la vésiculite, etc., bref de la génitalite. Le tableau symptomatologique a été exposé plus haut.

Voici les signes apportés par l'élément vaginal dans ce tableau : douleur superficielle, quelquefois très intense, avec tiraillements lombaires, endolorissement inguinal, irradiations diverses, quand la séreuse est très distendue; l'évacuation de l'épanchement atténue ou supprime la souffrance; scrotum rouge, chaud, tuméfié, non mobile sur les parties sous-jacentes; dans la forme séreuse, fluctuation ou sensation d'une tumeur sous-jacente à une couche liquide (signe de Gosselin); dans la forme sèche, sensation de crépitation fine, quand les doigts font glisser le feuillet pariétal de la vaginale sur le feuillet viscéral et impossibilité de refouler le testicule en arrière, tandis que les doigts pressent en avant le sac vaginal épaissi; dans la forme séro-fibrineuse, tout d'abord crépitation et refoulement du testicule en arrière, puis sensation de flot et signe de Gosselin, enfin crépitation de retour, impossibilité de refouler complètement le testicule en arrière et épaisissement du sac vaginal.

MONOD et TERRILLON insistent, avec juste raison, sur « cet épaississement acquis de la membrane, qui constitue un signe auquel on n'a pas donné jusqu'ici l'importance qui lui est due ».

Les phénomènes généraux n'ont rien de spécial à la vaginalite.

La résolution, terminaison habituelle, est le plus souvent complète et se fait du quinzième au vingtième jour, à moins qu'il n'y ait épididymite grave ou épididymite à répétition. Les fausses membranes elles-mêmes disparaissent sans laisser de traces.

La description anatomo-clinique qui précède est celle d'une vaginalite blennorrhagique aiguë simple, telle qu'on l'observe d'ordinaire.

Si la vaginalite passe à l'état chronique, elle devient une hydrocèle, entretenue par des altérations latentes de l'épididyme et de la prostate; consultez le chapitre *Des hydrocèles*.

Je parlerai tout à l'heure des *vaginalites à répétition* et des *vaginalites suppurées*.

3° *Epididymo-orchites névralgiques*. — GOSSELIN, VERNEUIL, LIÉGEY ont décrit cette variété clinique. La douleur est non seulement localisée au testicule, à l'épididyme et à la vaginale, mais encore irradiée dans l'aine et dans les reins. Ces accès *névralgiques* apparaissent de façon précoce ou tardive; ils peuvent persister alors que la guérison semble complète (SAISON). Ils sont parfois extrêmement pénibles.

Je ne pense pas qu'il y ait lieu de séparer les orchites névralgiques de la névralgie du testicule. Que l'inflammation soit vive ou latente, que les lésions soient grosses ou insignifiantes, ce qui importe, c'est le terrain sur lequel les phénomènes morbides évoluent.

Les individus qui font des orchites névralgiques, comme ceux qui sont atteints de névralgies rebelles du testicule, telles que MAURIAC les a décrites, sont des nerveux et des hystériques dont l'axe cérébro-spinal réagit vivement par prédisposition congénitale.

La moindre altération de la glande, la moindre irritation nerveuse périphérique, peut-être même la suggestion, suffiront pour faire éclater une série d'accès. Ces névralgies ne cesseront qu'après une guérison définitive, longue à obtenir, c'est dire qu'elles peuvent devenir incurables et je me demande si la castration elle-même réussit à débarrasser les malades de leurs cruelles souffrances, puisqu'ils souffrent surtout médullairement et cérébralement, comme les amputés. Les femmes auxquelles on fixe un rein flottant, auxquelles on enlève un utérus, depuis longtemps enflammé et adhérent, sont-elles toujours soulagées ? Je ne nie pas la possibilité du bon résultat, mais à la condition d'avoir affaire à des lésions jeunes, chez des sujets jeunes, et de ne pas compter, en général, sur un succès immédiat.

Les névralgies ilio-scrotales peuvent se manifester de si bonne heure qu'elles semblent précéder les altérations objectives du testicule. Marotte et Nota admettent même que la névralgie peut être la cause réelle de l'épididymite. C'est une opinion discutable, qui cadre mal avec la théorie de l'infection et qui ne peut guère être autorisée que par les défenseurs de la théorie de la sympathie. Cependant, par analogie avec ce qui se passe du côté des glandes sous-cutanées ou sous-muqueuses, quand le nerf, sur le territoire duquel elles se trouvent et dont elles dépendent, est atteint de névralgie, il n'est pas déraisonnable d'admettre une fluxion de la glande testiculaire. Cette orchite toute spéciale s'explique par des troubles vaso-moteurs (Brown-Séquard). L'irritabilité nervo-vasculaire, sera naturellement plus excitable, s'il existe des reliquats inflammatoires ou organiques au niveau de la partie intéressée. Et, s'il n'est pas possible qu'elle puisse créer une orchi-épididymite de toutes pièces, il est vrai qu'elle en favorise l'apparition et la répétition.

4° *Génitalité bilatérale.* — Par cette expression, j'entends parler de ces épididymites bilatérales, si mal dénommées, puisqu'il est peu fréquent d'observer deux épididymes pris simultanément. Dans 879 cas de génitalité gonococcique, Fournier a relevé 68 fois des altérations bilatérales ; Ricord, Hardy,

Monod et Terrillon ont vu des épididymites bilatérales; Hardy admet qu'elles existent dans la proportion d'un trentième.

Les phénomènes se présentent de la façon suivante. Le système génital d'un côté se prend d'abord; puis, celui de l'autre côté se prend à son tour, parfois de façon très précoce. L'inflammation du premier s'apaise quand celle du second devient plus vive. On peut même observer une sorte d'alternance dans la recrudescence des lésions; un tel processus caractérise les *épididymites à bascule* (Ricord).

Voici une observation de génitalite gonococcique bilatérale.

Jules P.., âgé de 13 ans.

Entre à l'hôpital des Enfants-Malades le 22 décembre, salle Giraldès.

Rien de particulier dans les antécédents héréditaires ou personnels.

Le 2 décembre, il a contracté une blennorrhagie urétrale qui a évolué sans grande réaction douloureuse et sans écoulement abondant... Il a continué à travailler.

Le 20 décembre, c'est-à-dire 18 jours après le commencement de l'urétrite, la bourse gauche se tuméfie rapidement. L'enfant entre à l'hôpital.

Examen. Bourse gauche. — Épididymo-vaginalite classique, avec funiculite remontant dans le trajet inguinal; sensibilité provoquée; pas de douleur spontanée, sauf un léger tiraillement qui a disparu lorsque les bourses ont été maintenues relevées.

Bourse droite. — Scrotum sain, léger soulèvement au niveau du pédicule de la bourse et de la région inguinale. Funiculite remontant en haut dans le canal inguinal, s'arrêtant en bas au niveau de l'épididyme.

Cet organe ne semble pas intéressé; la tête offre un volume normal par rapport au testicule et en comparaison d'un épididyme d'enfant de même âge que le malade et ayant des testicules de même grosseur; la pression de cette tête et du corps ne provoque aucune douleur; la vaginale ne présente pas d'altération clinique appréciable, en particulier pas d'épanchement, la masse vagino-testiculaire est normale. Au niveau de la queue de l'épididyme, il y a de la tuméfaction, mais on ne sent pas de véritable nodosité. A son origine et sur tout son trajet, le déférent est difficilement isolé; mais la pression entre les doigts provoque une douleur sourde.

Vésicules et *prostate.* — Vésicules plutôt grosses pour un enfant de cet âge, de consistance ferme et de même grosseur. Région vésiculo-prostatique non sensible.

Urètre. — Écoulement peu abondant. Plus de sensibilité à la miction. Gonocoques.

Diagnostic. — Génitalite à gonocoques bilatérale.

La question interessante est de savoir si l'épididyme du côté gauche est intéressé,

Traitement. — Lavages au permanganate. Compression ouatée des bourses.

Suites. — Les lésions bilatérales évoluent sans présenter l'allure des épididymites à bascule. La résolution s'établit progressivement des deux côtés. L'enfant quitte le service après quatre semaines de séjour, avec une légère induration cellulaire du cordon, à droite et à gauche ; avec de l'hypertrophie et une nodosité postérieure de l'épididyme gauche.

Les exemples de funiculite isolée ne sont pas rares (Gosselin, Zeiss, Kohn). Gosselin et Zeiss ont même rapporté des cas de *vas-aberrantite*.

5° *Epididymo-vaginalites à rechutes.* — Les malades qui sont atteints de cette variété d'épididymo-vaginalite, attribuent leurs rechutes successives, plus ou moins nombreuses, à un froissement de la glande, à une marche, à des excès alimentaires. Parmi les causes déterminantes, deux sont à retenir : le cathétérisme de l'urètre, le palper du testicule blennorrhagique. Nous devons les retenir pour mieux les éviter. Le cathétérisme, sauf indications spéciales, doit être proscrit chez le porteur d'une orchite ; il ne devra être tenté que longtemps après la guérison apparente de l'affection et, auparavant, il faudra s'assurer de l'état de l'urètre postérieur. Le palper des bourses et de leur contenu devra être pratiqué avec rapidité, légèreté et prudence. La rechute s'annonce par de la sensibilité spontanée, provoquée et surtout par une poussée nouvelle de péri-épididymite et de vaginalite. La nodosité de la queue de l'épididyme grossit et la cavité de la vaginale est distendue par une sérosité recrudescente : ces rechutes dépendent, par relation de cause à effet, des altérations de la prostate, des vésicules et, à l'origine, de l'urètre postérieur.

Le toucher rectal permettra de reconnaître une vésiculite,

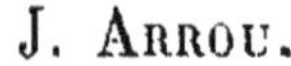

une lésion prostatique qui témoignent directement du catarrhe de l'urètre postérieur.

C'est donc à cet urètre postérieur qu'il faut s'adresser, en dernier lieu, pour connaître les causes vraies de ces épididymo-orchites à répétition ; les rechutes ne disparaîtront que si on traite le canal, les vésicules et la prostate.

6° Complications ou modes de terminaison exceptionnels. — La *péritonite* a été signalée par un grand nombre d'auteurs : Hunter (1786), Ricord, Fournier, Gosselin, Godard, Peter, Velpeau, Constantin Paul, Faucon (1877). C'est une péritonite *purulente*, circonscrite ou diffuse, enkystée ou généralisée. Elle débute au niveau de la région vésiculo-prostatique par extension des lésions que j'ai décrites antérieurement ; et, suivant le sens de la marche de l'infection, elle peut précéder les déterminations testiculaires. L'observation de Ledouble est particulièrement intéressante à cet égard ; au vingtième jour d'une urétrite blennorrhagique, un jeune homme présenta des accidents péritonéaux, avec région vésiculo-prostatique tuméfiée et sensible, ce n'est que pendant la troisième journée qui suivit le début de ces accidents, qu'apparut l'épididymo-vaginalite.

La blennorrhagie testiculaire se termine d'ordinaire par résolution, en laissant, comme traces de son passage, soit une induration de la queue de l'épididyme, consistant en une petite nodosité indolente, grosse comme une noisette, puis comme un pois, allongée, respectant l'anse de réflexion du canal déférent (Reclus), soit un reliquat de fausses membranes tapissant les culs-de-sac vaginaux péri-épididymaires ou péridéférentiels. De telles lésions pourront devenir le point de départ d'une épididymo-vaginalite chronique.

La terminaison de l'affection par la *suppuration* est exceptionnelle. Cette complication se rencontre de préférence chez les jeunes sujets et les individus débiles. Gosselin, Mickaniewsky, Venot ont publié des observations d'abcès enkysté de la vaginale.

Gaussail, Marc d'Espine, Velpeau, Hardy, Gosselin, Bjorken, Polaillon, Beamish rapportent des cas d'abcès du testicule,

M. Saint-Ange signale un abcès du cordon et de la tête de l'épididyme. L'étude de ces abcès génitaux est toute à faire. Aux cas publiés, il manque un double contrôle : anatomique et bactériologique. Le point de départ de l'abcès n'est pas toujours facile à déterminer, est-il vaginal, testiculaire ou épididymaire ? Quels en sont les agents pathogènes ? Guelliot a publié, dans l'*Union médicale du Nord-Est*, un certain nombre d'abcès des bourses d'origine orchi-vaginale dont le pus, examiné et cultivé, contenait des gonocoques, des streptocoques, des staphylocoques et des pneumocoques.

Quoi qu'il en soit, la suppuration s'annonce par une ascension de la courbe thermique, l'accélération du pouls, des sueurs, des troubles plus accusés de l'état général. Localement, la tuméfaction est plus chaude, plus douloureuse. Cette modification est circonscrite en une région limitée. Bientôt, à ce niveau, les téguments proéminent, s'amincissent et deviennent violacés. Il faut, avec soin, rechercher la fluctuation. La sensation perçue sera variable. Sensation de flot, rénitence, simple dépressibilité, témoigneront de la densité variable de la collection sous-jacente. Le flot caractérise plutôt l'abcès vaginal, la rénitence l'abcès testiculaire.

Le siège du point fluctuant n'a pas l'importance qu'on pourrait croire, sauf au niveau de la queue de l'épididyme et du pôle postérieur de la glande.

L'abcès s'ouvre. Le diagnostic est établi. Ou bien, la collection vaginale s'échappe au dehors et le testicule apparaît sain dans l'orifice de la plaie ; les parois de la cavité sont tapissées de fausses membranes et le pus contient des grumeaux. Ou bien, un abcès enkysté du testicule se vide, dont le contenu est un mélange de pus et de tubes séminifères qui sortent par l'ouverture en se montrant comme un *fongus* ; ou bien, il existe, en avant du testicule abcédé, un abcès enkysté de la vaginale, qui sert d'intermédiaire entre la glande et l'extérieur ; c'est une disposition semblable à celle que l'on observe au niveau des abcès intra-viscéraux qui s'ouvrent dans une cavité intra-séreuse, pleurale ou péritonéale, de néo-formation et soulèvent ensuite les téguments ; ou bien, l'abcès testiculaire répand son contenu dans la cavité vaginale, qui devient le siège d'une suppuration diffuse, en sorte que, à l'ouverture de la poche, le testicule apparaît dans le fond avec une solution de continuité par laquelle fait hernie un paquet de tubes séminifères; ou bien, enfin, le testitule est atteint secondairement et l'on assiste, après l'ouverture de l'abcès vaginal, à la perforation gangreneuse de l'albuginée.

Les conséquences d'un abcès vaginal ou testiculaire, abandonné à lui-même, peuvent être graves, surtout pour l'avenir du testicule; conséquences locales: persistance d'un trajet fistuleux, évacuation du parenchyme glandulaire et perte d'une glande; conséquences générales: septicémie, péritonite (Ricord).

La *nécrose* du testicule a été signalée par Ricord, Fournier, Gosselin, Hiémann, Maas, Gerster, Miflet, etc. Elle peut être partielle ou totale. Le sphacèle de la glande est précédé de la mortification des enveloppes; puis, au niveau de l'albuginée, apparaît une tache brunâtre, molle sans être fluctuante, mais n'ayant pas l'aspect ordinaire des escarres gangreneuses (Fournier). A la partie profonde de la plaque, adhèrent des tubes séminifères qui seront entraînés progressivement dans sa chute. La coque testiculaire se vide de son contenu parenchymateux.

Enfin, notons quelques cas d'*atrophie* proprement dite du testicule, survenant après l'orchi-épididymite (Gosselin, Nicaise, Mollière et Augagneur). Cette fâcheuse terminaison s'est présentée chez de jeunes sujets, 16 ans, 8 mois, 10 mois après la génitalite à gonocoques.

II. — Orchites diverses

dites *traumatiques*, *urétrales*, *générales* ou *diathésiques*.

1° Orchite par choc direct. — Je décrirai rapidement cette variété, dont l'histoire se confond, en somme, avec celle des contusions. Fréquente autrefois, du temps de Cooper, de Vidal, de Cassis et de Velpeau, parce qu'on la confondait avec l'épididymite blennorrhagique et même avec les formes aiguës de la tuberculose génitale, elle est devenue rare de nos jours, surtout depuis qu'on l'a nettement isolée de toutes les inflammations de la glande génitale d'origine urétrale. Malassez et Reclus, Monod et Terrillon ont spécialement étudié cette forme, les premiers au point de vue de l'anatomie pathologique, les seconds au point de vue de la pathogénie. Les causes de l'orchite, par choc direct, sont celles de la contusion. Elles ont été indiquées précédemment. Ce qu'il faut retenir, c'est qu'il n'y a pas de rapport nécessaire entre l'intensité du traumatisme et la gravité de la réaction inflammatoire. De plus, le testicule de l'enfant ou de l'adolescent présente une susceptibilité spéciale qui le prédispose à l'orchite et par suite à l'atrophie.

La glande génitale contusionnée est tuméfiée, congestionnée, ecchymotique. La cavité vaginale est souvent distendue par un hématome. L'épididyme est, par places, hémorragique; des altérations inflammatoires apparaissent au niveau de l'épithélium des tubes, de leur paroi et du tissu conjonctif qui les entoure. Elles se terminent par résolution et l'oblitération du canal épididymaire n'a jamais été constatée.

Le testicule est plus malade. L'albuginée est épaissie, vascularisée. Le parenchyme est sillonné de capillaires distendus, parfois rompus, qui provoquent dans le tissu conjonctif interstitiel qui les entoure, une prolifération cellulaire intense. La paroi des tubes séminifères s'hypertrophie. Les cellules épithéliales prolifèrent et se troublent. Les lésions sont donc à la fois interstitielles et catarrhales; de plus, elles sont, en général, diffuses. L'avenir de l'organe est l'atrophie à brève échéance.

« Aux signes de la contusion: douleur accablante, syncopale avec irradiations vers le cordon, la région rénale, la racine des cuisses, s'ajoutent bientôt les signes de l'inflammation: la souffrance, qui s'était apaisée, reparaît, mais plus sourde, comme voilée, et ne se réveille avec son intensité primitive que lorsqu'on presse la glande; celle-ci, mal appréciable sous les bourses œdématiées, est plus grosse; l'épididyme participe à cet accroissement de volume et la vaginale contient un peu de sérosité; la réaction générale est légère; les vomissements, observés parfois au début, sont calmés; pas de fièvre, et l'orchite traumatique serait la plus bénigne des affections s'il n'y avait à redouter l'atrophie, perte irréparable dans les cas où l'inflammation est bilatérale; l'infécondité est alors fatale; si le coït est encore possible, le liquide qu'il épanche ne contient pas d'animalcules; le sujet peut prendre alors tous les caractères du féminisme. Le moignon n'est pas toujours indolore, et parfois de vives souffrances se déclarent par accès. Si le patient a échappé à la suppuration, à l'atrophie, aux névralgies testiculaires, tous les dangers ne sont pas conjurés et l'on cite des cas où la tuberculose envahit la glande » (Reclus).

2° Orchite par effort. — Elle a été admise (Velpeau, Roux, Nélaton), puis rejetée (Duplay, 1876, Deloame, 1877), enfin admise de nouveau et définitivement (Schwartz, Monod et Terrillon, Castex, Duplay lui-même).

Quoi qu'il en soit, elle est très rare et la « prétendue orchite par effort » n'est le plus souvent qu'une orchite, d'origine urétrale, se manifestant à l'occasion d'un excès de coït ou de continence, d'une érection sans éjaculation, d'une masturbation, d'un effort quelconque.

Comment agit l'effort?

Il agit par contraction des fibres externes du grand droit, lesquelles soutiennent normalement le *cordon* (Velpeau), par celle du cémaster qui frappe le testicule contre le pubis (Tillaux), par étranglement dans le pédicule des bourses (Terrillon); en somme, tout se réduit à des phénomènes de contusion.

Pour Guelliot, l'effort agit en provoquant « un coup de fouet », surtout quand il y a varicocèle concomitant. Il en résulterait un hématome funiculaire et péri-épididymaire qui pourrait en imposer pour une déférentite et une péri-épididymite. Quant à l'inflammation vraie, elle suppose, si elle existe, des altérations latentes du testicule.

Rien de particulier à signaler dans le tableau clinique, si

ce n'est la brusquerie spéciale du début de l'orchite, succédant à l'effort.

3° Orchite par manœuvres urétrales. — Ainsi que l'indique la définition, elle succède au passage, dans le canal urétral, chez des urinaires de toute nature, d'instruments différents qui agissent en contusionnant la muqueuse prostatique et en augmentant la virulence des saprophytes qui pullulent à sa surface (cathéters, sondes, bougies, lithotriteurs, algalies, divulseurs, urétrotomes). GUYON incrimine plus particulièrement la sonde à demeure chez les prostatiques. MONOD et TERRILLON ont vu une orchite succéder à l'ablation ignée d'un épithélioma de la muqueuse rectale au niveau de la région vésiculo-prostatique.

L'inflammation de la glande génitale se manifeste quelques heures ou quelques jours (HORNBOSTEL) après le cathétérisme. L'affection se présente sous trois formes cliniques : la forme *subaiguë*, sans réaction générale, avec peu de réaction locale, presque indolente. Il faut presser l'épididyme pour provoquer une douleur sourde. Il y a une hydrocèle symptomatique quelquefois abondante, toujours tenace (RECLUS).

La forme *aiguë*, assez dramatique, avec troubles de l'état général et réaction locale intense ; c'est une forme à rechutes, qui se rencontre de préférence chez les calculeux, les rétrécis et les prostatiques.

La forme *suppurée*, qui n'est pas rare et qui suppose un malade affaibli (GUYON et PILVEN). Dans les cas de VERNEUIL, GOSSELIN, RECLUS, l'état général était mauvais. L'abcès s'ouvre, le parenchyme fait hernie, le testicule fond et la coque de l'albuginée subsiste seule avec l'épididyme. Ces abcès sont multiples, petits (du volume d'un gros pois) et une membrane d'enkystement les isole nettement du tissu normal.

4° Orchite ourlienne. — Cette variété est connue depuis Hippocrate. Mais elle n'a été bien étudiée que depuis le XVIIIe siècle. En particulier, l'atrophie testiculaire, à la suite des oreillons, a été reconnue, pour la première fois, par HAMILTON en 1761. En 1866, GRISOLLE, dans un mémoire publié par la *Gazette des Hôpitaux*, traite longuement cette complication.

Malassez et Reclus donnent, en 1876, la description anatomo-pathologique de l'organe atrophié.

La fièvre ourlienne est une infection générale à multiples localisations; elle frappe les glandes salivaires, la sublinguale, la sous-maxillaire et surtout la parotide; la glande mammaire, l'ovaire et la grande lèvre chez la femme; le testicule, l'épididyme et la prostate chez l'homme.

En règle générale, l'orchite est la complication la plus habituelle des oreillons.

Elle épargne les enfants, mais frappe les adultes dans des proportions assez fortes, qui varient, d'ailleurs, « suivant le génie épidémique ».

Citons quelques statistiques :

La statistique de Laveran accuse 211 orchites sur 699 cas d'oreillons;

Celle de Bisch en donne 254 sur 862;

Tédenat a observé la complication 26 fois sur 47 cas;

Vedrènes admet le chiffre relatif de 36 pour 100;

Dans l'épidémie de l'Ardent et dans le relevé de Dogny, la proportion est de 12 sur 12, d'une part, de 27 sur 27, d'autre part;

Dans les épidémies d'Albi, de Bayonne et de Melun, il y a 32, 26, 7 cas d'orchite sur 118, 105, 56 cas d'oreillons.

En tenant compte de toutes les statistiques parues jusqu'à ce jour, l'orchite complique les oreillons dans les *31 pour cent* des cas.

Le testicule est, en général, frappé seul; l'épididyme, la tunique vaginale, la prostate sont respectés par l'inflammation. Il n'en est pas toujours ainsi. Dans certains cas, l'épididyme est altéré, en même temps que le testicule; Tédenat nous dit même que, dans deux observations, « l'épididymite prédominait sur la testite ». L'épididymite ourlienne peut être l'unique complication, ainsi que Baum, Pitha, Jacob, Carpentier en ont rapporté des exemples.

Enfin, nous connaissons des cas de vaginalite et péri-vaginalite (Boyer), de funiculite (Boyer et Rilliet), de prostatite (Gosselin), d'hydrocèle et d'abcès des bourses (Ronges).

A la période d'état, le testicule apparaît tuméfié, de la grosseur d'un œuf de poule. L'organe est très congestionné; l'albuginée, ainsi que les travées fibreuses, est très épaissie; les cellules jeunes, de nouvelle formation, se rassemblent autour des vaisseaux; cette disposition se présente même dans les espaces péricanaliculaires. En général, les altérations interstitielles sont légères.

Par contre, les lésions des tubes séminifères sont considérables: des deux membranes qui constituent la paroi d'un tube, l'interne est extrêmement tuméfiée ; elledécrit de larges sinuosités, qui se développent aux dépens de la lumière du canal.

Les cellules nobles sont en pleine dégénérescence granulo-graisseuse ; la production des spermatozoïdes est profondément troublée ; les animalcules, quand ils existent, sont petits, à contours vagues; parfois même, ils se trouvent réduits à l'état de masses granuleuses.

Lorsque le testicule est atrophié, il est mou, flasque et semble réduit à une coque albuginéenne trop vaste pour contenir le parenchyme. On ne distingue plus, à la coupe, les travées fibreuses; la substance glandulaire est pâle, blanchâtre, décolorée. Les canalicules sont petits et se brisent dès qu'on cherche à les étirer. Les tubes sont devenus des cordons pleins et la membrane interne de la paroi se montre épaissie, plissée, dessinant des circonvolutions.

« Lorsque le testicule est envahi, on le voit, en deux ou trois jours, doubler ou tripler de volume; il est plus lourd, plus résistant que de coutume, mais il est loin d'offrir la dureté, le poids et la sensibilité qu'on observe dans les engorgements franchement inflammatoires. La peau du scrotum est d'un rouge parfois un peu violacé. La plupart des malades accusent peu de douleur, même lorsqu'on exerce un certain degré de pression sur l'organe.

« Dans les cas où j'ai fait une exploration complète, il m'a paru que, contrairement à ce qu'on voit dans l'orchite blennorrhagique, l'épididyme était presque toujours intact, et que le corps seul de l'organe était affecté; plusieurs fois aussi, il m'a semblé qu'il existait un peu d'épanchement dans la tunique vaginale.

« Ce gonflement produit beaucoup moins de malaise que l'oreillon lui-même. Quelques malades se croient même guéris et l'appétit revient aisément. L'engorgement testiculaire est susceptible des mêmes terminaisons que l'oreillon. Il se résout, le plus communément, après cinq ou six jours; la suppuration est une des terminaisons les plus rares et que, pour ma part, je n'ai jamais observée. Enfin, on a vu cette affection se terminer elle-même par une métastase sur la région parotidienne, puis la maladie se reporter de celle-ci sur le testicule, et ainsi plusieurs fois de suite de l'un à l'autre.

« On a prétendu également que, dans quelques cas, la disparition subite de l'engorgement parotidien et des testicules avait été promptement suivie d'accidents graves et que des malades avaient été emportés avec du délire et des convulsions. Le testicule revient communément à l'état normal; cependant, il n'est pas rare de le voir s'atrophier » (Grisolle).

L'orchite ourlienne peut précéder les oreillons (Lynch, Bérard, Michel, Boyer, Tédenat, Roque, Terrillon) ; par contre, elle peut se manifester très tardivement, dix jours et même trois semaines, après la parotidite, dans les deux observations de Grivet. Il existe des cas très rares d'orchite sans oreillons (Rességuier, Boyer, Vidal, Sorel, Kocher, Tédenat, Laveran, Grisolle); Monin, dans sa thèse, en a réuni 37 cas.

L'affection se termine exceptionnellement par suppuration (Rouges, Boyer, Raveton), le plus souvent par résolution et atrophie.

L'atrophie testiculaire présente une fréquence variable suivant les épidémies. Dans certaines de ces dernières, elle fait même complètement défaut (Rizet, Arras, Lury). D'ordinaire elle apparaît dans les deux tiers des cas (Laveran, Védrènes).

Cette redoutable terminaison entraîne des conséquences fonctionnelles très graves. Quand l'atrophie est double, les appétits vénériens peuvent disparaître avec les spermatozoïdes. Il existe même un cas de féminisme acquis.

5° Orchite typhoïdique. — Cette complication de l'infection éberthienne, passée son silence par des cliniciens de valeur, comme Louis, Chomel, Murchinson, a été signalée pour la première fois par Velpeau (1844). Depuis cette époque, bien des observations ont été publiées et bien des thèses ont paru sur la question. Hardy, Chédevergne, Vallin, Vidal, Sabourin, Eloy, Larquier, Sadrain, Pein méritent d'être cités. J'insisterai seulement sur le travail de Duffey qui, dans une épidémie sévissant sur la garnison de Malte en 1867, a observé dix-huit cas d'orchite typhoïdique ; le mémoire d'Ollivier (*Revue de médecine*, 1883) et l'article de Sallès et Barjon (*Gazette des hôpitaux*, 1896).

L'orchite dothiénentérique frappe surtout les sujets de quinze à trente ans; elle survient, dans la grande majorité des cas, pendant la convalescence, après trois, six, dix jours d'apyrexie. Son apparition peut être encore plus tardive; la complication testiculaire s'est montrée au vingtième, et même au quarantième jour de la convalescence. Par contre, dans les cas de Guyon et de Girode, l'inflammation de l'organe se manifesta au septième et au quinzième jour de la maladie, c'est-à-dire en pleine évolution, à la période d'état.

C'est le testicule lui-même qui fixe, en général, la localisation morbide. Il est tuméfié, globuleux, du volume d'une petite pomme ou d'un œuf de poule. Histologiquement, il présente les lésions de l'orchite interstitielle et parenchymateuse tout à la fois; les cellules épithéliales disparaissent et les tubes sont remplis d'éléments embryonnaires; dans l'intervalle des canalicules, surtout autour des vaisseaux, la prolifération cellulaire est très active.

Dans certains cas (observations de Girode, Sallès et Barjon), l'épididyme est intéressé par des altérations interstitielles et extra-canaliculaire de nature inflammatoire. Le cordon et les ganglions inguinaux ne sont pas toujours indemnes. La cavité vaginale contient parfois un peu de liquide; cette légère hydrocèle symptomatique accompagne les lésions épididymaires, qui sont peut-être plus fréquentes qu'on ne le croit généralement.

La pathogénie de l'affection n'est plus discutable aujourd'hui. Dans les formes suppurées, la présence du bacille d'Eberth a été authentiquement reconnue (observations Tavel, Pein, Jacoud, Girode). Dans les formes simples, l'exsudat, prélevé par une ponction capillaire, pratiquée dans l'organe, donne des cultures bacillaires spécifiques (Sallès et Barjon). Donc, la dothiénentérie, comme toute infection, par sa virulence, pure, sans association secondaire, peut offrir des manifestations multiples.

Les déterminations morbides siègent au niveau d'organes bien différents : méninges, plèvre, tissu cellulaire, os, etc. Et l'orchite doit prendre place à côté des ostéomyélites, par exemple, c'est-à-dire qu'elle peut se montrer très tardivement, plusieurs mois après la maladie.

De toutes les hypothèses émises sur la nature de l'orchite typhoïdique, avant la découverte du bacille d'Eberth (génie épidémique, influences climatériques et saisonnières, masturbation, thrombose cachectique des veines spermatiques), il en est une qui mérite d'être signalée. Pour Albert Robin, un catarrhe des voies urinaires ne serait pas rare pendant le déclin et la convalescence de la dothiénentérie. Quelques malades, atteints d'orchite, ont accusé une cuisson assez vive à la fin de la miction ; dans une observation de Vidal, une hématurie précéda l'orchite ; elle témoignait d'une fluxion congestive des organes génito-urinaires ; Sallès et Barjon, dans l'histoire de leur malade, relatent le suintement, à l'orifice urétral, de quelques gouttes d'un liquide louche, séro-purulent, ne contenant ni gonocoque, ni d'autre micro-organisme, renfermant des globules de pus et des cellules épithéliales desquamées. Sadrain, Vidal, Valin et Desnos ont insisté particulièrement sur cette urétrite catarrhale qui accompagne l'orchite typhoïdique.

Dans la pathogénie de cette orchite, quelle part revient respectivement à l'infection générale et à l'infection urétrale ? Dans l'immense majorité des cas, c'est la première qui crée le type anatomo-clinique ; les cultures pures de bacille d'Eberth le prouvent. L'épididymite ne va pas à l'encontre de cette affirmation, puisqu'elle est interstitielle et extra-canaliculaire. Les altérations du testicule sont primitivement interstitielles et secondairement parenchymateuses.

Cependant, logiquement, les altérations de l'urètre postérieur peuvent modifier ce type anatomo-clinique. Malheureusement, nous sommes trop pauvres en observations ; l'histoire pathogénique et bactériologique des orchites infectieuses est encore à faire.

Voici un typhique, qui entre en convalescence ; depuis quelques jours, il n'a plus de fièvre, quand brusquement, dans le cours d'une journée, il est pris de frissons, se plaint de la tête et se sent très mal à l'aise. Les yeux sont brillants, la bouche est sèche, la peau devient chaude. Le thermomètre marque une ascension thermique qui peut aller jusqu'à 40°.

Le malade attire l'attention sur un de ses testicules, c'est, en général, le testicule droit. Il en souffre. La glande devient pesante, douloureuse. Les douleurs sont vives, lancinantes, partant des bourses ou du pli de l'aine, pour s'irradier dans les reins ou dans les cuisses. L'organe est sensible à la pression. Il est gros comme une petite pomme ou un œuf de poule. L'épididyme est le plus souvent respecté ; parfois il est tuméfié ; le cordon est infiltré, dur, augmenté de volume ; les ganglions inguinaux peuvent être engorgés ; le scrotum est à peine modifié et glisse sur les parties sous-jacentes. La vaginale peut contenir un peu de liquide ; le plus souvent, cliniquement du moins, elle n'est pas intéressée : les auteurs ne signalent rien de particulier du côté de la prostate et des vésicules ; ce dernier détail appelle de nouvelles recherches.

La résolution est obtenue après une douzaine de jours et l'organe revient à son état primitif et normal. L'atrophie est exceptionnelle ; elle a cependant été signalée par quelques auteurs, Hanot en particulier.

Cette variété clinique que je viens de décrire rapidement se rencontre le plus souvent. C'est l'orchite *typhoïdique simple*. Mais il existe d'autres formes.

Dans l'orchite *insidieuse*, la douleur spontanée ou provoquée, est sourde, la fièvre peu marquée ; la complication peut passer inaperçue, surtout si elle se développe avant la défervescence.

L'orchite *suppurée* n'est pas très fréquente. OLLIVIER la signale six fois sur les vingt-sept cas qu'il a réunis, DIEULAFOY en rapporte un seul sur huit personnels. SALLÈS et BARJON réunissent cinq observations dont le diagnostic est confirmé bactériologiquement.

Le plus souvent, il s'agit de phénomènes inflammatoires se prolongeant outre mesure, sans grande réaction locale ni générale. Le scrotum adhère profondément et partiellement à la glande. Les abcès sont petits, gros comme des noisettes, véritables pustules purulentes ; les téguments sont amincis, puis perforés, et la solution de continuité donne issue, non seulement au pus, mais à un paquet de tubes séminifères. Finalement, l'organe se vide plus ou moins rapidement, en un ou plusieurs temps ; il ne reste plus que l'albuginée et l'épididyme. Le pus est spécifique[1].

1. A la Société médicale des Hôpitaux du 25 mai 1900, LAUNOIS et LŒPER présentèrent l'observation d'un typhique qui, au 38e jour de sa convalescence, fit assez brusquement une orchite. Celle-ci évolua pendant 52 jours, avec les signes classiques. Elle suppura et un abcès du testicule fut ouvert le 25e jour après le début de la complication génitale. Après la guérison, une notable réduction persista dans les volumes de la glande.

Cette observation nous démontre tout d'abord que l'agent pathogène peut révéler son existence par une inflammation et une suppuration tardives et qu'il en est de l'orchite typhoïdique comme de l'ostomyélite éberthienne. Du plus, suivant l'exemple de MÉNÉTRIER, THIROLOIX, GIRODE..., LAUNOIS et LŒPER complétèrent leur description clinique par des faits histologiques et bactériologiques intéressants. Du sang, prélevé par ponction du testicule malade, donna une culture pure et très abondante de bacilles d'Eberth ; le liquide de l'épanchement vaginal symptomatique, absolument stérile, agglutina cependant un bacille de provenance étrangère ; le pus de l'abcès était très riche en leucocytes mononucléaires et pauvre en polynucléaires. La diminution du taux de ceux-ci et l'augmentation du nombre de ceux-là furent constatés dans le sang même du malade avec la manifestation de l'orchite, la réaction d'Ehrlich, qui avait disparu, se montra de nouveau ; au contraire, l'éosinophilie, qui subsistait encore, cessa définitivement. La leu-

6° Orchite scarlatineuse. — Au cours de la scarlatine, l'orchite est une complication exceptionnelle. Aux trois observations déjà connues, celles de Hénoch, Horteloup et Depasse, il faut joindre le cas plus récent publié par Faugère (de Bordeaux). L'orchite survient à une époque variable dans l'évolution de la fièvre éruptive ; elle apparaît de façon tardive (au 18e jour ; cas de Hénoch) ou précoce (au 3e jour ; cas de Horteloup). Dans l'observation de Faugère, la complication génitale a précédé l'éruption scarlatineuse, puis elle a disparu quand celle-ci est apparue, enfin elle s'est montrée de nouveau à la période de desquamation.

Anatomiquement et cliniquement, il s'agit le plus souvent d'une épididymite s'accompagnant d'un volumineux épanchement vaginal. La marche des lésions est rapide et tout rentre dans l'ordre lorsque commence la desquamation cutanée.

Quel est l'avenir du testicule ? Les auteurs ci-dessus nommés sont muets sur la question.

7° Orchite varioleuse. — Velpeau et Gosselin la signalent ; Béraud, Chiari et Foneuil la décrivent avec soin.

C'est plus souvent une vaginalite qu'une orchite proprement dite ou qu'une épididymite.

Dans les 23 observations consignées par Foneuil, il s'agissait 17 fois de vaginalite double avec épanchement (un seul cas de vaginalite unilatérale), 5 fois d'orchite parenchymateuse avec ou sans participation de la vaginale, 2 fois d'épididymite.

Je n'ai pas à revenir sur la description anatomo-pathologique des diverses formes de l'affection. Les altérations qu'on observe sont celles des vaginalites, orchites et épididymites en général.

Je veux insister seulement sur les détails suivants. Le pa-

cocytose fut peu accrue par la suppuration du testicule. Quant au sérum du malade, il retrouva les propriétés agglutinantes qui s'étaient atténuées jusqu'à disparition complète, pendant la convalescence. Il agglutina au 1/50 un bacille de provenance étrangère et au 1/100 un bacille de provenance directe.

renchyme testiculaire, qui est congestionné, se trouve, sur une coupe, parsemé d'ilots jaunâtres, indépendants des tubes qu'ils refoulent, et repoussant la surface interne de l'albuginée (Beraud). Les lésions épididymaires sont localisées à la queue de l'organe ; la gaine séreuse est tapissée d'exsudats fibrineux ; le tissu sous-séreux, si abondant, qui entoure les canaux, prolifère dans ses éléments, et se dispose en stratification. Immédiatement en rapport avec ces canaux, il existe un amas de matière jaunâtre. Quant aux tubes eux-mêmes, la paroi en est hypertrophiée et l'épithélium de revêtement est atteint de dégénérescence granulo-graisseuse (Quinquaud).

La vaginale, altérée plus ou moins profondément, peut être le siège d'un épanchement abondant ; en général, il y a peu de liquide ; quelquefois il n'y en a pas du tout.

Cette complication génitale de la variole passe inaperçue, si le médecin ne prend pas le soin de la rechercher. Elle est cependant fréquente, si l'on en juge par le relevé de Chiari qui l'a observée 45 fois sur 62 cas de variole, et par celui de Quinquaud qui l'a vue 3 fois sur 8 cas.

« On trouve une des deux bourses — l'affection est presque toujours unilatérale — volumineuse, fluctuante, quand il y a coexistence de vaginalite, douloureuse à la pression ; on ne peut, à cause de l'œdème scrotal et de l'épanchement, délimiter les parties constituantes de la glande. Cette douleur et ce gonflement ne durent guère et, au bout de quelques jours, ils ont disparu sans laisser de traces » (Reclus). Voilà la description de la vaginalite, qui se termine toujours par résolution. Ricord, seul, aurait constaté une fois, la suppuration consécutive.

S'il y a orchite, la glande est tuméfiée, douloureuse ; l'épididyme, intéressé, est plus volumineux ; il existe, au niveau de la queue, une induration très nette et particulièrement sensible à la pression. Cette induration persistera, très réduite en témoignage de l'inflammation passée.

8° Orchite amygdalienne. — Cette variété a été décrite pour la première fois par Joal, s'inspirant des idées de Bouchard, Landouzy et Siredey sur l'infection amygdalienne à multiples déterminations (amygdales, testicule et ovaire). Verneuil, en 1857, avait déjà parlé de « ces épanchements dans la tunique vaginale, métastatiques de l'arrière bouche ». Cette façon de comprendre l'orchite amygdalienne n'est pas indiscutable. Monod et Terrillon nient cette forme, et considèrent « qu'il s'agit là d'oreillons à forme bizarre ». En ce cas, l'amygdalite ne serait que la fixation de la stomatite, qui, suivant certains auteurs, précède nécessairement la parotidite ourlienne.

Quoi qu'il en soit, l'orchite amygdalienne est caractérisée par l'inflammation, non seulement du testicule, mais encore de l'épididyme et de la vaginale.

L'affection, qui est unilatérale et qui frappe de préférence les jeunes sujets, évolue en quelques jours et se termine, le plus souvent, par résolution.

Joal cite un cas de terminaison par suppuration, et Verneuil en rapporte un autre, avec atrophie consécutive, découverte, d'ailleurs, vingt années plus tard.

9° Orchite rhumatismale. — Bouisson (de Montpellier) étudie, le premier, cette variété. D'autres observations de cette affection sont consignées dans les thèses de Vache et de Dhomont. En 1876, Reclus publie un cas « typique » des plus intéressants.

« Un corroyeur de soixante et un ans entre à Saint-Antoine pour un rhumatisme articulaire. Six jours auparavant, il avait été pris de fièvre intense, violents frissons, céphalalgie, dégoût pour les aliments, nausées. Dès le lendemain, gonflement douloureux des deux genoux, puis des poignets. Alors survint une tuméfaction considérable du scrotum, rouge, œdématié ; l'épididyme paraît volumineux aussi bien que le testicule lui-même. Pas d'écoulement urétral ; questionné sur ce point, le malade affirme n'avoir pas eu de chaude-pisse depuis vingt-cinq ans. Quatre jours après, le testicule droit se prend sous nos yeux. L'organe tout entier devient dur, gros, douloureux ; le scrotum est tendu, luisant, épaissi. Ces symptômes ne sont pas de longue durée et, en même temps que disparaît le gonflement du poignet gauche, le testicule de ce même côté devient moins tendu ; les accidents s'améliorent à tel point que, vingt jours après le début de l'orchite, ce testicule est revenu à son volume normal. Même marche du côté droit ; l'épididyme, qui formait une espèce de chapeau enveloppant le testicule, commence à perdre de son volume, la douleur disparaît. Mais peu à peu les testicules se rapetissent, le gauche d'abord, ensuite le droit ; et lorsque le malade quitte l'hôpital, ses glandes atrophiées n'ont que le tiers environ de leur volume primitif. »

Dans l'observation de Reclus, il s'agissait d'une orchi-épididymite.

Dans un certain nombre de cas, c'est la vaginalite qui constitue le symptôme prédominant. Panas a rapporté l'histoire d'un malade, atteint de manifestations rhumatismales ; ce sujet présentait une hydarthrose du genou droit, une ténonite du côté correspondant et une double vaginalite avec épanchement. L'administration de salicylate de soude fit merveille.

10° Orchite goutteuse. — Cette variété est niée par Jaccoud et Labadie-Lagrave ; par contre, Rush et Gintrac en affirment l'existence.

Depuis la communication de Guyot à la Société de Chirurgie, quelques observations qui semblent probantes, ont été publiées par Guyot lui-même, Debout d'Estrées, Millard, Latil ; Legalcher-Baron a résumé la question, qui appelle encore de nouvelles recherches.

11° Orchite saturnine. — L'observation de Favrel est classique : « Un peintre en bâtiments est pris de douleurs vives du testicule gauche ; la bourse correspondante est volumineuse ; à la palpation, on constate que la glande a triplé de volume et forme une tumeur ovoïde dans laquelle il est impossible de distinguer le testicule de l'épididyme ; cependant, la tête de ce dernier fait une saillie distincte non douloureuse. Point de liquide dans la vaginale. Le cordon, la vésicule, la prostate, l'urètre, la vessie, ne présentent rien d'anormal, mais il existe un léger mouvement fébrile et la langue est saburrale. Comme manifestations saturnines, on note un liséré peu marqué, une arthralgie du genou et de l'épaule droite, aussi l'absence d'antécédents héréditaires de tuberculose, de rhumatisme, de traumatisme et de blennorrhagie fit-elle porter le diagnostic d'orchite saturnine ; la douleur et la tuméfaction disparurent bientôt... Si j'en crois ce malade, beaucoup de ses camarades auraient aussi des accidents du côté des testicules. »

12° Orchite paludéenne. — Elle a été étudiée par Girerd (*Siècle médical*), Maurel (Traité des maladies paludéennes de la Guyane), Bertholon (*Archives générales de Médecine*) Schmidt (*Archives de médecine militaire*) et Charcot (*Revue de Chirurgie*).

Les formes cliniques ont été multipliées par Girerd : *orchialgie* ; *orchite blennorrhagique compliquée de paludisme* ; *névralgies testiculaires* au cours de la fièvre intermittente ; *orchite paludéenne primitive* et *orchite intermittente*.

Je ne parlerai que des deux dernières sous-variétés qui sont intéressantes.

L'orchite paludéenne primitive débute brusquement, à la façon d'un accès intermittent, par une douleur vive, caractéristique. Deux ou trois jours après, testicule, épididyme et vaginale sont fluxionnés et, dès lors, les lésions ne subissent aucune modification, malgré les accès fébriles qui apparaissent et disparaissent. La résolution se fait au bout de trois semaines ; il persiste souvent, au niveau de la tête de l'épididyme, une induration qui atteste l'inflammation passée. La quinine n'a pas grande influence sur l'évolution de l'orchite.

Parfois, « la poussée inflammatoire suit les fluctuations de l'accès fébrile auquel elle est liée » (Charcot) ; c'est une orchite intermittente. « Son invasion brusque, la tuméfaction des testicules proprement dite, si rare dans les autres variétés, et, en particulier, dans la forme blennorrhagique, la rapide évolution des accidents qui, dès les premières quarante-huit heures, atteignit leur période d'état, l'influence de la médication quinique qui jugule les phénomènes inflammatoires ; enfin le noyau scléreux qui persiste vers la tête de l'épididyme et non vers la queue, comme dans les inflammations d'origine urétrale, voilà, certes, des éléments suffisants à établir le diagnostic » (RECLUS).

Je mentionnerai seulement les orchites qui surviennent au cours de la pneumonie, de la grippe (quelques cas ont été signalés), ainsi que l'orchite de la Guyane, inconnue dans notre pays, et l'orchite lymphotoxique (LE DENTU).

III. — CONSIDÉRATIONS GÉNÉRALES SUR L'ÉTIOLOGIE, LA PATHOGÉNIE ET LA BACTÉRIOLOGIE DES INFECTIONS GÉNITALES ET PLUS PARTICULIÈREMENT DES ORCHI-ÉPIDIDYMITES AIGUËS.

Après avoir passé en revue, au point de vue anatomique et clinique, les diverses formes des inflammations de la glande génitale, je crois utile de mettre au point la question de ces inflammations dans leur étiologie, leur pathogénie et leur bactériologie.

A ce point de vue, l'histoire des orchi-épididymites s'établit lentement; aussi, est-il facile de signaler les progrès accomplis et de marquer les principales étapes.

Dans les vingt premières années de notre siècle, toutes les tumeurs vénériennes étaient encore confondues et ce n'est que depuis ROCHOUX, MOREAU, BLANDIN, grâce aux travaux de RICORD et de ses élèves, que les inflammations de la glande génitale sont réellement distinguées. Mais, si la clinique de ces affections est assez bien connue, les notions étiologiques et pathogéniques, que les auteurs possèdent sur la question, sont bien vagues et manquent de précision scientifique. C'est l'heure des théories de la métastase, de la sympathie, de la rétention spermatique dans les voies séminales. C'est l'heure de la classification des orchi-épididymiques en variétés traumatiques, urétrales et générales, encore adoptée par les classiques.

L'idée de l'infection génitale ascendante, par inoculations successives, ne tarde pas à hanter les esprits, c'est la plus logique; elle est bientôt adoptée. Par suite, l'urètre postérieur est considéré comme la source de l'infection.

Neisser (1879) découvre le gonocoque. Avec les tendances de l'époque, tout ce qui semble obscur devient clair; tous les écoulements urétraux et toutes les complications génitales deviennent gonococciques.

La formule était trop simple. Elle demandait à être vérifiée.

La phase bactérienne de l'histoire des orchi-épididymites commence avec Auber qui, le premier, en 1884, signala, dans l'écoulement de l'urétrite, la présence de micro-organismes bien différents du gonocoque.

Ces micro-organismes, saprophytes de l'urètre, hôtes vulgaires du canal, inoffensifs en temps ordinaire, peuvent, dans des circonstances spéciales, devenir pathogènes, par excès de virulence ou moindre résistance de vitalité locale, et créer, dans la région qu'ils occupent, un véritable foyer de contamination ou d'inoculation.

L'histoire des urétrites devait expliquer celle des orchi-épididymites.

J'aurai, chemin faisant, l'occasion de parler de Legrain, Petit et Vassermann, Andry, Jamin, Eraud et Hugonencq, d'Arlhac, etc. Parmi les travaux publiés sur le sujet qui nous occupe, ceux de Faitout (1896), de Macaigne et Vanverts (1896) sont à signaler.

Lorsqu'un médecin se trouve en présence d'une inflammation génitale et, plus simplement, d'une épididymite, il doit se demander : 1° quel est le *point de départ* de l'infection ? 2° quels sont les *agents microbiens* de cette infection.

Étudions donc successivement le point de départ et les microbes pathogènes.

1° Le point de départ. — Ce point de départ est *urétral* ou *n'est pas urétral*.

Il est *urétral*. C'est le cas le plus fréquent; certains auteurs modernes disent même qu'il est constant.

Toute inflammation génitale, d'origine urétrale, intéresse les voies spermatiques, de façon latente ou patente. Le microbe pathogène peut parcourir un canal sans provoquer de thrombose septique et ne coloniser que loin de son point de départ, en respectant bien des étapes intermédiaires (Reclus).

Le testicule est respecté dans la plupart des cas.

Toute urétrite n'infecte pas les voies spermatiques, grâce à l'étroitesse et à la contractilité des canaux éjaculateurs (MONOD et TERRILLON).

Il existe un grand nombre de formes urétrales :

1° L'*épididymo-vaginalite blennorrhagique*; je l'ai décrite longuement, avec les variétés de la génitalite à gonocoques;

2° Les *inflammations* de la glande génitale *consécutives aux écoulements urétraux non gonococciques*.

Ces formes sont mal connues, mais moins rares qu'on ne le suppose.

« Cette rareté n'est probablement qu'apparente et due à ce que, en présence d'un écoulement urétral d'origine vénérienne, on pose d'emblée le diagnostic d'écoulement blennorrhagique. Seule la bactériologie peut nous éclairer sur la nature de cet écoulement; mais il est bien difficile, sinon impossible, quoi qu'en dise DIDAY (qui désignait sous le nom de blennorrhoïdes les urétrites d'origine vénérienne, mais non gonococciques) de différencier cliniquement une urétrite gonococcique d'une urétrite non gonococcique. L'impossibilité de distinguer par les signes cliniques l'urétrite blennorrhagique est telle que JULLIEN écrit :

« Sur le terrain de la clinique, nous demandons en vain les signes qui doivent nous guider et nous permettre de séparer les vraies des pseudo-blennorrhagies, en remontant, sans nous égarer, jusqu'à la détermination exacte de leur cause originelle. » Or, il est bien rare qu'on pratique l'examen bactériologique, seul moyen sûr de diagnostic. Il en résulte que si, dans le cours de cet écoulement réputé blennorragique, se développe une orchi-épididymite, celle-ci est naturellement déclarée d'origine blennorrhagique, et ainsi le domaine de l'orchite blennorrhagique paraît plus étendu qu'il ne l'est réellement (MACAIGNE et VANVERTS). »

3° Les orchites, dites *traumatiques*, qui reconnaissent trois mécanismes différents. Il s'agit d'une orchite, survenant chez un individu atteint d'urétrite postérieure et dont la contusion des bourses n'a été qu'une cause déterminante. Les malades, d'ailleurs, admettent volontiers un traumatisme à l'origine d'une affection inflammatoire ou organique.

Ou bien il s'agit d'une orchite, dite par effort, qui complique, à un moment donné, une urétrite réelle, passée inaperçue (théorie de Duplay et de Debore).

Ou bien il s'agit d'une orchite consécutive à un traumatisme interne, tel que celui qui résulte du passage d'un cathéter ou de la mise en place d'une sonde à demeure chez un urinaire. Ces manœuvres blessent la muqueuse urétrale, tout en introduisant, dans le canal, des germes pathogènes extérieurs. L'excès de virulence des microbes et la moindre résistance du canal préparent une poussée infectieuse qui n'épargnera pas les voies séminales. Le testicule est lui-même assez souvent intéressé.

4° Les orchites dites de cause *générale* ou *diathésique*.

Exemples : l'orchite *ourlienne* qui suppose bien souvent une urétrite prémonitoire comme l'ont observé Tédenat, Belloir, Graves, Stiévenard, Barthez, Sanné, Eraud et Hugonencq, Laveran et Catrin. Cette variété est parfois une épididymite, qui laisse, après elle, une induration caudale caractéristique; l'orchite *rhumatismale* ou *goutteuse*, qui peut être d'origine urétrale. « Outre les urétrites à gonocoques, il n'est pas exceptionnel de rencontrer chez les prédisposés à la goutte, de même que chez les goutteux déclarés, des catarrhes muqueux ou séreux de l'urètre évoluant d'une manière subaiguë en trois semaines et coïncidant avec la présence dans l'urètre d'une éruption d'herpès qui très souvent apparaît avant, en même temps ou après, sur le prépuce. Les blennorrhées des goutteux, même non vénériennes, peuvent se compliquer d'épididymite et d'orchite, impunément qualifiées de goutteuses (Le Gendre).

L'orchite *typhoïdique* qui reconnaît en bien des cas une source urétrale (Monod et Terrillon, Halbont, Augagneur, Widal, Savrain). Reclus admet volontiers la double origine urétrale et générale.

L'orchite *paludéenne* qui, dans ses deuxième et troisième formes, n'est qu'une orchite blennorrhagique.

Le point de départ d'une inflammation de la glande génitale sera donc, exceptionnellement, traumatique, général ou diathésique. Il en existe des observations incontestables, mais elles sont en petit nombre et nous devons admettre aujourd'hui que *presque toutes les orchi-épididymites sont d'origine urétrale.*

2° **Les agents pathogènes.** — Ils parviennent à la glande génitale soit par l'*instrument* qui la blesse (piqûre septique du testicule), soit par la *voie sanguine* (certaines orchites générales ou diathésiques), soit — et c'est l'immense majorité des cas — par les *voies spermatiques.*

Ces agents sont légion ; citons les principales espèces :

1° Le *gonocoque de Neisser,* trouvé dans le liquide d'une ponction (expériences de Walter, Collan d'Helsingfors) ou dans le pus d'épididymite blennorrhagique suppurée (Gosselin, Routier, Guelliot).

2° L'*orchiocoque* (orchiococcus uretræ) d'*Eraud* et *Hugonencq.*

« Ce microbe est un diplocoque ayant à peu près la même forme que le gonocoque de Neisser, mais de dimensions plus grandes, se décolorant par la méthode de Gram, mais se distinguant nettement de l'agent spécifique de la blennorrhagie par certaines propriétés. Ce microbe vit en saprophyte dans un grand nombre d'urètres normaux, chez le chien, chez l'homme, mais sa présence n'est pas constante. On le trouve fréquemment dans le pus blennorrhagique des premiers jours. Mais il arrive quelquefois que par un ensemencement direct de ce pus sur gélose, on n'obtient pas de culture ; l'observation subséquente des malades a prouvé à Hugonencq et Eraud, ainsi qu'à d'Arlhac, que ces cas ne sont jamais compliqués d'orchite. Si, au contraire, le pus blennorrhagique donne lieu au développement d'une colonie, on peut redouter l'orchite, sans que celle-ci se produise nécessairement. L'existence de ce microbe et de sa toxalbumine explique, d'une façon saisissante, les irrégularités que la clinique avait constatées dans la production de l'orchite consécutive à la blennorrhagie urétrale (Castaigne et Vanverts). « Pourquoi, tel malade, au repos, bien soigné, contracte-t-il une orchite, et comment se fait-il qu'un cavalier, qui dissimule son mal et continue son service, ne soit pas atteint. Il est très probable que l'un est porteur du microbe et que l'autre ne l'a pas » (d'ARLHAC).

3° Les *pseudo-gonocoques* urétraux de *Bockhart*. Cet auteur a rapporté deux cas d'épididymite consécutive à l'inoculation de l'urètre par une sécrétion vaginale non blennorrhagique;

4° Le *streptocoque* en association (observation CASTAIGNE et VANVERTS);

5° Les *staphylocoques blanc* (observation GUELLIOT) et *doré* (observation BUNGNER);

6° Le *pneumocoque* de *Talamon-Fraenkel*. L'orchite est une complication rare de la pneumonie; elle peut être *non suppurée* (cas de NÉGEL, MICHELEAU) ou *suppurée* (cas de PRIOLEAU).

GUELLIOT a rapporté un cas d'abcès à pneumocoques, simulant une tuberculose des bourses; chez le malade en observation, aucune pneumonie antérieure n'avait été constatée; il présentait « une lésion ancienne du genou droit, des tumeurs suppurées sous-cutanées simulant les gommes tuberculeuses du tissu cellulaire, et une légère tuméfaction épididymaire ». En sorte que l'auteur croyait être en présence de cette affection décrite par RECLUS sous le nom de tuberculose primitive des bourses;

7° Le *pneumo-bacille de Friedlander*. — Nous possédons quelques faits intéressants rapportés par MACAIGNE et VANVERTS (périfuniculite suppurée gauche, puis droite), LEROY DES BARRES et WEINBERG (orchite traumatique suppurée), HALBAN (id.). MACAIGNE et VANVERS ont retrouvé, dans la fosse naviculaire du malade, le pneumo-bacille qui vivait là à l'état de saprophyte et qui était devenu virulent pour une cause indéterminée;

8° Le *bacillus Zopfii*;

9° Le *microcoque orangé* de l'urètre (micrococcus flavius ascarius de DOYEN ou microcoque n° 2 de PETIT et VASSERMANN) (Cas de LEGRAIN et LEGAY; épididymite consécutive à une urétrite dont l'écoulement ne contenait pas de gonocoque);

10° Le *micrococcus pyogenes aureus* (cas de Legrain, orchite survenue chez un individu rhumatisant, se livrant fréquemment à la masturbation et atteint d'urétrite non gonococcique).

11° Le *bacille d'Eberth* (Ménétrier, Thiroloix, Girode, Launois et Loeper...)

IV. — Traitement des inflammations de la glande génitale en général, et de l'épididymite blennorrhagique en particulier.

Le traitement des inflammations de la glande génitale est *simple* à la condition d'être *complet* et *rationnel*.

Le traitement *complet* est celui qui, dans le cas présent, s'adressera aux différentes parties de l'appareil génital, c'est-à-dire non seulement à la tumeur blennorrhagique scrotale, mais encore aux altérations vésiculo-prostatiques; c'est aussi et surtout celui qui supprimera le foyer microbien, cause originelle et véritable de toute l'infection génitale ascendante, c'est-à-dire l'urétrite postérieure.

Le traitement *rationnel* est celui qui, dans le cas qui nous occupe, conviendra spécifiquement aux variétés de tissus malades et aux familles microbiennes pathogènes.

Est-il possible, à propos d'une épididymo-orchite blennorrhagique, de réaliser un traitement complet et rationnel?

Oui, à la condition de ne pas se borner à une exploration rapide, à un examen superficiel, de se rendre un compte exact de l'urètre postérieur, dans son passé et dans son présent, dans ses altérations muqueuses et dans sa flore bactérienne. Vous allez voir combien ces détails sont importants dans la pratique.

Il faut traiter l'*urétrite aiguë, subaiguë* ou *chronique*.

Sans trop m'écarter de mon sujet, puisque je n'ai pas à exposer le traitement des urétrites qui trouveront place dans un autre volume, je rappellerai au médecin qu'il ne suffit plus de modifier les qualités de l'urine par des médicaments, les balsamiques ou le salol par exemple. Il faut agir énergiquement, mais sans violence, sur la muqueuse de l'urètre. Quand il y a orchite, il y a urétrite postérieure, ce n'est pas douteux; les *lavages antiseptiques* et les *instillations modificatrices* s'imposent.

S'il s'agit d'urétrite chronique, la chose ne souffre aucune difficulté. Explorer le canal, dilater les rétrécissements s'il y en a, faire de grands lavages ou des instillations au nitrate d'argent, telle est la conduite à tenir.

Pour les grands lavages, s'il s'agit de gonocoques, on conseillera la permanganate de potasse. Celui-ci doit être employé en solution titrée à 1/3000, puis à 1/2000 et enfin au 1/1000. Les irrigations urétrales se répètent toutes les dix-huit heures (méthode de Janet). Doyen recommande des lavages faits avec une solution très faible du même composé chimique (au 1/10000 par ex.), répétés trois fois par jour, *après chaque miction*. Suivant cet auteur, l'urine est un excellent bouillon de culture pour le gonocoque, et il ne faut pas en laisser une goutte au contact de la muqueuse.

S'il s'agit d'autres espèces microbiennes, l'on pourra prescrire l'usage des lavages avec une solution extrêmement faible (1/50000) de sublimé corrosif. Même pratique que précédemment.

Si les altérations de la muqueuse urétro-prostatique sont avancées, s'il existe des ulcérations, les instillations argentiques seront indiquées.

Elles seront pratiquées avec une solution de nitrate d'argent au 1/200, puis aux 1/100, 2/100, 3/100 et même 4/100. Pour que ces instillations, qui doivent être répétées un plus ou moins grand nombre de fois, soient suivies de succès, il faut obtenir, après chacune d'elle, une réaction inflammatoire modérée, mais nette (douleur à la miction, recrudescence de la purulence) et combattre cette réaction, dans la suite, par des solutions plus fortes.

Le traitement de l'urétrite *chronique, à poussées subaiguës*, est justiciable de la même méthode.

Quant à l'urétrite *aiguë*, elle doit être respectée dans les premiers jours; quand l'épididymite apparaît, la période aiguë est passée et, alors, les lavages au permanganate ou au sublimé donnent de bons résultats.

Il est bien entendu que ces lavages doivent être bien faits, sinon il est préférable de s'abstenir. Dans bon nombre de cas, malheureusement, des lavages mal faits n'ont d'autre effet que d'irriguer la muqueuse de l'urètre antérieur et que de refouler le pus plus profondément dans la région membraneuse et prostatique.

La *prostrate* et les *vésicules* se portent déjà mieux, du fait de l'amélioration de l'urètre.

Pour être complet, on agira sur ces organes par la voie rectale. Les grandes irrigations rectales chaudes, à 45° ou 50°, données dans la position couchée, répétées 3 fois par jour, rendront les plus grands services. On complétera par la mise en place de suppositoires belladonés et iodoformés ou de petits lavements chauds médicamenteux que le malade conservera.

J'en arrive maintenant au traitement de la tuméfaction blennorrhagique des bourses.

Jusqu'à présent, les méthodes étaient aussi nombreuses et variées que les applications de pommade composée et les badigeonnages de liquide médicamenteux.

La raison nous dit que, puisqu'il s'agit presque toujours d'infiltration du tissu cellulaire et d'épanchement dans une cavité séreuse, il faut logiquement recourir aux procédés dont nous nous servons d'ordinaire pour combattre les œdèmes phlegmasiques et les inflammations des séreuses, ce qui n'empêchera pas de chercher à atténuer la douleur.

Contre la douleur, je préfère recourir aux calmants généraux : hydrate de chloral ou morphine. Je n'admets guère les applications calmantes, parce qu'elles sont inefficaces, inutiles ou même nuisibles (solution d'extrait de saturne, salicylate de méthyle, gaïacol, extrait de belladone).

Je n'admets pas du tout les applications irritantes parce qu'elles sont ...irritantes, qu'elles altèrent les téguments et qu'elles font souffrir le malade sans profit (chloroforme, nitrate d'argent, acide phénique, iodoforme).

Les saignées locales seraient plus recommandables si les sangsues auxquelles on a recours n'infectaient pas les téguments et s'il n'y avait pas à redouter les grandes pertes de sang.

Il n'y a que deux procédés de choix : la *glace* ou la *compression*.

Par l'application continue d'une vessie de *glace* sur la bourse malade relevée et maintenue sur la région pubienne, on traite l'épididymo-vaginalite comme une péritonite. C'est rationnel. La glace combat les phénomènes inflammatoires et atténue la douleur. Il faut avoir soin de ne pas appliquer la vessie de glace directement sur la peau.

Par la *compression*, on traite l'épididymo-vaginalite comme une synovite du genou avec épanchement.

Les moyens de compression varient suivant les auteurs : bandelettes de Vigo (Frick); appareil dextriné (Settin); appareil amidonné (Kavaleski); collodion (Bonnefont); collodion riciné (Kaz, Paquelin, Andronico, Carmelo).

C'est la *compression ouatée* qui l'emporte de beaucoup par ses avantages ; il en est du testicule comme du genou. C'est la méthode de prédilection de Mollière et Augagneur et de l'École de Lyon, dans laquelle la compression est réalisée par une toile caoutchoutée fixée par deux double-chefs à la racine des cuisses.

Je me borne simplement à la pratique suivante. Tout d'abord, comme pour la synovite du genou, l'épanchement est léger ou abondant.

S'il est léger, la *ponction* n'est pas indiquée. Elle l'est, s'il est abondant. Trop de liquide dans la vaginale fait souffrir le malade et s'oppose au bon effet de la compression.

Il ne faut ponctionner la vaginale qu'après avoir fait minutieusement la toilette du scrotum ; la lancette et les mains de l'opérateur doivent être strictement aseptiques. Il faut plonger hardiment la lancette au lieu d'élection, c'est-à dire en avant et en dehors, sauf inversion testiculaire. La paroi vagino-scrotale peut avoir au moins un centimètre d'épaisseur et il sera bon, avec le doigt, de se repérer sur la lame de l'instrument.

Le liquide citrin s'échappe, mélangé à un peu de sang, provenant des lèvres de la plaie.

La ponction faite, il faut recouvrir la plaie d'une gaze aseptique.

La compression ouatée est réalisée de la façon suivante : on entoure la tumeur scrotale de lames d'ouate, disposées en bandes étroites, qui se recouvrent en s'imbriquant les unes sur les autres de la base vers le sommet de la masse totale.

Puis celle-ci est relevée et appliquée sur la région pubienne dont elle est séparée par un volumineux tampon ouaté. D'autres tampons ouatés sont placés sur la face interne de la cuisse du côté correspondant à la glande malade, ainsi que sur le périnée et la face postérieure, devenue antérieure, de la bourse testiculaire. Il est bon de garnir aussi la racine du pénis et l'autre testicule.

Ensuite on applique un large taffetas gommé ou percé d'un orifice pour le passage de la verge.

Enfin on termine par un spica au moyen de bandes de crépon VELPEAU, progressivement serrées ; on réalise ainsi une sorte de pansement herniaire. La compression est suffisante.

Le lendemain ou le surlendemain de l'application de cet appareil, le malade, qui ne souffre plus, peut se lever. La guérison est rapide et ne demande que quinze jours au plus.[1]

L'état général sera naturellement traité, surtout s'il s'agit

(1) Dans le traitement des orchites, Ducastel conseille le *stypage* par le chlorure de méthyle. « Un tampon d'ouate ordinaire refroidi par la projection d'un jet de chlorure de méthyle suivant la méthode de BAILLY, est appliqué à la surface du scrotum, du côté malade, jusqu'à ce que les bourses commencent à blanchir et que les fibres musculaires du dartos soient fortement contractées. On répète chaque jour le stypage jusqu'à guérison qui est obtenue en dix à douze jours ; quant à la douleur, elle est très rapidement calmée. DUCASTEL insiste sur ce point que l'association du stypage et du port d'un bon suspensoir ouaté assure la guérison rapide, sans qu'il soit nécessaire d'imposer le séjour au lit. Le chlorure d'éthyle peut remplacer le chlorure de méthyle... Ce traitement, assurément pratique, ne convient pas aux orchites graves, très douloureuses, qui exigent le repos au lit, au moins pendant quelques jours. » (G. LYON.)

d'une orchite de cause générale ou diathésique. La salicylate de soude dans l'orchite rhumatismale, les sels de lithium dans l'orchite goutteuse, le sulfate de quinine dans l'orchite paludéenne, l'antipyrine dans les orchites névralgiques, et, dans toutes les formes, les laxatifs, pour éviter la constipation, sont absolument indiqués.

Les orchites ourlienne, typhoïdique, scarlatineuse, varioleuse, amygdalienne sont des épiphénomènes; cependant elles doivent être comprimées; la même méthode convient à toutes.

Les inflammations suppurées de la glande génitale méritent un traitement spécial.

L'abcès de la vaginale sera incisé, à la façon de tout abcès; la cavité de la séreuse devra être rigoureusement désinfectée.

La suppuration et la nécrose du testicule sont délicates à traiter; il ne faudra pas se hâter d'intervenir: il faudra chercher à ponctionner l'abcès, ne faire qu'une petite plaie chirurgicale; la grande question est d'éviter la hernie de la substance séminifère.

V. ATROPHIE DU TESTICULE

Les inflammations aiguës du testicule tendent d'ordinaire vers une disposition spéciale, dont le dernier terme est l'*atrophie* de l'organe.

Si l'atrophie de l'organe, qui représente l'aboutissant d'un grand nombre d'affections, constitue un type clinique, indiscutable, il n'en est pas de même de cette disposition spéciale qui la précède et qui, en raison de quelques-uns de ces caractères, a été désignée sous le nom d'orchite chronique.

Pour Monod et Terrillon, l'orchite chronique n'a pas sa raison d'être. C'est une forme de transition entre l'orchite aiguë et l'atrophie scléreuse ; non seulement cette forme de transition ne reste pas semblable à elle-même dans un temps donné et pour la même affection, mais encore elle diffère complètement suivant le cas pathologique observé. En effet, qu'y a-t-il de commun entre les pseudo-orchites chroniques tuberculeuse, syphilitique, blennorrhagique, traumatique, ectopique, etc. ? C'est dire qu'il n'y a pas lieu de consacrer une description particulière aux orchites chroniques, qui trouvent place près des formes aiguës qu'elles continuent directement. Par contre, je dirai quelques mots de l'atrophie du testicule, qui, malgré les différences d'origine, présente presque toujours les mêmes caractères anatomiques et fonctionnels.

1° Étiologie. — L'atrophie du testicule est fréquente et reconnaît à l'origine des causes très variées.

Monod et Terrillon distinguent l'atrophie *sénile*, les atrophies de cause *locale* et les atrophies de cause *éloignée* par *vice de nutrition*.

L'atrophie de la glande séminale, chez les vieillards, est un état naturel, physiologique. A partir de cinquante à soixante ans, le testicule, parvenu au terme de sa vie fonctionnelle, s'atrophie progressivement, comme un organe qui ne sert plus à rien.

Les atrophies de cause locale sont les plus nombreuses. Les inflammations aiguës de la glande génitale comptent, pour une large part, dans la pathogénie des scléroses atrophiques : en particulier, les orchites traumatiques et les orchites de cause générale, telles que les orchites ourlienne, typhoïdique, rhumatismale.

Puis viennent, par ordre de fréquence, l'orchite syphilitique et l'orchite tuberculeuse.

Enfin, certaines affections des enveloppes du testicule, et spécialement de la vaginale, peuvent déterminer l'atrophie de l'organe.

L'hydrocèle agit par compression sur l'épididyme qu'elle aplatit et allonge outre mesure et sur le testicule dont elle produit l'anémie. Cette anémie testiculaire (Gosselin) peut être légère ou grave ; dans l'anémie légère, la glande sécrète encore des spermatozoïdes, dans l'anémie grave, ceux-ci disparaissent progressivement. Au cours de la pachyvaginalite séreuse, le testicule peut s'atrophier sous l'influence d'une inflammation chronique propagée. Cela est surtout vrai pour la pachyvaginalite chronique hémorragique ancienne. La glande peut même disparaître complètement ; Curling, Brodie, Gosselin en ont cité des exemples.

L'éléphantiasis du scrotum respecte souvent le testicule ; en certains cas exceptionnels, il en détermine l'hypertrophie (Le Dentu, Terrillon) ; en d'autres cas, moins rares, il en cause l'atrophie (Adams, Peacok, Lawrence, Curling).

Les atrophies de cause éloignée par vice de nutrition sont d'origine *vasculaire, nerveuse* ou *toxique*.

« Lorsque, dans un varicocèle, la dilatation des veines du cordon est considérable et qu'elle s'est opérée rapidement, elle réagit sur la nutrition de la glande au point d'en déterminer l'atrophie ; il en est de même quand le varicocèle est ancien. Le testicule subit une atrophie plus ou moins rapide, s'accompagnant presque toujours de disparition des animalcules spermatiques. » Ainsi parle Curling ; Gosselin, Reclus, Barwel, Pearce Gonld ont rapporté des cas d'atrophie du testicule par varicocèle.

J'ai discuté cette question à l'article du varicocèle.

L'atrophie d'origine artérielle est incontestable (A. Cooper, Miflet, Dombrowe, Wardrop, Bourgeois).

Les atrophies d'origine nerveuse encore peu connues, s'expliquent par des lésions cérébrales ou médullaires (Curling, Klebs, Rokitansky, Forster, Montmollin, Larrey). En particulier, celles qui sont consécutives aux lésions traumatiques de la moelle lombaire, du cervelet ou de la partie postérieure des hémisphères cérébraux, sont bien connues. L'atrophie testiculaire est fréquente chez les paraplégiques et correspond, suivant Klebs, au tiers des cas. Bourneville et Sollier ont étudié celle que l'on rencontre chez les idiots et les épileptiques.

Quant à l'atrophie d'origine toxique, elle est loin d'être admise par tout le monde.

2° Anatomie pathologique. — La sclérose atrophique du testicule peut être *diffuse* ou *systématique*. Elle est diffuse, quand elle intéresse tous les éléments de la glande ; elle est systématique, quand elle porte sur les canalicules spermatiques.

Le type de la sclérose diffuse est l'atrophie *syphilitique* ; mais la même disposition peut être observée à la suite des orchites graves, primitives ou secondaires, dans les fongus bénins et dans les vieilles hématocèles. Dans ces cas, la dégénérescence est bilatérale, l'atrophie considérable, la transformation fibreuse très nette et la calcification possible.

Je ne décrirai pas les lésions de la syphilis testiculaire atrophique ; je renvoie le lecteur au chapitre intitulé : De la syphilis de la glande génitale.

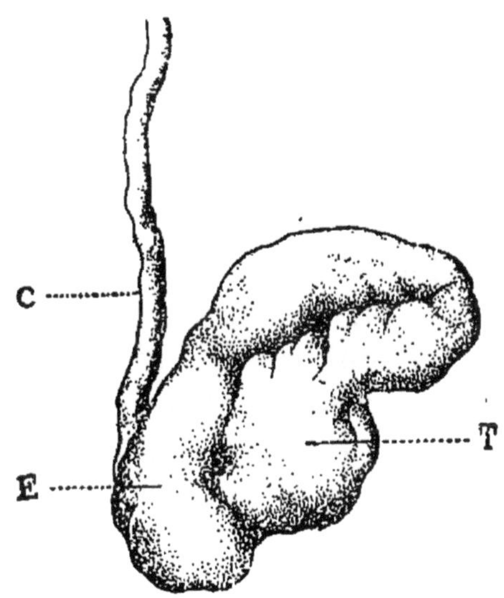

Fig. 6. — Atrophie syphilitique du testicule. (D'après Duplay et Reclus.)

Le type de la sclérose systématique est l'atrophie *sénile*.

Les caractères macroscopiques du testicule sénile sont les suivants : atrophie peu accentuée ; configuration générale et consistance presque normales ; « il semble que le parenchyme soit diminué de volume et incapable de remplir l'albuginée ». A la coupe, le tissu de l'organe semble plus jeune, en particulier au niveau de la tête de l'épididyme ; l'albuginée, les corps d'Highmore sont plus denses ; mais la glande ne crie pas sous le scalpel qui l'entame.

L'aspect du parenchyme est celui d'un testicule normal ; les tubes séminifères apparaissent nettement et se laissent étirer avec facilité sur une grande longueur.

Tandis que « la néoformation conjonctive dans les espaces intertubulaires » constitue le caractère histologique essentiel de la sclérose atrophique diffuse, la répartition élective et systématique des lésions de dégénérescence est spéciale à l'atrophie sénile. Les altérations du testicule sénile ont été bien étudiées et décrites par Arthaud (1885).

Ces altérations portent sur la paroi des tubes séminifères, la première intéressée, sur les cellules épithéliales et sur les vaisseaux.

La paroi des canalicules spermatiques, dans un testicule d'adulte normal, comprend deux couches : l'une externe, l'autre interne ; la couche externe est formée par du tissu conjonctif dont les éléments sont disposés concentriquement ; la couche interne est une lame circulaire mince, homogène, anhyste, transparente. Dans le testicule sénile, la couche externe devient fibreuse et le processus s'étend surtout excentriquement ; la couche interne est considérablement développée ; elle forme des ondulations qui empiètent sur la lumière du canal ; cette lumière est réduite à une simple fente. Progressivement, les cellules épithéliales subissent des modifications parallèles et importantes. Le protoplasma se charge de granulations graisseuses et pigmentaires ; le noyau est moins apparent ; les contours en sont vagues. L'élément cellulaire se désagrège et les fentes ne contiennent que des granulations et des débris de noyau. Quant aux vaisseaux, ils sont atteints d'inflammation chronique (endo et périartérite).

Les lésions qu'Arthaud a décrites se retrouvent dans les orchites traumatiques légères, dans l'atrophie ectopique, dans les orchites d'origine nerveuse ou vasculaire.

3° Signes. — Le testicule atrophié se présente sous forme d'une petite masse, plus ou moins régulière, lisse ou bosselée, de consistance variable, dure ou molle, surmontée d'un épidyme rudimentaire et perdu dans la bourse scrotale.

L'organe, ainsi altéré, ne jouit plus de la sensibilité exquise ; souvent, il n'est ni douloureux, ni sensible, même à la pression forte. Par contre, dans certains cas, l'atrophie fixe des névralgies rebelles, dont la persistance et la vivacité peuvent être telles qu'elles constituent des indications sérieuses de castration.

Au point de vue fonctionnel, il faut distinguer l'atrophie unilatérale de l'atrophie bilatérale.

Dans le premier cas, il n'y a rien de particulier à signaler qu'une moins grande abondance d'animalcules dans le sperme éjaculé.

Dans le second cas, la « castration sous-albuginée », surtout si elle survient chez de jeunes sujets, peut conduire au féminisme si bien décrit par Gérard.

L'hypertrophie mammaire, glandulaire ou graisseuse, a été signalée à la suite de l'atrophie double et même simple du testicule (Lereboullet, Gaillet, Cliquet, Gubler, Larrey, Rendu, etc.).

Duplay a étudié les altérations des spermatozoïdes dans leur forme et leur longueur.

4° Diagnostic. — Il est facile, après un palper attentif, de se rendre compte d'un testicule atrophié, à moins que les enveloppes des bourses ou la vaginale ne soient malades. On recherchera les spermatozoïdes et les troubles fonctionnels.

5° Traitement. — C'est celui de la cause. On traite une atrophie en la prévenant.

TUBERCULOSE DE LA GLANDE GÉNITALE

DE LA TUBERCULOSE GÉNITALE EN GÉNÉRAL, ET DE LA TUBERCULOSE ORCHI-ÉPIDIDYMAIRE EN PARTICULIER

1° Définition. — Dans l'état actuel de nos connaissances sur les maladies de la glande génitale et de ses annexes, il n'est plus admissible de désigner, par l'expression de *tuberculose testiculaire,* une affection qui dépasse toujours les limites de l'organe compromis. Il ne s'agit pas, bien entendu, de tuberculose secondaire et, dans cette étude, les autres localisations bacillaires de l'organisme n'entreront pas en ligne de compte. Ce qu'il importe de savoir, c'est que le processus morbide frappe non seulement le testicule et l'épididyme, mais encore les vésicules séminales et la prostate, dont on ne parle que par acquit de conscience, en faisant, à leurs altérations, une part trop restreinte. Et, cependant, il n'est pas douteux que la région vésiculo-prostatique ne soit presque toujours intéressée, anatomiquement sinon cliniquement, et, le plus souvent, en premier lieu; qu'elle ne fournisse les symptômes de la maladie à son début; enfin qu'elle ne modifie spécialement les règles de l'intervention.

Dans ce chapitre, la tuberculose *vésiculo-prostatique* ne sera pas moins considérée que la tuberculose *orchi-épididymaire.*

Pourquoi donc, jusqu'à ce jour, la seconde a-t-elle concentré sur elle toute l'attention des cliniciens, au préjudice de la première?

La raison en est bien simple.

Le testicule et l'épididyme sont des organes superficiels, d'exploration facile, examinés à propos de rien. Les vésicules et la prostate sont profondément situés dans l'étage supérieur du périnée; elles sont peu accessibles et d'examen difficile. Et puis peut-on comparer les lésions des vésicules et de la prostate, organes superflus, sinon inutiles, à celles de la glande génitale, organe noble et indispensable?

Bref, la tuberculose orchi-épididymaire saute aux yeux de l'observateur; par contre, il faut rechercher la tuberculose vésiculo-prostatique ; c'est pourquoi la première est beaucoup mieux connue que la seconde.

2° Historique. — Voici, résumée, l'histoire de la tuberculose génitale :

Laënnec découvre la tuberculose; BAYLE signale la tuberculose du testicule ; LOUIS, BOYER, COOPER, CURLING la décrivent; RICORD donne sa loi : « Lorsqu'il y a des tubercules dans quelque partie des voies génitales, il y en a dans l'épididyme », alors que BÉGIN et LARREY disaient en 1852 « qu'ils avaient rencontré souvent le tubercule du testicule et rarement celui de l'épididyme ».

En 1854, DUFOUR publie le premier travail d'ensemble sur la question.

La nature tuberculeuse des lésions caséeuses, contestée en Allemagne par VIRCHOW et RINDFLEISCH, en France par RICHET et MONGIN, a été de nouveau démontrée par THAON et Grancher.

Les recherches histologiques de MALASSEZ et la thèse de RECLUS (1876) fixent définitivement la question, au point de vue anatomique et clinique.

CONHEIM, VERNEUIL et FERNET étudient les portes d'entrée du bacille.

LANNOIS (1883), JULLIEN (1890), HUTINEL et DESCHAMPS (1891) font paraître des mémoires sur la tuberculose testiculaire de l'enfant.

La thèse de GUELLIOT (1883) traite de la tuberculose vésiculaire.

MONOD et TERRILLON consacrent, dans leur traité, un long chapitre à l'affection dont il s'agit.

En ces derniers temps, on s'est particulièrement occupé du traitement; celui-ci vient d'être discuté cette année même à la Société de Chirurgie (Bazy, Routier, Felizet, Tuffier, Berger, Reynier, Michaux, Poirier, Potherat, etc.)

3° Étiologie. — Je n'insisterai pas sur les causes de la tuberculose génitale, ni sur les portes d'entrée du bacille de Koch, car elles sont mal connues. L'affection peut être primitive ou secondaire. Primitive, elle reste souvent localisée, sans tendance à la généralisation, ainsi que Velpeau l'a déjà démontré. Tous les auteurs indiquent comme causes prédisposantes, occasionnelles ou efficientes : un tempérament lymphatico-scrofuleux, des rapports sexuels avec une femme atteinte de tuberculose des voies génitales, le traumatisme, une orchi-épididymite antérieure ou une urétrite chronique blennorrhagique. Retenons ces deux dernières.

Il me reste à indiquer, par chiffres, le rapport des lésions dans les diverses parties de l'appareil génital et des localisations de même nature en d'autres points de l'économie. Voici quelques statistiques :

Tuberculose	des poumons.	49 fois.
—	de la prostate.	36 —
—	du testicule ou de l'épididyme.	34 —
—	de la vessie ou de l'urètre. . .	29 —

(Guelliot.)

« Ainsi, 4 fois sur 5, la tuberculose génitale suit ou précède celle des poumons; dans plus d'un tiers des observations, les vésicules étaient atteintes, sans que la prostate fût malade; mais plus souvent encore le testicule et l'épididyme sont notés absolument sains; enfin, dans la moitié des cas, il y a des lésions dans la vessie ou dans l'urètre : on a affaire à une véritable tuberculose génito-urinaire. »

	Anatomiquement.	Cliniquement.
	—	—
Tuberculose de l'épididyme et du testicule.	48 cas.	10 cas.
— de l'épididyme seul.	20 —	12 —

(Reclus.)

« D'après le tableau des autopsies, les testicules et l'épididyme sont envahis simultanément dans plus des deux tiers des cas, tandis que, d'après le tableau des observations cliniques, ils ne le seraient que dans moins de la moitié. C'est évidemment aux premiers chiffres qu'il faut s'en référer, tout en faisant la réserve qu'au moment de l'autopsie, les lésions, plus anciennes, ont eu plus de temps pour se propager de l'épididyme au testicule. »

	Adultes.	Enfants.
	—	—
Tuberculose unilatérale. . . .	58 cas.	12 cas.
— bilatérale. . . .	21 —	5 —
	(Reclus.)	(Jullien.)

Enfin, la tuberculose testiculaire atteint son maximum de fréquence entre 15 et 35 ans; elle est rare dans l'enfance et la vieillesse.

4° Anatomie pathologique. — Comme dans tous les organes, le processus tuberculeux se présente, au niveau de la glande génitale et de ses voies d'excrétion, sous deux formes: la *granulation* et l'*infiltration caséeuse.*

La *granulation* peut être *simple,* et, dans ce cas, avec certains détails dont je parlerai plus loin et qui sont la conséquence de sa localisation, cette granulation offre la structure classique : au centre, une cellule géante; à la périphérie, une zone de cellules embryonnaires; dans l'intervalle, une couronne de cellules épithélioïdes.

Mais ce nodule primitif peut subir, suivant les recherches de Malassez, une double dégénérescence; d'une part, la dégénérescence granulo-graisseuse, que l'on observe dans les granulations dites *composées,* constituées par la fusion de plusieurs noyaux simples et si riches en éléments embryonnaires que ceux-ci détournent, à leur avantage, tous les sucs nutritifs du milieu ambiant; d'autre part, la dégénérescence fibreuse, qui transforme la granulation grise en une masse particulière, désignée sous le nom de *nodule perlé,* ayant l'aspect d'un « ilot d'un blanc de lait », suivant l'expression de Cruveilhier, nodule très réfringent, dans lequel les éléments cellulaires ont disparu, en majeure partie, étouffés par les faisceaux conjonctifs qui ont pris un grand développement.

L'*infiltration caséeuse* correspond à la période de crudité de la phtisie pulmonaire chronique. Elle peut être circonscrite ou diffuse, évoluer vers l'enkystement ou vers la suppuration. C'est pourquoi la dégénérescence caséeuse offrira des aspects bien différents suivant l'étendue et l'âge des lésions. Entre le tubercule de guérison, enkysté, qui tend à devenir crétacé, et la caverne fistulisée, dont les parois suppurent indéfiniment, existe-t-il la moindre ressemblance ?

Le double état, granulique et caséeux, du processus morbide se rencontre aussi bien dans la tuberculose vésiculo-prostatique que dans la tuberculose épididymo-testiculaire.

Mais, avant de décrire les lésions, je ferai quelques remarques importantes : les granulations et l'infiltration caséeuse s'observent simultanément au niveau de la vésicule, de la prostate et du testicule. Par contre, au niveau du corps d'Highmore, de l'épididyme et du canal déférent, les masses caséeuses se développent d'emblée ; les suppurations de l'épididyme et du testicule s'observent plus souvent que celles des vésicules et de la prostate : les fistules scrotales sont aussi fréquentes que les fistules périnéales sont rares ; enfin, les vésicules et la prostate, caséifiées et suppurées, subissent le plus souvent la dégénérescence fibreuse ; cette transformation est plus rare et plus limitée au niveau de la glande testiculaire.

Dans la région *vésiculo-prostatique*, le processus morbide ne frappe pas seulement les vésicules séminales et la prostate; l'ampoule des canaux déférents, l'urètre postérieur et le col de la vessie présentent des altérations concomitantes ; l'atmosphère cellulo-fibreuse, qui entoure la prostate et les vésicules, réagit et, enfin, de semblables lésions peuvent intéresser le rectum, le périnée et même le péritoine.

A l'anatomie pathologique de la *tuberculose vésiculaire* Guelliot, qui l'a bien étudiée, considère trois stades :

Au premier degré, ce sont les granulations tuberculeuses, « tellement petites, qu'on a besoin du secours de la loupe ou du microscope pour les apercevoir ». Elles apparaissent dans la muqueuse, sous l'épithélium, en pleine villosité, et au voisinage de la musculeuse. Elles offrent la structure classique; cependant quelques détails méritent de fixer l'attention: « La zone externe comprend un véritable anneau cellulo-fibreux avec infiltration de cellules embryonnaires. Vers la surface libre de la muqueuse, cette zone limitante est moins fibreuse; elle finit même par disparaître, grâce à l'extension progressive du néoplasme et le détritus granuleux tombe dans la cavité de la vésicule. Profondément, au contraire, le tissu fibreux tend à proliférer; il envahit bientôt la musculeuse elle-même, dont les faisceaux se dissocient... Un peu plus tard, les tubercules voisins se réunissent et forment de petites masses qui ont le volume d'une grosse tête d'épingle. »

Au second degré, c'est l'infiltration caséeuse; c'est le seul degré qui ait été signalé par les auteurs. Le vésicule présente un aspect bien différent suivant que la matière tuberculeuse occupe séparément les alvéoles, ou que le réservoir est converti en une grande poche unicellulaire.

Dans le premier cas, la vésicule semble une masse de « circonvolutions congelées », suivant l'expression de Verneuil; c'est l'état *dur* et *bosselé* des auteurs classiques.

Dans le second cas, la vésicule semble un kyste injecté de suif; c'est l'état *lisse*.

Au troisième degré, c'est la transformation fibreuse; « la vésicule forme alors une petite masse fibreuse, dure, sans aucune trace de cavité; elle crie même parfois sous le scalpel et Howsip la compare à un gésier d'oiseau ».

Ce qu'il importe surtout de retenir dans cette description, c'est la prédominance de l'élément fibreux dans l'évolution du processus tuberculeux.

« En résumé, épaississement de la tunique externe, sclérose interstitielle de la musculeuse, disparition des fibres lisses, effacement des alvéoles, sclérose des vaisseaux, telles sont les lésions dont l'ensemble constitue cette transformation remarquable des vésicules... »

L'étude de ce processus nous rend compte d'un certain nombre de particularités qu'il serait difficile de comprendre sans elle.

« C'est d'abord la rareté des *fistules vésiculaires* d'origine tuberculeuse. On cite quelques cas exceptionnels de communication des vésicules avec le rectum et la vessie ; plus rarement encore, on a observé la communication avec l'extérieur... Il n'y a donc pas, dans la vésicule, cette tendance à l'ulcération des parties voisines, qui existe dans la tuberculose de la prostate, de l'urètre et surtout de l'épididyme.

« Si l'aponévrose prostato-péritonéale est souvent adhérente, le rectum, au contraire, s'en laisse facilement séparer, sauf quelques cas de destruction tuberculeuse de toute la région recto-vésicale.

« L'indépendance pathologique de ces organes est importante à noter : il est bien rare qu'une affection, quelle qu'elle soit, se propage de la vésicule au rectum ou inversement. De plus, cette tendance à la limitation des tubercules des réservoirs spermatiques nous rend compte de la guérison possible, nous dirons même assez fréquente, de cette affection. »

Les deux vésicules séminales sont, d'ordinaire, atteintes, et, avant d'affirmer le contraire, il est bon de s'assurer, par une coupe, s'il n'y a pas une altération sous-muqueuse, encore peu prononcée, n'entraînant pas la déformation de l'organe.

La tuberculisation limitée à la *prostate* est exceptionnelle ; cependant Béraud et Robin en citent des exemples. Le processus morbide, dans son évolution, n'offre rien de particulier. Granulations et tubercules caséeux s'y rencontrent. L'organe est bosselé, tuméfié, irrégulièrement hypertrophié dans un ou plusieurs de ses lobes et même dans le lobe médian. Parvenus à de certaines dimensions, les foyers suppurent et donnent lieu à la formation de cavernes et de fistules. Ce qu'il faut retenir, c'est que, bien souvent, la cavité des abcès se ferme par sclérose des parois bourgeonnantes ; le tissu fibreux, comme dans la réparation des lésions vésiculaires, joue un rôle prépondérant ; la prostate peut même s'atrophier et disparaître, ou bien être remplacée par un nodule fibreux. Il peut arriver que la présence des dépôts tuberculeux ne déforment pas trop la glande, ainsi que l'ont bien fait remarquer Delfau et Béraud. La tuberculose prostatique peut se montrer, dans presque la moitié des cas, avec une intégrité absolue des poumons, suivant JULLIEN. Malgré l'opinion de BOUILLY, qui admet que la tuberculose prostatique est liée dans la même proportion à la tuberculisation des voies urinaires, le développement primitif de la tuberculose commence, dans la plupart des cas, par la prostate et les vésicules.

Le *canal déférent* est rarement altéré sur toute son étendue ; c'est alors qu'il se présente avec des noyaux isolés, épars, de dimensions variables, quelquefois si confluents qu'ils donnent à l'organe un aspect moniliforme et qu'ils offrent la sensation d'un chapelet à gros grains aux doigts qui les explorent. D'ordinaire, le canal déférent est pris à ses deux extrémités ; l'ampoule, faisant partie de la région intéressée, s'associe au processus dégénératif de la prostate et des vésicules. Cette ampoule est inégale, mamelonnée, avec des parties dures ou des parties ramollies qui s'abcèdent et déversent leur contenu dans la cavité vésiculaire par une fistulette de communication.

La muqueuse de l'*urètre postérieur*, du *col* et du *bas-fond de la vessie* est, le plus souvent, parsemée de granulations, comme l'ont fait remarquer DOLBEAU et GUYON. Des ulcérations apparaissent aux dépens d'une muqueuse congestionnée et épaissie.

Dans l'observation de DARIER, rapportée par GUELLIOT, « la portion membraneuse de l'urètre, dans plus des trois quarts de son étendue, était disséquée et perforée ; elle s'ouvrait largement dans une cavité anfractueuse à parois assez indurées, d'un gris sale, un peu rougeâtre, communiquant elle-même avec l'ouverture périnéale et la partie terminale du rectum. Sur la muqueuse de la portion membraneuse et de la région bulbeuse dans le voisinage de la perforation, on remarque une grande quantité de tubercules, les uns à l'état de crudité, de la grosseur d'une lentille, les autres ramollis ; il y a, de plus, une ulcération longitudinale de 8 millimètres de longueur sur 3 millimètres de largeur. Le verumontanum est affaissé, ulcéré ; de chaque côté, on pénètre dans un foyer caséeux de la prostate par un petit orifice de la largeur d'un grain de millet. Outre ces deux foyers, une partie de la prostate est occupée par une caverne à contenu caséeux communiquant avec la grande cavité décrite tout à l'heure. »

Dans le cas de Monod et Terrillon, une ulcération vésicale avait perforé la paroi et déterminé la formation d'un phlegmon de la fosse iliaque et d'une fistule consécutive.

La tuberculose *orchi-épididymaire* envahit, par son processus, l'épididyme, le testicule, l'origine du canal déférent, les enveloppes des bourses : vaginale et scrotum.

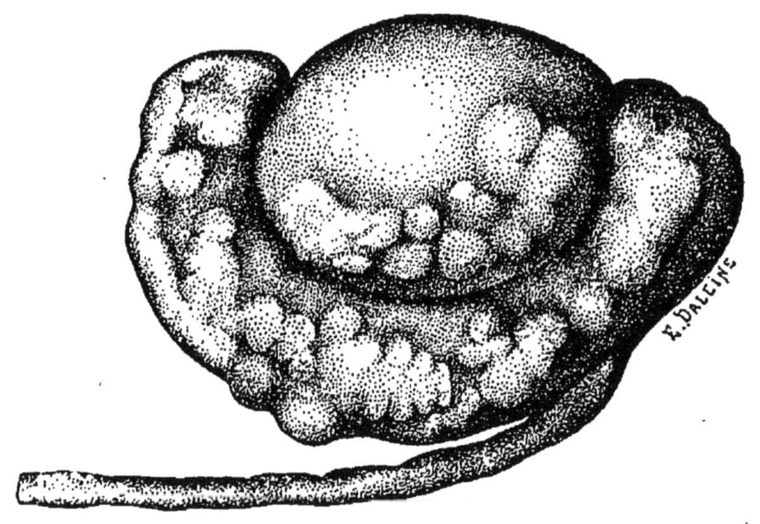

Fig. 7. — Tuberculose orchi-épididymaire. (D'après Duplay et Reclus.)

L'*épididyme* est hypertrophié, bosselé, moins mobile qu'à l'état normal ; il contient des noyaux caséeux dont le nombre et la grosseur sont variables. La date d'apparition et la localisation de ces foyers morbides sont intéressantes à connaître, parce qu'elles ont une grande valeur diagnostique. Il est classique de dire que le processus commence par envahir la tête de l'organe, pour s'étendre ensuite à ce qui reste. De plus, quand l'épididyme est malade en quelque endroit, la tête l'est toujours. Ces détails, d'ordinaire, sont vrais cliniquement. Au lieu de masses caséeuses, l'épididyme peut présenter à la coupe l'aspect d'une tumeur polykystique, comme cela se voit dans la vésicule. Les cavernes sont remplies de matière caséeuse et puriforme. En effet, le caséum qui, primitivement, semblait du marron cru, ne tarde pas à se ramollir ; chaque noyau devient le point de départ d'un abcès qui tendra à se faire jour au-dehors après avoir provoqué des adhérences entre l'épididyme et les enveloppes des bourses.

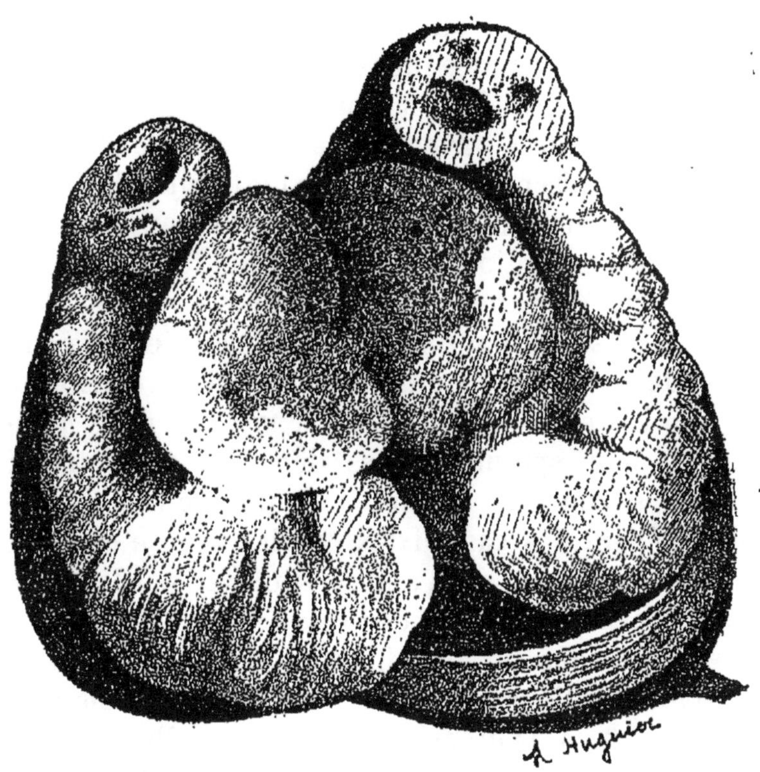

FIG. 8. — Tuberculose orchi-épididymaire, (Coupe du testicule et de l'épididyme.)

Le *canal déférent*, à son origine, dans sa dégénérescence, ne diffère pas de l'épididyme. Il offre les altérations de la déférentite et de la péridéférentite ; épaissi, inégal, mamelonné, sa consistance fait bientôt place à un ramollissement plus ou moins étendu ; la cavité centrale est distendue par de la matière caséeuse et puriforme.

Dans l'épididyme et le déférent, il n'existe pas de granulation simple ou composée, grise ou perlée. Il en existe, dans les lobes du *testicule*, ainsi que je l'ai dit précédemment. A côté des granulations, le testicule renferme des masses caséeuses au niveau du corps d'Highmore et des cloisons qui en partent; ces masses peuvent être distribuées en traînées régulières, s'irradiant du hile vers la périphérie de l'organe. Très longtemps, le testicule conserve les dimensions et la consistance normales; puis il augmente de volume et devient bosselé. Les produits de dégénérescence suppurent, à des moments variables : des abcès se forment, enkystés d'abord, puis communiquant, après ouverture, avec l'extérieur.

La *vaginale* présente les lésions de l'inflammation chronique. « Elle est toujours altérée, dit Reclus, c'est une règle qui ne souffre guère d'exception. Parfois les deux feuillets sont soudés dans toute leur étendue, il ne reste plus trace de l'ancienne cavité et ce n'est que par une véritable sculpture qu'on dégage la glande de ses tuniques unies et confondues. Parfois, au contraire, une hydrocèle abondante sépare les deux feuillets et s'oppose à leur symphyse. Ces deux formes extrêmes sont assez rares, surtout la seconde : ce que l'on observe le plus souvent, ce sont des cas mixtes, où la séreuse est adhérente, en certains points, et, en d'autres, soulevée par le liquide; des néomembranes cloisonnent des cavités secondaires, traversées quelquefois par des cordons fibreux semblables aux tendons des muscles papillaires du cœur. Cinq ou six fois au moins, nous avons vu, à l'autopsie, de petites collections séreuses ainsi enkystées par de fortes couches de tissu fibreux... Souvent aussi la surface de la séreuse est recouverte d'incrustations de matière colorante, reste de quelque ancienne hémorragie; sur les néomembranes et sur la vaginale épaissie se dessinent des vaisseaux en très grand nombre. On aperçoit, dans quelques cas, un véritable semis de granulations grises. On peut trouver encore, sur l'épididyme et le testicule, une sorte de bourgeonnement, qui pourrait bien n'être, au demeurant, que le début d'un fongus bénin. »

Cette vaginalite s'étend à l'albuginée par le feuillet viscéral de la séreuse. L'albuginée s'épaissit et le testicule est compris dans la gangue d'une périorchite.

Le liquide de l'hydrocèle n'a rien de particulier; il est assez dense, jaune verdâtre et contient en suspension de nombreux corps flottants. Il peut être séro-purulent et même purulent. Broca en a rapporté plusieurs exemples. Tuffier a montré que l'épanchement était virulent et tuberculigène.

Le *scrotum* peut être, suivant le point considéré, sain et mobile sur les parties sous-jacentes, ou bien altéré et adhérent. Lorsque des lésions existent, c'est presque toujours à la partie postérieure qu'on les trouve. La fistule déverse un pus fluide, séro-purulent et caséeux au niveau d'une saillie en cul-de-poule, parmi des ulcérations aux bords violacés, friables et décollés. Quand la source est tarie, les parois de la fistule s'accolent. Il en résulte un cordon fibreux qui, dans sa rétraction, invagine la saillie en cul-de-poule. Le scrotum adhère encore, bien longtemps, au niveau de l'ancien trajet ; puis il devient mobilisable à un moment donné. Quand les altérations de la glande sont très avancées, les bourses sont trouées de fistules comme une pomme d'arrosoir.

5° Symptomatologie. — Je prendrai, comme type de description, la tuberculose génitale chronique, avec son début insidieux et sa marche lente. Cette affection se révèle, à l'observation, par des troubles fonctionnels, des signes locaux et des modifications de l'état général. Des symptômes généraux, je dirai, chemin faisant, quelques mots seulement ; car ils sont communs à l'évolution de toute tuberculose locale. Mais j'insisterai davantage sur les phénomènes d'ordre fonctionnel ou physique; car ils sont particuliers à l'affection qui m'occupe.

Avant tout, une remarque importante est à faire; c'est la grosse part symptomatologique qui revient à la tuberculose vésiculo-prostatique.

1° *Symptômes de localisation vésiculo-prostatique.* — L'*hématurie précoce* ou *prémonitoire* a été signalée depuis quelques années seulement (Thomas Smith, Stapfer, cliniciens actuels). Elle se manifeste brusquement, à la façon de ces hémoptysies, par congestion, qui annoncent une localisation pulmonaire. Elle peut devancer, de quelques semaines, mois ou années, l'apparition clinique d'un tubercule de l'épididyme ou du testicule.

Les *écoulements* de « la blennorrhagie tuberculeuse de Ricord » — blennorrhée sans gonocoque, — blanchâtres, empesant le linge, sans douleur à la miction, à la façon de ces suppurations recrudescentes des urétrites vénériennes chroniques, doivent éveiller l'attention. On peut comparer ces écoulements aux pertes blanches, si abondantes, qui marquent, chez la femme, la tuberculisation, au début, des trompes et des ovaires.

Les *phénomènes vésicaux* ont été bien décrits par Guyon. Ce clinicien a spécialement insisté sur la pollakiurie précoce, qui trouve son analogie dans les quintes de toux des prétuberculeux pulmonaires. Cette pollakiurie ne s'accompagne pas de mictions abondantes, du genre des évacuations diabétiques.

Enfin les *pertes séminales*, que l'on observe, témoignent de l'altération des vésicules et de la prostate.

Le chirurgien, qui soupçonne une tuberculose génitale, doit toujours pratiquer le *toucher rectal*. « Dans cette exploration, on tombe d'abord sur la prostate ; elle est plus ou moins augmentée de volume, dure, à bords souvent bien marqués, à surface irrégulièrement bosselée, parfois avec des points ramollis. Au-dessus, le doigt arrive sur le col de la vésicule. Il est facilement perceptible, ce qui prouve qu'il est malade ; arrondi et dur, il donne la sensation d'un petit cylindre se perdant en bas dans la prostate, s'atténuant en haut ou se continuant avec une masse plus volumineuse, selon que le réservoir spermatique est plus ou moins malade. C'est en ce point, c'est-à-dire à son extrémité prostatique, que la vésicule est presque toujours et tout d'abord atteinte » (Guelliot).

A un degré plus avancé, les vésicules apparaissent, au doigt qui les touche et les presse, tantôt légèrement hypertrophiées, dures, inégales et bosselées, donnant la sensation de circonvolutions congelées, suivant l'expression de Verneuil ; tantôt volumineuses, faisant saillie dans le rectum, lisses et dépressibles, avec la sensation « de certains kystes sébacées, d'une poche injectée au suif, au mastic ». Plus tard, si la suppuration s'établit, le contenu de la vésicule devient plus fluide; la poche est rénitente, puis fluctuante. Si les tissus sains réagissent, les vésicules et la prostate subissent la transformation scléreuse; la prostate se rétracte inégalement; elle peut même, en s'atrophiant, être réduite à un nodule fibreux; les vésicules ont le même sort; au toucher, elle apparaissent dures et noueuses, ou bien ne sont pas senties du tout.

L'urètre prostatique, très irritable, du moins au début de la localisation bacillaire, peut être exploré avec une bougie à boule; celle-ci, par son passage, provoque une douleur vive.

Enfin, — et toujours au début de l'affection — Guyon a signalé des *rétentions d'urine*, par spasme du col, laquelle sera recherchée, trouvée et appréciée par les moyens physiques habituels.

Les différents signes d'ordre fonctionnel et physique que je viens de passer en revue, prouvant l'altération des vésicules et de la prostate, méritent le nom de signes de localisation vésiculo-prostatique.

Je vais exposer maintenant ce qui, dans la tuberculose génitale, se rattache aux lésions de l'épididyme et du testicule, en décrivant les signes de la localisation orchi-épididymaire.

2° *Symptômes de localisation orchi-épididymaire.* — Pour étudier les signes physiques de la tuberculose orchi-épididymaire, Monod et Terrillon, dans leur traité, distinguent trois périodes. Je ne puis mieux faire que de citer textuellement la description remarquable de ces auteurs :

« *Au début,* on sent au niveau de l'épididyme une augmentation de volume, formant une masse dure, bosselée; la douleur spontanée est ordinairement presque nulle; aussi, il n'est pas rare que les malades ne s'aperçoivent de cette affection que par hasard, en palpant le scrotum. »

La tête de l'épididyme est, le plus souvent, seule atteinte au début : aussi, certains auteurs ont-ils voulu voir là une loi générale, et opposer cette localisation du tubercule à celle de l'orchite blennorrhagique, qui provoque la formation d'une nodosité localisée à la queue de l'épididyme. Mais cette différence de siège entre les deux maladies n'est pas absolue, car l'affection peut débuter par la queue de l'épididyme ; le corps de l'organe est souvent pris en même temps ou peu après.

La grosseur des bosselures est naturellement très variable ; souvent l'épididyme tout entier est envahi et considérablement augmenté de volume dès le début.

Lorsque le testicule est altéré en même temps, la palpation permet de reconnaître qu'il a perdu, en partie, son élasticité, et, par un examen attentif, on pourra avoir la sensation de noyaux durs faisant plus ou moins saillie à la surface de l'organe.

Le canal déférent présentera lui-même une augmentation de volume notable, des irrégularités et même des nodosités, assez souvent isolées, et rappelant la disposition des grains d'un chapelet. Mais cela dans un petit nombre de cas.

Pendant toute cette période, les parties se déplacent facilement dans le scrotum et ne présentent aucune adhérence.

Si la tunique vaginale contient du liquide, celui-ci masque, en grande partie, les signes précédents et les rend difficiles à apprécier. Cette hydrocèle peut être vidée par une ponction, quand elle est abondante, et les lésions du testicule deviennent ainsi très apparentes. Il arrive aussi que le liquide disparaît spontanément ; mais, après quelque temps, la vaginale est plus profondément altérée.

Nous avons souvent constaté, dans cette période, un signe qui indique nettement que les deux feuillets de la vaginale ont contracté des adhérences ensemble. Il suffit de se rappeler que, à l'état normal, si on saisit entre le pouce et l'index, le testicule en exerçant une légère pression, cet organe glisse et est expulsé facilement. Au moment où il quitte les deux doigts ainsi rapprochés, ceux-ci sentent une membrane mobile assez épaisse, lisse, qui n'est autre que la séreuse pliée en double, elle se dérobe rapidement. Cette manœuvre indique que la membrane pariétale est libre et glisse facilement sur l'autre feuillet. Quand il y a adhérence, cette petite manœuvre ne réussit pas, le testicule fuit moins facilement entre les deux doigts et, lorsqu'il a glissé, on ne trouve plus la sensation précédente.

La *deuxième période* est la période de ramollissement et peut survenir dans deux circonstances complètement différentes.

Après une évolution lente, indolente, et sans manifestations bien appréciables, apparaissent des phénomènes d'inflammation très nets, qui sont souvent remarquables par leur acuité. Mais cette évolution aiguë et rapide est peu fréquente ; on a affaire alors à la forme qui a été discutée sous le nom d'orchite tuberculeuse.

Très souvent, au contraire, on constate au niveau de l'induration tuberculeuse un certain degré d'adhérence à la peau : celle-ci change de coloration, devient rougeâtre, violacée, et, après quelque temps, on peut percevoir à ce niveau un point ramolli et une fluctuation localisée.

Le ramollissement et la formation d'abcès se sont produits sans douleur appréciable, ni irritation locale manifeste, et le malade n'a pas eu notion de cette transformation. Le seul phénomène local qui soit bien net, pendant cette évolution, est une faible élévation de température qui accompagne, presque toujours, la formation de ces abcès.

Entre ces deux modes d'évolution de la tuberculose arrivant à la suppuration, il existe des intermédiaires nombreux suivant la rapidité de la suppuration, l'acuité des phénomènes inflammatoires et douloureux, et l'importance des phénomènes généraux. Ceux-ci ne se présentent cependant que dans les cas d'orchite tuberculeuse aiguë, la forme chronique et subaiguë n'entraînant ordinairement aucun trouble important. La durée de cette période est des plus variables, de même que l'étendue des désordres qu'elle produit et cela tient principalement au volume primitif des productions tuberculeuses.

A la *troisième période*, les abcès tuberculeux sont devenus sous-cutanés ; la peau est amincie, s'ulcère légèrement ; le pus sort au dehors, la tuméfaction s'affaisse ; il ne reste, après quelques jours, qu'un petit orifice. Le pus, qui est évacué, est souvent très fluide, peu coloré, et contient souvent des grumeaux qui représentent des débris de la matière tuberculeuse en voie d'élimination.

L'orifice, au lieu de s'obturer, continue à donner issue à une certaine quantité de liquide puriforme mélangé de petits grumeaux ; alors il s'établit une véritable fistule. Celle-ci ne sera tarie qu'après l'élimination totale de tout le foyer tuberculeux correspondant, ainsi que nous l'apprend l'anatomie pathologique.

Il n'est pas rare de voir se produire plusieurs abcès, soit ensemble, soit successivement, suivis d'autant de fistules qui présentent du reste des aspects très différents. Tantôt ce sont des orifices très petits, à peine apparents, cachés dans le fond d'un sillon produit par le froncement de la peau du scrotum ; tantôt l'orifice est large et peut atteindre l'étendue d'une pièce de un ou deux francs, les bords sont amincis, décollés et violacés. Lorsque cet orifice augmente encore d'étendue, on voit sortir à travers la perte de substance de la peau une masse bourgeonnante, limitée par les bords cutanés, elle est saillante à la surface du scrotum et constitue ce qu'on a nommé fongus bénin du testicule.

Les abcès tuberculeux qui donnent naissance au fongus ne viennent pas tous du testicule lui-même. Souvent, ils sont dus au ramollissement des produits tuberculeux plus superficiels et sortant de la vaginale. Aussi après leur ouverture qui produit une ulcération étendue du scrotum, l'albuginée se trouve dénudée et mise au contact de l'air et des liquides. Cette membrane bourgeonne et, bientôt, se trouve constituée une variété spéciale de fongus auquel on a donné le nom de fongus superficiel.

Si les fistules, qu'on peut explorer à l'aide du stylet, arrivent à s'oblitérer à la suite de l'élimination des produits tuberculeux, elles laissent une trace indélébile constituée par l'adhérence de la peau aux parties profondes. A ce niveau le scrotum est froncé et présente une dépression facile à distinguer. Cette adhérence est ordinairement permanente, et correspond à un petit cordon qui l'unit au testicule ou à l'épididyme. »

En quel état sont les *fonctions génitales* des génito-tuberculeux ?

Dufour, dans sa thèse, établit un premier point, c'est que les altérations du testicule n'influent que tardivement sur les appétits génésiques et les phénomènes d'érection et d'éjaculation. Guelliot, dans bon nombre d'observations, a constaté la présence de spermatozoïdes dans les vésicules de sujets dont l'appareil génital, glande testiculaire et voies spermatiques, était fort compromis. Mais il ne suffit pas que le malade soit fécond, il faut qu'il soit puissant. C'est une affaire, non seulement de testicule, mais encore de prostate et de vésicule séminale. L'anaphrodisie n'arrive pas d'emblée ; bien plus, elle est précédée d'une période d'excitation génésique, qui peut être très violente, caractérisée par des désirs continuels, des érections fréquentes, des pollutions nocturnes ; Cazalis a présenté à la société anatomique les organes génitaux d'un tuberculeux qui, alors qu'il avait déjà des fistules stercorales, était tellement tourmenté par des besoins sexuels qu'il se livrait à une masturbation incessante. Verneuil, Reclus et Guelliot, rapportent des exemples analogues. Il n'y a donc que, lorsque les lésions sont très accentuées, que les fonctions viriles disparaissent.

6° **Marche et pronostic.** — La tuberculose génitale peut se montrer chez un individu offrant toutes les apparences de la santé, à la façon d'un cancer utérin chez une femme bien portante. Le plus souvent, le sujet frappé est taré et présente des antécédents bacillaires, héréditaires ou personnels.

Le mode de début est variable. D'ordinaire, il est insidieux et c'est par hasard que le porteur de tubercules orchi-épididymaires s'en aperçoit. Exceptionnellement, l'affection se manifeste comme une orchite blennorrhagique. Scrotum rouge, tendu, œdématié ; hydrocèle légère et constante ; épididyme douloureux, en cimier de casque, coiffant le testicule à peine augmenté de volume ; canal déférent en porte-plume ; vésicule ou prostate sensibles à la pression digitale : tel est le tableau classique.

Après quatre ou cinq jours, les phénomènes inflammatoires

s'atténuent, puis disparaissent, laissant, après eux, une hypertrophie testiculaire, des irrégularités déférentielles et des bosselures épididymaires, lesquelles sont toute une révélation pour le médecin.

Trois semaines après l'apparition des accidents, les noyaux épididymaires suppurent et les abcès s'ouvrent au dehors. C'était donc une *tuberculose galopante* ! Cette forme clinique est rare et il ne faut pas s'attendre à la trouver tous les jours, en pratique.

Quel que soit le mode de début, la tuberculose génitale peut marcher plus ou moins vite. La forme la plus chronique, la plus torpide, peut se réveiller, se réchauffer, de temps en temps ; alors les signes cliniques se précipitent. C'est dans les formes à évolution lente et longue, que l'affection se dessine avec tous ses caractères : les hématuries précoces, les troubles de la miction, les écoulements urétraux ouvrent la scène ; après des jours, des semaines, des mois et même des années, les signes physiques de la tuberculose vésiculo-prostatique et de la tuberculose orchi-épididymaire apparaissent à leur tour ; le doute n'est plus permis sur la nature de l'affection.

Puis, parmi les parties malades, les unes restent indurées, les autres suppurent. L'affection se prolonge plus ou moins longtemps avec des poussées qui peuvent accélérer son allure, Le malade guérit. Ou bien son état reste stationnaire, et il ne va ni mieux, ni pis, il conserve ou perd ses facultés génitales ; ou bien, enfin, dans l'aggravation quotidienne de l'affection, il est épuisé par une suppuration prolongée, jusqu'à ce qu'il meure de fièvre hectique ou, le plus souvent, qu'il soit emporté soit par une complication viscérale, phtisie, pneumonie, méningite, péritonite de même nature, soit par une généralisation brutale dont il portait peut-être la trace.

Le *pronostic* est donc sérieux.

7° Diagnostic. — De la tuberculose vésiculo-prostatique, il faudra différencier tous les processus morbides qui peuvent intéresser la région. Les hématuries précoces, les troubles de la miction, la rétention d'urine, les écoulements urétraux, les pertes séminales, l'irritabilité de l'urètre postérieur, révélée par le cathétérisme, sont des symptômes communs à un grand nombre d'affections. L'examen bactériologique du pus urétral et surtout l'exploration des vésicules et de la prostate par le toucher rectal, rendent les plus grands services. Les cystites chronique, calculeuse, tuberculeuse, le cancer de la vessie; l'hypertrophie simple, les kystes et les calculs de la prostate; la spermatocèle doivent être rapidement passés en revue. J'insisterai seulement sur le diagnostic de la tuberculose vésiculo-prostatique avec le cancer des organes correspondants et l'urétro-prostatite chronique ou blennorrhagique.

Le cancer de la prostate est observé le plus fréquemment de 50 à 70 ans, mais peut se rencontrer dans la première enfance (la tuberculose de l'organe n'est pas de ces âges). Dans son évolution rapide, il se caractérise par de la dysurie; des hématuries abondantes; l'issue, par l'urètre, de détritus néoplasiques reconnus au microscope; des douleurs profondes et tenaces, localisées et irradiées; des adénites inguinales, et l'altération profonde de l'état général. — Quant au cancer de la vésicule, il est presque toujours secondaire, il s'observe chez les hommes qui ont dépassé l'âge moyen.

L'urétrite blennorrhagique chronique, avec prostatite, avec vésiculite, se traduit par la fréquence des mictions et par un écoulement blanchâtre, ce sont des signes d'urétro-prostatite bacillaire. Le diagnostic est souvent délicat; car, suivant la majorité des auteurs, cette blennorrhée gonococcique n'exclut pas la tuberculose, au contraire. Il faut examiner le pus, toucher les vésicules, palper les testicules, ausculter les sommets des poumons, rechercher les antécédents personnels de même ordre, etc.

L'orchite tuberculeuse ne peut, dans les premiers jours, être distinguée de la blennorrhagique, même si elle survient chez un phtisique, par exemple; car celui-ci peut faire une orchi-épididymite à gonocoques, tout comme un autre. Plus tard, le diagnostic différentiel sera établi grâce aux signes suivants. Dans l'orchi-épididymite blennorrhagique, l'épididyme est lisse, en cimier de casque; le testicule indemne; le canal déférent en porte-plume; la prostate enflammée et douloureuse, comme la vésicule; l'écoulement urétral est abondant; les mictions sont douloureuses, le pourtour du méat est rouge; dans le pus, on trouve des gonocoques; la suppuration de la glande est exceptionnelle et, quand elle existe, la cicatrisation de la plaie est constante; l'état général reste bon, bien que le malade soit souvent déprimé. L'orchi-épididymite tuberculeuse aiguë est très rare; l'épididyme est bosselé et l'on trouve souvent des noyaux tuberculeux sur l'épididyme du côté opposé; le testicule est plus gros et irrégulier; le canal déférent est moniliforme; dans la prostate et la vésicule, il existe des nodosités; l'écoulement urétral est moins abondant que celui de la blennorrhagie; la douleur à la miction est beaucoup moindre; le pourtour du méat n'est pas rouge; les hématuries prémonitoires de la tuberculose génito-urinaire sont fréquentes; dans le pus, on trouve le bacille de Koch; l'inoculation aux cobayes est positive et l'examen cystoscopique de la vessie peut fournir de précieuses indications; l'épididyme suppure rapidement et devient le point de départ de fistules interminables; l'état général est fort compromis, le malade est surtout un phtisique ou présente d'autres localisations.

L'orchi-épididymite chronique blennorrhagique respecte le testicule, la prostate et les vésicules; le déférent, à son origine, est rigide. Quant à l'épididyme, il présente, au niveau de la queue, une induration piriforme, en dehors de la boucle du déférent. Cette boucle n'existe pas, suivant Reclus, dans l'orchi-épididymite tuberculeuse chronique, à cause de la présence d'un noyau tuberculeux; d'autres noyaux s'échelonnent le long du déférent. Enfin, la chaude-pisse s'accompagne volontiers de rhumatisme monoarticulaire et de manifestations sur les séreuses.

Le testicule tuberculeux ne sera pas confondu avec le testicule syphilitique. Celui-ci est indolore; s'il existe une nodosité épididymaire, elle se trouve dans la tête de l'organe. Les gommes suppurées siègent en avant; les abcès tuberculeux se fistulisent en arrière. Et puis, il y a tous les stigmates de la spécificité. Cependant, il y a des cas où l'examen bactériologique seul permet de lever tous les doutes (Duplay).

« Quand un malade se présente avec une tumeur du testicule qu'on soupçonne être des tubercules, le repos et les cataplasmes améliorent toujours un moment la tumeur; si l'effet de ces médications est nul, si le malade est pâle, si ses fonctions génésiques sont troublées, elle peut se rapporter à un cancer ausi bien qu'à des tubercules, mais un léger écoulement a une certaine signification en faveur de tubercules. Il en est de même des écoulements de sperme sanguinolent, mais ces deux accidents sont si rares qu'on ne peut fonder sur eux un diagnostic.

Lorsqu'on est dans le doute entre un cancer et des tubercules, s'il survient du côté du col de la vessie une inflammation, il est probable que la tumeur est constituée par des tubercules, car la lésion vésicale se rapporte à des tubercules prostatiques.

On enlève aujourd'hui encore, de temps en temps, des testicules tuberculeux, croyant qu'ils sont cancéreux, mais c'est surtout quand le mal a débuté par le testicule. Dans ce cas, en effet, les signes de tubercules pulmonaires manquent. En interrogeant les antécédents des malades, leur genre de vie, on arrive quelquefois à trouver les conditions de la tuberculisation, ce qui est un indice; mais, il est de meilleurs signes. Les testicules tuberculeux sont toujours peu volumineux; quand ils simulent des cancers, ils offrent une consistance moins grande pour un volume égal, car ce n'est que quand les indurations sont petites qu'elles sont dures. S'il s'agit d'une tuberculisation aiguë des organes génitaux, le mal a marché plus vite qu'un cancer; s'il s'agit de tubercules à marche lente, le cancer s'est dévoppé plus vite; enfin, dans la première condition, le mal peut avoir commencé par une orchite.

Lorsqu'il y a une hydrocèle et une tumeur du testicule de nature douteuse et qu'on hésite entre un cancer et des tubercules, on fait une ponction et l'on examine plus librement la tumeur. De cet examen il résulte quelquefois des signes locaux qui précisent le diagnostic. La tunique vaginale offre des épaississements, des ossifications, des cartilaginifications, si l'on peut ainsi dire, comme toutes les membranes fibreuses; on reconnaît ces états à une hydrocèle ancienne, dont on sent les parois dures, crétacées, et quand le liquide de l'hydrocèle est évacué, on arrive quelquefois à palper les corps durs roulant sur le testicule et qui sont des corps mobiles de la tunique vaginale; il n'est pas difficile de les reconnaître; le toucher qui permet de constater leur dureté et leur mobilité en dit assez au chirurgien (A. Desprès).

8° Traitement de la tuberculose génitale. — Ce traitement est double, général ou médical, local ou chirurgical. En ce qui concerne le traitement général, je conseille au médecin d'avoir recours à l'excellente pratique de Reclus.

« En premier lieu, pendant les cinq mois les plus froids de l'année, nous prescrivons l'huile de foie de morue et nous ne craignons pas d'en élever les doses jusqu'à sept ou huit cuillerées à soupe par jour, qui, prises dans les bières fortes d'Angleterre et de Hollande, sont beaucoup plus facilement acceptées par l'estomac; on les augmentera progressivement; au début, une cuillerée est versée dans de la bière mousseuse; l'huile moins dense vient se placer entre la bière et la mousse, et on l'avale sans s'en douter. Peu à peu, on augmente la dose, sauf dans les cas où les susceptibilités de l'estomac ou de l'intestin sont excessives.

« Nous donnons d'ordinaire, aussi bien l'été que l'hiver, une petite quantité d'iodure de sodium; chaque matin notre malade doit prendre, dans une tasse de lait tiède, préalablement bouilli, une cuillerée à café de la solution suivante :

Iodure de sodium.	2 grammes.	
Bromure de sodium.	*ââ* 10	—
Chlorure de sodium.		
Eau.	100	—

« L'usage doit en être longtemps continué; d'ailleurs, cette tasse de lait salé n'a rien de désagréable et tient lieu de premier déjeuner; il est indispensable, en effet, pour que cette petite dose agisse sur l'organisme, de l'absorber absolument à jeûn.

« Pour peu que notre malade ait maigri, qu'il mange peu ou mal, ou avec dégoût, nous employons volontiers la poudre de viande, selon la méthode de Debove ; le commerce en livre qui est à peu près sans odeur. La préparation en est des plus simples et les patients apprennent à mettre 25 grammes de poudre délayée avec un peu d'eau froide dans une tasse de lait chaud ; on ajoute une cuillerée de rhum ou de curaçao, de cognac, de kirsch, de sucre vanillé, et on prend cette mixture au milieu du repas, comme entremets ; on peut encore masquer la poudre de viande dans le lait par un verre à liqueur de punch au rhum et deux verres à liqueur de thé. Nous insistons aussi sur le beurre, les œufs frais gobés presque crus en dehors des repas. Et, d'habitude, ce régime rend la force et l'embonpoint primitifs.

« Matin et soir, frictions sèches sur tout le corps avec le gant et la ceinture de crin ; le malade doit se frotter pendant cinq ou dix minutes ; la marche, l'équitation même nous semblent bons, mais il faut soutenir les testicules avec le plus grand soin pour éviter tout froissement, le moindre heurt qui pourrait être cause d'une poussée tuberculeuse nouvelle. Nous avons la plus grande confiance dans les eaux chlorurées sodiques, et en particulier dans celles de Salies-de-Béarn, dont on connaît la richesse exceptionnelle. Nous y envoyons nos malades de préférence en mai et en septembre, laissant, entre les deux voyages, un intervalle de deux à trois mois. »

Ce traitement général est indiqué dans tous les cas de tuberculose génitale ; mais il est loin d'être suffisant et il ne faut pas toujours en attendre des merveilles. Lorsqu'il s'agit, en particulier, d'une glande suppurée et fistulisée, il ne faut plus compter que sur le traitement local pour sauver l'organe et le malade.

Ce traitement local vient d'être longuement discuté à la Société de chirurgie. De ces discussions, la lumière a jailli et, à l'heure actuelle, la question de l'intervention est réglée.

Bien des procédés sont mis en avant ; on peut les classer de la façon suivante :

Les uns agissent sur les parties malades seules.

D'autres suppriment radicalement un ou plusieurs segments des voies spermatiques.

D'autres, enfin, enlèvent la glande génitale.

Par rapport au testicule, qui, dans la circonstance, est l'organe intéressant, les procédés des deux premiers groupes sont des procédés de *conservation*; les procédés du dernier groupe sont des procédés de *suppression*.

A l'heure actuelle, les procédés de conservation constituent la thérapeutique ordinaire de la tuberculose génitale et de la tuberculose orchi-épididymaire en particulier. Les procédés de suppression, et, entre autres, la castration, sont réservés pour des indications spéciales.

Voici un testicule et un épididyme bourrés de noyaux caséeux, dont quelques-uns même sont suppurés et s'ouvrent à l'extérieur. La glande du côté opposé, les vésicules et la prostate semblent saines; il s'agit, apparemment, d'une tuberculose locale; nous en craignons la propagation et la généralisation; faisons la castration et tout danger sera conjuré.

Telle est la loi que Terrillon a posée en 1881, après deux succès. La castration, en vogue autrefois, est aujourd'hui délaissée; c'est à bon droit et voici pourquoi:

Partons de ce principe que la tuberculose testiculaire primitive est exceptionnelle; que, le plus souvent, elle est précédée ou accompagnée, anatomiquement sinon cliniquement, par des lésions analogues des voies génitales du même côté et du côté opposé. Tous les auteurs sont d'accord sur ces faits.

Donc, faire la castration pour une glande qui présente des altérations apparentes, c'est enlever seulement une partie du mal. Et le processus morbide, qui a évolué jusque-là, de façon latente, au niveau des autres parties génitales, apparaît à son tour, comme si de rien n'était.

Reynier prétend que la castration a pour effet, non seulement de supprimer la glande malade, mais encore de réagir à distance sur la prostate, en décongestionnant cette dernière, ainsi que cela se passe dans la ligature des déférents pratiquée contre l'hypertrophie et la prostate.

Mais il reste encore un testicule qui pourra établir la compensation. Et puis, cette décongestion est transitoire; d'ail leurs, cette modification vasculaire peut être constatée à la suite de la simple cautérisation de la glande. Enfin, pour certains auteurs, la castration donne un coup de fouet aux lésions qui subsistent, comme, en maintes circonstances, les interventions qui s'adressent à des tumeurs malignes.

La castration n'a pas seulement contre elle d'être une opération incomplète, mais encore elle offre le grave inconvénient de supprimer, entièrement et de parti pris, un organe dont la présence est indispensable pour l'intégrité du système nerveux et de l'organisme.

Je n'insiste pas sur la sécrétion externe de la glande, bien que ce soit chose à considérer.

Mais le testicule est le point de départ de réflexes, dont la destruction immédiate et radicale jette un trouble profond dans les fonctions nerveuses. A la conservation de l'équilibre de l'organisme concourt également la sécrétion interne de l'organe. Dans le service de Guelliot, j'ai observé un prostatique atteint de troubles cérébraux graves, à la suite d'une double ligature des déférents.

Il y a bien l'autre testicule qui peut compenser la perte de celui qui n'est plus. Mais ce testicule se prend à son tour; peut-être, est-il déjà très altéré, sans qu'on s'en doute, et, dans un délai rapide, les troubles nerveux apparaîtront, ainsi que ces désordres qui succèdent à l'ablation même partielle des glandes vasculaires sanguines, telles que le corps thyroïde et les capsules surrénales.

Ce n'est pas tout. Après une longue tristesse, causée par l'aspect d'un scrotum « enveloppé de cataplasmes » suivant l'expression de Deville, le malade, guéri, sera heureux de constater que ses deux testicules lui restent. Il en est un qui ne vaut pas cher, c'est vrai ; mais c'est un « testicule moral » ; il est bien à lui, il le préfèrera même à un organe artificiel.

Conservons donc le testicule.

Coupe-t-on le bras parce qu'on a une tumeur blanche du coude? Coupe-t-on la jambe, parce qu'on a une tumeur blanche du genou? demande judicieusement Bazy.

I. Procédés de conservation testiculaire. — Dans l'énumération de ces différents procédés[1], j'irai du simple au compliqué.

1° *Pratique de Routier.* — Je tiens à faire connaître l'excellente méthode du chirurgien de Necker.

Au point de vue du traitement, les testicules tuberculeux sont classés en trois catégories, suivant la période d'évolution du mal, sans tenir compte de l'état général, ni de l'état des voies urinaires.

Dans une première catégorie, sont rangés les malades qui n'ont que des nodosités épididymaires ou funiculaires ; dans une seconde catégorie, les malades qui ont déjà un ou plusieurs abcès; dans une troisième catégorie, ceux qui ont une ou plusieurs fistules ou qui sont porteurs d'un fongus.

Pour les malades de la première catégorie, proscrire tout traitement chirurgical; faire porter un suspensoir ouaté et instituer un traitement général.

S'il existe des abcès, les ouvrir largement au thermocautère, en griller les parois, et, au cours de la guérison, toucher au chlorure de zinc les parois bourgeonnantes, si elles paraissent suspectes, jaunes ou couenneuses.

Brûler le trajet des fistules; abraser la partie herniée et cautériser la surface de section, dans les fongus.

2° *Pratique de Quénu* (Curettage suivi ou non de réunion). — Qu'il s'agisse de tubercules ramollis ou non, Quénu met le foyer à nu au moyen d'une incision ; puis, avec une curette, il extirpe les foyers caséeux, aussi bien les noyaux suppurés que les parties indurées par l'envahissement de la

1. Mauclaire, dans un article récent, préconise le traitement des tuberculoses épididymo-testiculaires par les ligatures du cordon spermatique. La section des vaisseaux et des nerfs, (celle du canal déférent se modifie pas le processus pathologique) peut entraîner la réduction de l'organe hypertrophié et la régression des lésions. C'est le principe général des ligatures vasculaires atrophiantes (Harvey), appliqué à un cas particulier. L'avenir nous dira ce que vaut, pour la tuberculose génitale, une méthode qui, pour les tumeurs maligne du testicule, n'a donné que des résultats négatifs. Mauclaire, indépendamment des ligatures, traite l'affection par les procédés classiques de conservation.

tuberculose. La plaie, ainsi nettoyée, est cautérisée au chlorure de zinc; puis, si les parties molles sont saines, on réunit par première intention; dans le cas contraire, on se contente de tamponner la plaie avec de la gaze iodoformée et l'on attend la réunion secondaire.

3° *Pratique de Duplay* (Ablation du foyer tuberculeux au bistouri). — « Cette méthode consiste à attaquer le foyer tuberculeux dans toute l'étendue qu'il occupe, sur le testicule ou sur l'épididyme, et à l'énucléer dans sa totalité jusqu'au tissu sain inclusivement. Le manuel opératoire en est fort simple. Au moyen d'une incision, ayant une longueur et une direction convenables, on aborde le tuberculome et on le dissèque, comme on le ferait pour une tumeur quelconque, sans se préoccuper des parties périphériques. Grâce à cette dissection, on peut isoler complètement et enlever le foyer tuberculeux. Si ce foyer est suppuré, on pratique l'extirpation de la poche tuberculeuse, dans toute son étendue, et celle des trajets fistuleux, s'il en existe. Si la tuberculose siège dans l'épididyme, il ne faut pas hésiter à séparer cet organe du canal déférent; si le tubercule siège dans le testicule, on devra inciser l'albuginée et le tissu sain de la glande pour aborder le néoplasme et en pratiquer l'énucléation. Après l'ablation des parties malades, l'albuginée est réunie avec du catgut fin, de façon à contenir ce qui reste de substance testiculaire et, par-dessus, la peau est suturée. »

4° *Épididymectomie* (Bardenhauer, Villeneuve, Duplay, Humbert, Tillaux, Lejars). — L'épididymectomie est en général associée à la funilectomie totale ou partielle.

Les avantages de cette opération sont les suivants : conservation des testicules et absence d'atrophie de ces derniers; conservation du désir et de la puissance génitales; intervention facilement acceptée par les malades (Platon).

J'exposerai le manuel opératoire de Bardenhauer. « Tout d'abord, il faut déterminer, par une palpation soigneuse, la limite exacte entre l'épididyme et le testicule. Ceci est important pour ne pas léser le testicule. Ensuite, l'opérateur, placé du même côté que l'épididyme à extirper, saisit le testicule et le retourne de façon que l'épididyme regarde en haut et en avant.

« On fait alors une incision sur le côté externe du scrotum, à la limite de l'épididyme et du testicule, d'une longueur de 1 ou 2 pouces, parallèlement au sillon sus-indiqué. On sépare aussi la peau, le dartos, jusqu'au niveau de l'épididyme.

« A l'extrémité supérieure de la tumeur, qui se trouve dans la position où la maintient l'opérateur, sur son bord antérieur et dans la région de la queue où les vaisseaux ne sont pas en rapport avec le testicule, on pénètre jusqu'à la tunique albuginée de l'épididyme. On procède ensuite à l'ablation sous-séreuse de l'épididyme dans toute sa longueur, à l'aide de deux incisions parallèles; au niveau de la tête, la vaginale est ouverte pour ne pas léser les vaisseaux. L'ablation de l'épididyme se fait facilement, même si la tête est infiltrée. Après la séparation du corps du testicule, je saisis le canal déférent et je le libère avec le doigt, minutieusement, du tissu vasculaire voisin. Je tire sur lui fortement et je le résèque aussi haut que possible. Si la tunique vaginale, ainsi que la tunique albuginée, ont été ouvertes au cours de l'opération, elles sont suturées au catgut. Petit drain dans la cavité vaginale. Suture de la capsule de l'épididyme et drainage de la cavité. Suture du scrotum. Pour drainer, on peut employer la gaze iodoformée ».

Villeneuve désinsère l'épididyme au thermocautère, examine, par la même occasion, l'état de la glande séminale qu'il traite en conséquence. Pierre Delbet n'hésite pas à la fendre comme on fend le rein.

5° *Spermatocystectomie.* — Sur la région vésiculo-prostatique, le chirurgien peut agir par *ponction* rectale ou périnéale (Cock, Kocher, Lloyd), par *incision* rectale ou périnéale (spermatocystotomie — Bilfeld), par *excision* suivant la voie inguinale, périnéale ou sacrée.

La spermatocystectomie par voie *sacrée* a été suivie depuis quelques années (Schede, Billroth, Rontier, de Füller). Cette voie donne une large ouverture (procédés de Kraske, Hochenegg, Rose, Rydygier), mais se complique d'accidents sérieux, tels que hémorragies, gangrène, fistules.

La spermatocystectomie par voie *inguinale* a été préconisée en 1891 par VILLENEUVE.

« L'incision de la castration est prolongée jusqu'à l'orifice inguinal. On tire alors progressivement sur le canal déférent, comme on le fait sur le ligament rond dans l'opération d'Alexander, et on effondre peu à peu, avec l'index, la paroi postérieure du trajet, en se guidant sur la saillie de ce canal. On peut aussi inciser, si c'est nécessaire, un des piliers de l'anneau. On arrive ainsi à décoller le cordon en suivant la paroi latérale de la vessie. Le doigt reconnaît bientôt la base de la prostate et, au-dessus, la vésicule qu'il accroche et détache. Il faut prendre garde, à ce moment, de tirer trop fort sur le cordon qui se rompt facilement à son abouchement sur la vésicule, ce qui m'est arrivé plusieurs fois à l'amphithéâtre. Si l'ablation de la vésicule offre quelques difficultés, on laisse quelques débris, il sera facile de les enlever à la curette. »

Cette méthode, malgré VILLENEUVE, malgré POIRIER, n'a aucune valeur pratique, suivant l'expression de de FÜLLER. Tout d'abord, elle est d'application difficile et se complique d'accidents de gravité variable, tels que rupture du déférent, perforation du péritoine, vaste décollement terminé par une cavité en contre-bas, difficile à drainer.

La spermatocystectomie par voie *périnéale* est l'opération de choix. Parmi les différents procédés (ZUCKERKANDL, VON DITTEL, WÖLFLER, ROUX, QUÉNU, GUELLIOT), je choisirai celui de GUELLIOT.

« 1° Malade dans la position de la taille, sonde dans l'urètre;

« 2° Incision prérectale curviligne, allant de l'ischion gauche à l'ischion droit; du côté de la vésicule à enlever, on la prolonge en arrière en contournant l'anus jusqu'au raphé postérieur. Cette incision périrectale comprend ainsi les deux tiers au moins de la circonférence de l'anus;

« 3° Incision des tissus sous-jacents jusqu'à la graisse de la fosse ischio-rectale; l'urètre est séparé du rectum par la section du raphé ano-bulbaire;

« 4° Le releveur de l'anus est mis à nu; du côté à opérer, il est incisé largement à partir de son bord interne; de l'autre côté, on débride simplement en entamant ce bord;

« 5° Pour aborder les organes profonds, une grosse pince de MUSEUX est appliquée sur le bord antérieur de l'anus ; par son propre poids, elle suffit pour abaisser le rectum et le refouler en arrière ; une valve vaginale écarte en haut l'urètre et le bulbe. Le doigt arrive facilement sur la prostate et décolle sa face postérieure ;

« 6° Une pince tire-balles ou à griffes saisit la prostate près de son bord antérieur et l'abaisse. On peut, en effet, par une traction modérée, faire descendre, de plusieurs centimètres, la prostate, les vésicules et le bas-fond vésical, ce qui facilite singulièrement les manœuvres ultérieures ;

« 7° Avec la sonde cannelée ou les ciseaux, on déchire l'aponévrose sur la face postérieure de la prostate ; puis, avec le doigt, on continue la dénudation et on sépare — facilement, quoiqu'on en ait dit, — la prostate et les vésicules de la face antérieure du rectum. La vésicule malade est isolée en agissant prudemment, en dehors à cause du plexus veineux, au fond à cause du péritoine. L'index gauche, introduit dans le rectum, peut augmenter l'abaissement et même inverser la vésicule ;

« 8° Mais il peut se faire que l'isolement de l'organe soit rendu difficile et que son volume empêche de l'enlever d'une seule pièce. Il faut alors le *morceler* comme un utérus trop gros ou adhérent. Le col est sectionné au ras de la prostate ; une pince attire la vésicule, on incise au-dessus d'elle ; avant de détacher complètement le fragment, on saisit au-dessus le moignon avec une seconde pince et on continue jusqu'à ce que tout l'organe soit enlevé. Pour ce morcellement, le thermocautère est très utile, parce qu'il expose moins aux hémorragies et aux inoculations septiques ou tuberculeuses ;

« 9° Si une ligature profonde est difficile à faire, on laissera, sur les vaisseaux qui saignent, une ou deux pinces à demeure pendant 24 heures. Quelques points de suture profonds rétrécissent la plaie opératoire qui est bourrée de gaze iodoformée.

« Accidents opératoires : hémorragie, déchirure du rectum, fistules urinaires et spermatiques. »

6° *Prostatectomie et curettage de la prostate*. — Le manuel opératoire est identique à celui de la spermatocystectomie. La voie suivie pourra être inguinale, sacrée, perinéale; elle peut être hypogastrique avec ou sans ouverture de la véssie.

II. Procédés de suppression testiculaire. — 1° *Castration orchi-épididymaire* ou *castration proprement dite.* — Cette opération est indiquée lorsqu'il s'agit d'une tuberculose testiculaire hypertrophiée, ayant l'aspect, le volume et la marche d'une tumeur maligne ; lorsque le sarcocèle tuberculeux est, pour l'organisme, la seule cause d'affaiblissement par les douleurs persistantes et la suppuration prolongée dont il est le siège; lorsque les lésions sont bilatérales, avec d'autres localisations bacillaires sur d'autres points de l'organisme; lorsqu'enfin, la glande génitale, traitée en vain depuis longtemps par les procédés conservateurs, n'est plus qu'une masse suppurante criblée de fistules.

Je ne décrirai pas le manuel opératoire de la castration, qui sera traité dans un prochain chapitre ; mais j'insisterai sur certains détails qu'il faut avoir présents à l'esprit, non pas pendant, mais avant l'intervention. Il faudra, ainsi que le recommande Tuffier, enlever le bloc morbide, — peau fistuleuse, vaginale et testicule, — sans l'entamer, car l'hydrocèle symptomatique est constituée par un liquide virulent tuberculigène.

Il faudra pratiquer l'exérèse de tout ce qui est malade et poursuivre le canal déférent jusque dans la région inguinale.

Il faudra isoler les vaisseaux du canal déférent dans la ligature du cordon; celle-ci devra être double, faite avec un double fil entre-croisé, comme pour les pédicules un peu gros. Dans la ligature en masse du cordon, les vaisseaux se rétractent, l'hémostase n'est plus assurée et un hématome des bourses se forme qui ne tarde pas à suppurer ;

2° *Castration génitale complète.* — C'est une opération de choix, mais elle n'est pas à la portée de tous les chirurgiens. C'est la castration proprement dite, avec funiculectomie, spermatocystectomie et prostatectomie. Elle peut être unilatérale et bilatérale. Sur un malade, en une seule séance,

GUELLIOT a pratiqué la castration à droite (épididyme volumineux et bosselé, testicule hypertrophié) ; l'épididymectomie et le curettage des foyers à gauche (noyaux multiples dans l'épididyme) ; enfin la spermatocystectomie droite (vésicule volumineuse, faisant saillie dans le rectum).

Résumé. — J'ai exposé, tout au long, les procédés, actuellement en cours, qui sont à la disposition du chirurgien pour traiter la tuberculose génitale. C'est à lui de fixer son choix, après avoir consulté la forme du cas pathologique et ses propres forces. Voici, toutefois, quelques indications générales qui pourront lui être utiles.

I. Il s'agit d'une *tuberculose génitale primitive.*

1° *Pas de castration,* sauf testicules particuliers (hypertrophique, détruit par la suppuration, cause d'affaiblissement et de fièvre hectique). Castration génitale totale : précoce, c'est une bonne, mais regrettable opération, parce que le mal est léger et peut guérir autrement, — tardive, elle est le plus souvent inutile, — dans tous les cas, elle est toujours difficile à pratiquer ;

2° Recourir aux procédés de *conservation testiculaire* (procédés ROUTIER, QUÉNU, DUPLAY, au choix ; ils sont excellents tous trois) ;

3° Faire l'*épididymo-funiculectomie* (foyers caséeux et suppurés circonscrits) ; par la même occasion, appliquer les procédés de conservation au testicule et, s'il y a lieu, à la prostate et aux vésicules.

II. Il s'agit d'une *tuberculose génitale bilatérale.*

Même traitement.

III. Il s'agit d'une *orchi-épididymite tuberculeuse aiguë.*

A la période inflammatoire, repos, cataplasmes, pansements humides, antiphlogistiques ; à la période de suppuration, traitement de la tuberculose chronique.

IV. Il s'agit d'une *tuberculose génitale secondaire.*

Procédés de conservation. Intervention rapide. Thermocautère.

DE LA TUBERCULOSE GÉNITALE CHEZ L'ENFANT

1° Définition. — L'expression de tuberculose génitale est, chez l'enfant, de compréhension trop vaste ; chez lui, contrairement à ce qui se passe chez l'adulte, la région vésiculo-prostatique est exceptionnellement intéressée et, dans l'immense majorité des cas, il s'agit de tuberculose orchi-épididymaire.

Ce n'est pas la seule distinction à établir entre le sarcocèle tuberculeux de l'adulte et celui de l'enfant ; il existe beaucoup d'autres différences d'ordre anatomique, clinique et thérapeutique.

C'est pourquoi, j'ai pensé qu'il y aurait tout avantage, pour le médecin, à consacrer un chapitre spécial à la tuberculose génitale infantile.

2° Historique. — Cette affection est bien connue depuis une quinzaine d'années seulement ; auparavant, Lloyd, Barrier, Dufour, Curling, Prestat, Giraldès, Hunin, Védrine avaient publié quelques observations isolées. Lannois (1883) les rassembla et donna le premier travail synthétique sur la question. Dans les *Archives générales de médecine,* Jullien (1890), Hutinel et Deschamps (1891) firent paraître de bonnes études. Enfin, tout récemment, à la Société de chirurgie, Félizet indiqua les principaux caractères anatomo-cliniques de l'affection et posa les règles de l'intervention opératoire.

3° Etiologie. — C'est une affection extrêmement rare, du moins cliniquement, disait Hénoch, rare dans la signification absolue du mot et relativement aux autres localisations bacillaires de l'organisme. Giraldès compte quatre ou cinq cas par an ; de Saint-Germain cinq ou six ; Jullien, dans le service de Lannelongue, dix-sept en trois ans ; Hutinel, neuf en quinze mois.

Et cependant, les lésions tuberculeuses du testicule sont aussi fréquentes chez l'enfant que chez l'adulte ; et si, jusqu'à notre époque, la maladie semble avoir été superficiellement connue, cela tient à bien des raisons. D'abord, le sujet est un enfant, qui ne se plaint pas, parce que le sarcocèle évolue lentement, insidieusement, sans douleur ; puis, dans l'observation clinique, on ne tient compte que des grosses lésions, les altérations légères passant inaperçues ; enfin le testicule est un organe insignifiant dans l'enfance, la structure en étant rudimentaire.

La tuberculose orchi-épididymaire de l'enfant apparaît dans les premières années de la vie. Sur les 20 enfants observés par Jullien, il y en a 16 qui n'ont pas 5 ans, et, parmi les 16, il en est 6 ayant moins d'un an, 6 ayant de 1 an à 2. Jullien a constaté un testicule tuberculeux chez un enfant de deux mois, Ashby chez un enfant de sept semaines, Giraldès chez un nouveau-né. Dreschfeld a même rapporté un cas congénital. Quoi qu'il en soit, la tuberculose génitale infantile est exceptionnellement héréditaire; d'après Monks, Jullien, Hutinel, elle est presque toujours acquise.

Comment s'est fixé le processus morbide sur le testicule ?

Dans un grand nombre de cas, disent les auteurs, la maladie a une origine traumatique. Pour l'explication du phénomène, ils font intervenir la loi de Max Schüller. Mais cette loi ne prouve rien; elle peut être vraie pour un traumatisme articulaire et fausse pour un traumatisme du testicule ; d'ailleurs, Lannelongue et Achard n'ont-ils pas prouvé, il y a quelques jours à peine, que, dans l'infection bacillaire pure, le traumatisme est impuissant à déterminer une localisation morbide de même nature.

La masturbation joue, à ce que l'on prétend, un rôle efficace dans la détermination des lésions tuberculeuses. C'est inadmissible. Les petits enfants ignorent cette habitude, ce qui n'empêche pas le sarcocèle tuberculeux d'être chez eux relativement fréquent ; au contraire, cette affection devient plus rare, à mesure que les enfants grandissent et qu'un plus grand nombre d'entre eux se livrent à la masturbation.

La situation déclive du testicule explique, d'après Jullien, pourquoi le testicule gauche est plus souvent intéressé que le droit ; mais cette constatation ne peut être faite que sur les enfants ayant plus de deux ans, c'est-à-dire sur les enfants qui marchent; la marche détermine et accentue la déclivité du testicule gauche et, avant deux ans, les deux glandes payent un égal tribut à la maladie.

J'ajouterai que les anomalies testiculaires ne semblent pas favoriser le développement du processus tuberculeux, et, si le testicule ectopié appelle souvent une localisation maligne, il ne fixe pas volontiers le bacille de Koch.

Par contre, le testicule tuberculeux se rencontre d'ordinaire chez des enfants à cheveux roux, à tempérament lymphatique, aux chairs adipeuses et flasques, atteints de rachitisme et de gastro-entérite chronique avec gros ventre tympanique. Ou bien, c'est un petit malade atteint de phtisie pulmonaire, d'entérite tuberculeuse ou de tuberculose péritonéale.

Ces altérations du tube digestif s'observent à chaque instant; aussi Mollière et Augagneur ont-ils pu dire que c'est presque exclusivement dans le cas de carreau que le sarcocèle bacillaire est observé. De leur côté, Hutinel et Deschamps admettent la provenance intestinale des bacilles.

4° Anatomie pathologique. — L'anatomie pathologique de la tuberculose génitale de l'enfant offre certaines particularités.

Tout d'abord, il est exceptionnel d'observer des lésions vésiculaires et prostatiques; Félizet rapporte le cas de deux vésicules tuméfiées, dont l'hypertrophie congestive disparut à la suite de la castration.

Le scrotum est, d'ordinaire, peu altéré et les fistules qui le perforent sont toujours en petit nombre.

La vaginale peut être enflammée, avec des arborisations vasculaires très nettes. Parfois des adhérences appliquent les parois l'une contre l'autre; il s'agit d'une véritable symphyse. En d'autres cas, la cavité est distendue par le liquide d'une hydrocèle.

La vaginale est souvent couverte de granulations; le conduit vagino-péritonéal subsiste et présente, comme le péritoine, des lésions identiques.

La vaginalite tuberculeuse entoure la glande génitale « d'une coque constituée par des follicules agglomérées », et la périorchite contribue à l'augmentation de volume de l'organe. J'ai observé, dans le service de Lannelongue, un enfant atteint d'ectopie testiculaire inguinale gauche avec persistance du conduit vagino-péritonéal, dont les parois, intéressées par un processus ancien, étaient épaisses, tomenteuses, lardacées ; le testicule était atrophié, compris dans une gangue fibreuse ; le petit malade avait une péritonite tuberculeuse suppurée ; et le pus distendait le sac de l'ectopie. A cause du tableau symptomatologique, on eût dit un étranglement herniaire.

L'épididyme et le testicule peuvent être touchés séparément ou simultanément, du moins au début, et Hutinel insiste sur l'indépendance pathologique de ces deux organes.

« Le testicule est souvent lésé, sans que l'épididyme soit touché, et, si l'on cherche à établir la fréquence de ces lésions, on arrive à en conclure que le testicule est plus souvent atteint que l'épididyme. »

Lorsque l'épididyme est pris, il acquiert des dimensions considérables et englobe la masse testiculaire.

Quoi qu'il en soit, ce qu'il importe de retenir, c'est que les noyaux caséeux de l'épididyme et du testicule sont, en général, de petites dimensions et qu'ils sont entourés d'une zone fibroïde épaisse. La glande, plus ou moins hypertrophiée, peut présenter, à la coupe, une surface rosée, demi-transparente, semée çà et là de points caséeux, et offrant l'aspect d'un sarcome. C'est la transformation fibreuse du testicule, suivant la dénomination de Cruveilhier.

Cette prédominance marquée du tissu fibreux caractérise un processus spécial au testicule de l'enfant. « Dans le testicule de l'enfant, en effet, les lésions tuberculeuses se développent principalement le long des vaisseaux, dans le tissu interstitiel ou dans les enveloppes de la glande, peu virulentes avec tendance naturelle vers la sclérose et la guérison » (Hutinel).

Quant au canal déférent, il est souvent touché à son origine ; mais le mal est toujours limité et comprend seulement quelques centimètres. Félizet, dans la funiculectomie, n'a jamais eu à franchir l'orifice inguinal externe.

5° Formes cliniques. — La tuberculose orchi-épididymaire n'offre pas toujours la même allure clinique et les formes observées sont bien différentes.

Deux notions sont à retenir : c'est la fréquence des formes aiguës de l'orchite tuberculeuse dans le jeune âge ; c'est la marche rapide de l'affection, même dans les formes chroniques, à ce point, dit Felizet, que tel événement qui, chez l'adulte, peut être considéré comme une complication : l'adhérence, la fusion aux bourses avec ramollissement, fait partie, dans sa manifestation hâtive, de la symptomatologie ordinaire de la tuberculose génitale des enfants.

Les formes aiguës sont des tuberculoses galopantes ; tout y est, même l'écoulement urétral spontané. « Ces blennorrhagies s'observent surtout à l'approche de la puberté ; elles débutent sans cause, comme à la suite des excitations génésiques qui conduisent les enfants à la masturbation. »

Entre les formes aiguës et les formes chroniques, il y a des formes plus ou moins rapides, survenant chez des enfants ayant toutes les apparences de la santé, ou atteints le plus souvent de phtisie pulmonaire, d'entérite tuberculeuse ou de tuberculose péritonéale. Il existe, au niveau de la glande, des manifestations bacillaires latentes, qui se révèlent tout à coup, à la façon des abcès froids qui se réchauffent. Le scrotum devient rouge, chaud, tuméfié, douloureux ; un épanchement vaginal se forme ; puis, après quelques jours, sous l'influence du repos et des antiphlogistiques, tout se calme ; le liquide de l'hydrocèle se résorbe, et il ne reste plus qu'un testicule gros, dur, sensible, coiffé d'un épididyme inégal et bosselé, qui semble ne faire qu'un avec le testicule, contrairement à ce qu'on observe chez l'adulte. Quelquefois, la suppuration survient et l'abcès s'ouvre au dehors, laissant après lui une fistule.

« Souvent on voit la glande malade devenir le siège d'accidents inflammatoires, aussi bien dans les cas où le mal a débuté insidieusement que dans ceux où il s'est révélé par des phénomènes aigus, dans les tuberculoses qui se généralisent vite comme dans celles qui restent locales. On voit alors le scrotum se gonfler, rougir, devenir sensible, et plus ou moins œdémateux; la vaginale est distendue par un épanchement généralement peu abondant; l'épididyme et le testicule sont gros, douloureux; mais, pendant quelque temps, ils restent libres dans leurs enveloppes. Puis des adhérences s'établissent. A côté des parties indurées, on trouve des points ramollis, la peau s'amincit, devient rouge, luisante, et, après un temps plus ou moins long, quelques semaines en général, ces abcès s'ouvrent spontanément. L'ouverture, large ou étroite, ordinairement unique, laisse couler un pus grumeleux et permet l'évacuation totale ou partielle des tissus nécrobiosés. Dans ce cas, la formation d'un abcès est due habituellement à une infection secondaire comme le prouve la présence, dans le pus, des micro-organismes de la suppuration. L'écoulement persiste tant que l'élimination des tissus malades n'est pas complète ; rarement, on voit apparaître un fongus; plus souvent, il reste un pertuis fistuleux, plus ou moins difficile à découvrir. Ce pertuis, caché dans un pli du scrotum épaissi et adhérent, se voit facilement au moment d'un effort, quand le testicule se rétracte et l'entraîne ; derrière lui, on trouve des débris de tissu malade. La suppuration peut durer un temps très long, et, quand la cicatrisation s'est faite, il arrive souvent qu'un nouveau foyer inflammatoire se forme et que les accidents se reproduisent » (Hutinel).

Les formes chroniques s'observent chez ces enfants à cheveux roux et à tempérament lymphatique, lesquels font un sarcocèle tuberculeux, comme ils font une adénite, une arthrite, une ostéite de même nature. Le plus souvent, c'est une épididymite. « Le gonflement affecte ordinairement un seul ou les deux épididymes qui sont durs et bosselés ; rarement il finit par envahir le testicule lui-même, d'où résulte une tumeur noueuse, du volume d'une noix ou d'une pomme, grossie encore par la complication d'une hydrocèle, s'enflammant de temps en temps, s'ouvrant et donnant issue à du pus caséeux (Hénoch). A cause de l'hyperproduction de tissu fibreux, la glande malade offre une grande tendance à la rétraction, elle peut même disparaître.

Les adénopathies de voisinage sont précoces ou tardives.

Dans le premier cas, elles ne présentent rien de particulier; elles sont la conséquence d'une localisation ganglionnaire du bacille, de même ordre que sa localisation génitale et ses localisations viscérales. Il s'agit de petits ganglions durs, mobiles, situés au niveau du pli de l'aine. Dans le second cas, les adénites de voisinage sont grosses et succèdent à l'ouverture, au niveau du scrotum, des foyers caséeux. Elles se développent avec les ulcérations tégumentaires et les infections secondaires.

« L'infection se propage de deux manières: elle suit la voie des vaisseaux spermatiques ou la voie des lymphatiques inguinaux et iliaques. J'ai vu, pour ma part, des adénites inguinales survenir à la suite de l'ouverture d'abcès et j'ai pu suivre, dans quatre cas, avec la plus grande netteté, l'invasion consécutive des ganglions iliaques et assister à l'entrée en scène d'une véritable cachexie » (Félizet).

Le petit malade, atteint de tuberculose orchi-épididymaire, peut être emporté, à un moment donné, par l'une des complications ordinaires : phtisie pulmonaire, méningite tuberculeuse ou granulie généralisée.

6° Pronostic. — C'est ainsi que Hutinel a relevé personnellement six morts sur neuf cas. Mais, pour la majorité des médecins d'enfants et pour Jullien en particulier, le pronostic est loin d'être aussi sévère. « Je n'hésite pas à déclarer, dit Jullien, que le pronostic de cette tuberculose infantile n'offre aucune gravité au point de vue général. Je n'ai vu mourir aucun de mes petits malades, pendant le temps qu'ils furent soumis à mon observation, et, ces jours derniers, m'étant mis à leur recherche, au bout de plusieurs années, j'ai revu, parfaitement guéris et en pleine santé, ceux que j'ai été assez heureux de retrouver. »

7° Diagnostic. — Je n'insisterai sur le diagnostic de la tuberculose orchi-épididymaire de l'enfant que pour faire remarquer la difficulté que l'on éprouve souvent à différencier de la syphilis et du sarcome testiculaires, la forme chronique, à noyaux latents, dure et sclérosée, celle que l'on désigne sous le nom de tubercule primitif.

Le testicule syphilitique s'observe chez les tout jeunes enfants ; c'est une masse piriforme, lisse, très résistante, indolore à la pression, unilatérale, quelquefois bilatérale, s'accompagnant des signes de la maladie héréditaire. Les parents doivent être interrogés avec soin.

Le sarcome du testicule est plus gros, moins dur, il augmente vite de volume ; le scrotum est plus tendu et présente des veinosités. La tumeur suppure rarement.

8° Traitement. — Le traitement du testicule tuberculeux infantile est médical et chirurgical.

Du premier, je ne dirai rien ; que l'on se reporte au traitement de la tuberculose génitale en général.

Le second comporte deux grands principes :

1° La marche de l'affection étant très rapide, il est nécessaire de prendre une décision précoce et énergique ;

2° Sauf indications spéciales, il ne faut jamais recourir à la castration, qui doit être considérée comme un pis aller.

Félizet, à la Société de chirurgie, a nettement posé les indications et les règles de l'intervention. Je citerai ses paroles.

« Si l'organe malade est libre dans la vaginale, ou flotte dans une hydrocèle, c'est une affaire de médecine ; tout au plus pourrait-on proposer de faire une ponction suivie d'une injection iodée, l'iode pouvait agir directement sur les lésions tuberculeuses.

Si l'organe malade adhère au scrotum, s'il est gros, s'il fait la menace de s'abcéder, il est souvent bon de ne pas attendre pour ouvrir proprement le foyer, surtout si les événements ont marché vite. La cautérisation, le curettage nous permettent souvent de constater une cavité régulière, nette et relativement aseptique, après que nous avons atteint les limites du mal. Or, il faut parfois aller très loin, plus loin qu'on croyait aller et nul doute que l'intégrité du testicule subisse, dans l'ouverture, un préjudice essentiel.

Si nous n'avons pas dépassé le mal, le foyer de l'opération doit être l'objet de soins attentifs, il faudra traiter la plaie au moyen de la teinture d'iode, du chlorure de zinc, réprimer les bourgeons, veiller surtout à ce qu'ils ne s'infectent pas ; et, malgré tout, il vous arrivera de voir un jour apparaître et saillir un fongus qui ne sera autre chose que le moignon du testicule désorganisé. L'évolution aura été de longue durée, et, pour y faire face, il ne suffit pas que le chirurgien soit patient, il faut que le malade ait un bon état général. S'il est affaibli, malingre, il n'y a pas à hésiter : il faut couper au plus court.

C'est dans ce cas que la castration est indiquée. J'ai vu, à la suite de la castration, des enfants recouvrer l'appétit, reprendre des forces avec une rapidité invraisemblable, le foyer virulent qui les infectait ayant disparu.

Chez les enfants épuisés, l'intervention radicale est, si je ne me trompe, catégoriquement indiquée, alors même que les lésions génitales ne semblent pas considérables, pourvu toutefois qu'on ait la preuve que la cachexie ne dépend pas d'une autre tuberculose viscérale et que le testicule est seul en cause (les lésions vésiculo-prostatiques sont exceptionnelles).

Chez les enfants demeurés robustes, on peut attendre si les lésions sont peu considérables et localisées sur une portion de l'épididyme.

Si l'épididyme est envahi totalement, comme il est probable que le testicule est aussi secondairement touché, si le mal semble prendre une allure rapide, il n'y a pas grand secours à attendre des manœuvres économiques.

L'organe est désormais perdu ; ce n'est pas le chirurgien, c'est la tuberculose qui a accompli le sacrifice. La castration n'est, en réalité, qu'une manœuvre destinée à préserver l'organisme.

La question du traitement de la tuberculose testiculaire bilatérale est extrêmement délicate, mais à un autre point de vue ici que chez l'adulte. Un homme ne consent pas aisément à la suppression de ses deux testicules, quelque malade qu'il les sache être ; nous avons le devoir de respecter la liberté et le droit de se laisser mourir, s'il se refuse à l'intervention. Pour l'enfant, nous devons, avant tout, songer à la conservation de la vie, même au prix de l'émasculation. On pourra opérer d'abord l'organe le plus malade et attendre, pour voir si l'état de l'autre ne s'améliore pas, à la suite de la suppression du premier foyer de tuberculose. »

SYPHILIS DE LA GLANDE GÉNITALE

1° Définition. — La syphilis peut frapper la glande spermatique : testicule, épididyme, vaginale, dans ses manifestations secondaires ou tertiaires. L'affection, qui en résulte, est désignée, d'ordinaire, sous le nom d'*orchite syphilitique*, de *testicule syphilitique*, de *sarcocèle syphilitique*.

2° Historique. — J'ai dit, à propos des inflammations aiguës de la glande génitale, la confusion qui régnait dans les états morbides de cet organe, avant BENJAMEN BELL, ROCHOUX, MOREAU et BLANDIN.

ASTLEY COOPER et DUPUYTREN contribuèrent, par leurs observations, à fixer le type clinique, et RICORD, en 1840, traça du sarcocèle syphilitique un tableau exact. Plus tard, cet auteur professa l'opinion de la non-suppuration du testicule spécifique. Et cette opinion fut partagée par GOSSELIN, VIRSCHOW, LANCEREAUX, KOCHER, REYNIER, TERRILLON, MALASSEZ et RECLUS prouvèrent le contraire. La question de l'orchite syphilitique est bien connue aujourd'hui, depuis le travail de RECLUS (1882), la thèse de MINIÈRE (1883) et celle de ROHMER (agrégation, 1883).

3° Étiologie. — Quelle est la fréquence des altérations des organes contenus dans les bourses, chez les syphilitiques ?

Sur ce point, les auteurs ne sont pas d'accord. Dans le relevé de FOURNIER (2 300 cas), la proportion indiquée est de 1/30e ; dans celui de VIDAL (37 cas), elle est de 1/37e ; dans celui de LEPRÉVOST (192 cas), elle est de 1/38e. JULLIEN dit que le testicule syphilitique s'observe à peu près dans un dixième des cas de vérole tertiaire (25 cas sur 234).

C'est de *20 à 30 ans* que, pour cet auteur, un syphilitique est le plus exposé (2 cas avant 20 ans, 7 cas de 20 à 30 ans, 9 cas de 30 à 40 ans, et 4 cas de 40 à 50 ans).

Pour ce qui est de l'âge de la syphilis, les lésions se montrent généralement au *stade précoce ou moyen de la troisième période*; 20 fois sur 25, JULLIEN les a vues se développer, avant la huitième année de l'affection, avec une fréquence particulière pendant les deuxième, troisième et quatrième années. D'ailleurs, elles peuvent survenir de façon très précoce, pendant la période secondaire (cas de VIDAL, de NÉLATON, de RECLUS) et même accompagner les manifestations de la syphilis constitutionnelle. Par contre, elles peuvent se développer très tardivement, plusieurs années après le chancre (douze ou seize ans, suivant TÉDENAT, KOCHER, BUMSTEAD).

Les causes occasionnelles, invoquées pour expliquer la détermination spécifique testiculaire, sont nombreuses et hypothétiques : surmenage génital (VALETTE, TÉDENAT, FOURNIER); continence prolongée (RICORD); traumatisme (RECLUS); inflammation antérieure, surtout blennorrhagique (RICORD).

Quoi qu'il en soit, que la cause soit spontanée ou non, le sarcocèle, sans aucun doute, exprime une de ces *véroles fortes*, s'accompagnant de chancres phagédéniques, d'éruptions pustuleuses généralisées, d'accidents graves.

4° Division. — A propos des altérations syphilitiques de la glande génitale, je décrirai les formes anatomo-cliniques suivantes : 1° l'épididymite de DRON ; 2° l'orchite interstitielle ; 3° l'orchite scléro-gommeuse.

1° ÉPIDIDYMITE DE DRON

L'*épididymite syphilitique isolée*, longtemps contestée, est admise aujourd'hui depuis les travaux de DRON (*Archives générales de Médecine*, 1863), de SIGMUND (1868), de FOURNIER (1875), de TÉDENAT (1881), de BALME, de PINNER (1884), de SCHADEK (1885), de RECLUS (1885). FOURNIER l'appelle *épididymite syphilitique secondaire*.

En effet, elle survient pendant la période secondaire des accidents, à une époque variable, quelquefois au début de cette période, le plus souvent à la fin; en général quatre mois, un an ou plus après l'apparition du chancre. On peut même la rencontrer pendant la période tertiaire.

Elle constitue une manifestation relativement fréquente. A l'Antiquaille, dans son service, DRON la constate 16 fois sur 200 syphilitiques ; TÉDENAT la signale 8 fois sur 32 cas de vérole.

Si l'on réunit les statistiques de DRON, de BALME, de TÉDENAT et de CUILLERIER, on trouve que l'épididymite est unilatérale dans la proportion de 62,5 pour 100; et, par suite, bilatérale dans la proportion de 37,5 pour 100. La localisation spécifique se fixe sur le globus major dans les 81,25 pour 100 des cas (approximativement 4 fois sur 5).

Voici comment les choses se passent d'ordinaire : il se produit une induration limitée sur l'épididyme, presque toujours au niveau de sa tête. La petite tumeur, qui grossit insidieusement et silencieusement, est du volume d'un pois, d'une noisette, d'une amande. Elle est adhérente au testicule, circonscrite, dure, indolente. La pression du « syphilome » ne cause aucune douleur; il n'existe aucun désordre ni du côté de la peau, ni du côté de la vaginale. Les fonctions génitales ne sont pas troublées et le sperme contient des animalcules même dans les épididymites bilatérales.

Le tableau clinique change parfois. C'est ainsi que des accidents aigus et inflammatoires peuvent marquer le début de l'affection et en imposer pour quelque inflammation de la glande d'origine urétrale ou pour quelque manifestation tuberculeuse. Puis ces accidents se calment, s'atténuent, disparaissent et l'épididymite suit son évolution insidieuse et progressive.

RECLUS distingue, dans l'épididymite syphilitique, une forme *circonscrite* et une forme *diffuse*. Je viens de parler de la première. Quant à la seconde, elle est caractérisée par la présence d'autres indurations dans l'épididyme qui peut être envahi tout entier par le processus scléreux et interstitiel. C'est dans ces cas que la vaginale réagit par un épanchement (3 cas de Tédenat) ou des fausses membranes qui peuvent engainer, comme une coque, la queue de l'organe. Sigmund et Tédenat ont même rapporté l'exemple d'une vaginalite secondaire, sans lésion appréciable du testicule et de l'épididyme.

Il n'existe pas, jusqu'à présent, d'examen anatomique de l'épididymite de Dron, pour la bonne raison que cette affection guérit toujours sous l'influence du traitement mixte (mercure et iodure de potasssium). « On est réduit à des hypothèses sur le siège et sur la structure de ces petites tumeurs. On suppose qu'elles sont constituées par une formation *gommeuse*, par une infiltration du tissu cellulaire, par des petites cellules rondes ; et, comme, d'un autre côté, leur présence n'empêche pas la sécrétion du sperme, ni l'éjaculation de ce liquide normal contenant des spermatozoïdes, on en conclut qu'elles siègent dans le tissu conjonctif périphérique aux conduits de l'épididyme et non dans ces canaux eux-mêmes » (Cornil).

2° ORCHITE INTERSTITIELLE

Je suppose, comme type de description anatomo-clinique, une orchite *interstitielle* ou *scléreuse* syphilitique *pure*.

1° Anatomie pathologique. — Les lésions caractéristiques se présentent sous un aspect différent suivant l'âge de l'affection. A ce point de vue, il est assez rationnel d'admettre trois périodes dans l'évolution d'un sarcocèle syphilitique.

Ces périodes correspondent au *début*, à *l'état* et au *déclin* de la maladie. Elles peuvent être désignées sous le nom de périodes d'*hypertrophie*, d'*organisation* et d'*atrophie*.

La clinique ne s'oppose pas à cette manière de voir. A la condition, cependant, de faire les réserves suivantes : la première période ou période d'hypertrophie passe, le plus souvent, inaperçue, à cause de la rapidité de sa marche, du moins chez l'adulte. Chez l'enfant, ainsi que je le dirai plus loin, la glande est de structure telle qu'elle favorise, au suprême degré, les altérations inflammatoires de la première période. Ensuite, les trois phases de l'évolution du sarcocèle syphilitique se suivent naturellement; elles se pénètrent même; car, considérées à un moment donné, toutes les lésions parenchymateuses ne sont pas au même stade. Enfin, dans l'observation journalière, ce sont surtout des testicules, avancés dans l'âge de la maladie, que l'on rencontre.

A la première période, l'orchite interstitielle consiste en des modifications histologiques importantes, au niveau de l'albuginée, du corps d'Highmore, des cloisons interlobaires, et du tissu conjonctif intercanaliculaire.

L'albuginée est épaissie par places ; elle présente une épaisseur qui varie de deux à cinq millimètres. Elle soulève le feuillet viscéral de la vaginale en dehors et repousse le parenchyme glandulaire en dedans.

Les mêmes détails peuvent être constatés au niveau du corps d'Highmore et des cloisons fibreuses.

Au niveau du parenchyme, dans les lobes eux-mêmes, des plaques ou îlots caractéristiques se dessinent sur les coupes. Ces plaques, de teinte gris rosé et de consistance ferme, sont arrondies ou fusiformes; généralement, elles sont allongées suivant le grand axe du lobe et sont retenues par un pédicule vasculaire riche, à la surface interne de l'albuginée ou à la cloison fibreuse voisine.

Les tubes séminifères apparaissent, à la loupe, petits, grêles; lorsqu'on cherche à les étirer, ils ne peuvent se détacher des parties voisines, et ils se rompent avec la plus grande facilité.

Histologiquement, sur les coupes colorées au picro-carmin ou à l'hématoxyline et éosine, on reconnaît tous les désordres d'une inflammation interstitielle. Le tissu conjonctif de l'albuginée, des cloisons et du parenchyme s'est transformé ; la prolifération cellulaire est devenue très active, des cellules plasmatiques, embryonnaires, migratrices, légèrement aplaties ou rondes, se pressent les unes contre les autres. Ces éléments envahissent la gaine connective des tubes séminifères, dont la paroi propre est épaissie, plissée, et dont les cellules épithéliales se tuméfient, se troublent et deviennent granuleuses.

A cette période, la glande est augmentée de volume, hypertrophiée ; elle devient plus ferme et plus pesante.

A la *deuxième* période, toutes ces lésions jeunes se modifient, s'organisent; le tissu conjonctif embryonnaire devient fibreux, puis scléreux.

Sur une coupe de la glande, au niveau des îlots enflammés, le tissu est blanchâtre, consistant, dur; il semble que le scalpel entame du tissu tendineux. Ces noyaux, fibreux ou tendineux, compriment les tubes séminifères, dont la paroi elle-même présente des altérations de même nature. Ceux-ci sont réduits, bientôt, à l'état de cordons pleins, au centre desquels on retrouve parfois des éléments arrondis, granuleux, vestiges des cellules nobles. Les vaisseaux sont extrêmement développés, il y a des capillaires de nouvelle formation qui pénètrent dans la tunique adventice des artérioles.

Celles-ci sont malades, elles aussi, et le processus fibroscléreux dissocie leurs fibres musculaires et élastiques. A cette période d'organisation, la glande revient sur elle-même, mais conserve sa forme générale. La surface externe de l'albuginée est irrégulière; des bosselures et des plaques, résistantes au toucher et à la coupe, avec des dépressions intermédiaires, en tapissent l'étendue. C'est l'*albuginite de Ricord*. Ce qui reste de glande saine est repoussé vers la périphérie des lobes et de l'organe; du reste, cet état d'intégrité est plus apparent que réel, car des pointes de tissu inflammatoire pénètrent le parenchyme normal.

Dans une *troisième* période, l'organe est rétracté. C'est un petit testicule, un « haricocèle » (Ricord). La coupe nous le montre transformé en une masse fibro-tendineuse. L'albuginée, les cloisons, le corps d'Highmore, tout est confondu ; du corps d'Highmore, se détachent des rayons tendineux, d'aspect jaunâtre, qui vont se fixer à la surface interne de l'albuginée, l'attirent et contribuent à lui donner un aspect festonné très net. Il est encore possible, dans l'intervalle de ces tendons, de trouver des cordons grêles et pleins, débris des tubes séminifères.

L'épididyme n'est jamais très malade; cependant, il présente des altérations interstitielles, de nature inflammatoire, qui siègent de préférence au niveau du globus major.

La tunique vaginale est enflammée. Au début, il s'agit d'une simple vaginalite avec un épanchement observé dans la moitié des cas.

Lorsque l'affection est plus ancienne, le liquide diminue; mais l'épaississement de la vaginale augmente.

La pachyvaginalite n'est pas rare; elle est surtout prononcée au niveau de la queue de l'épididyme et du pôle postéro-inférieur du testicule. Des cas de symphyse des feuillets (Kocher, Rollet, Virschow, Reclus) et d'hématocèle (Tédenat, Reckus, Œlsnitz) ont été rapportés.

2° Symptomatologie. — Qu'il s'agisse de sclérose pure ou de gomme, le porteur d'un sarcocèle syphilitique présente, d'ordinaire, des lésions infectieuses concomitantes: gommes cutanées et muqueuses, ostéopathies diverses, altérations musculaires. L'affection de la glande intéresse le chirurgien plus particulièrement, cela est naturel; mais il ne faut pas oublier que le sarcocèle constitue une détermination d'une maladie *générale*. Cette petite remarque a son importance diagnostique.

L'orchite interstitielle pure est rare; elle précède immédiatement l'orchite scléro-gommeuse; c'est une forme de transition. Le tableau clinique est des plus simples.

Le début de l'affection est insidieux; le malade ne s'aperçoit de rien. Puis, si la lésion est unilatérale, comme elle entraîne l'hypertrophie de la glande, l'attention est attirée de ce côté. S'il s'agit de sarcocèle bilatéral, l'augmentation de volume est moins remarquée, parce qu'il n'existe aucun terme de comparaison.

Ce n'est pas sur la sensibilité objective, ni même subjective, qu'il faut compter pour soupçonner l'état morbide du testicule.

L'indolence est absolue. Il n'y a pas de souffrance locale. Il n'existe que des sensations de tiraillement ou de pesanteur, qui indiquent une grosse glande. Quelquefois, cependant, il existe des douleurs gravatives, mais elles siègent dans la région lombaire.

Au début, le testicule compromis semble un peu plus fort que l'autre. C'est cependant la même configuration générale; mais la main, qui palpe et qui compare, éprouve une résistance plus grande,

La meilleure méthode d'exploration consiste à pratiquer sur le testicule, au moyen des deux index, en soutenant l'organe avec la face palmaire des autres doigts, la manœuvre de la recherche de la pression intra-oculaire. En parcourant une des faces testiculaires dans toute son étendue, on constate facilement que la sensation de dépressibilité éprouvée est variable suivant la zone explorée. Il sera bon, avant de commencer, de se faire la main, en palpant un testicule sain, celui du côté opposé ou, si celui-ci est touché, celui d'un autre sujet.

A la période d'état, les signes physiques sont des plus nets. Le testicule est un peu plus gros, plus ferme, plus pesant. Il est légèrement aplati dans le sens transversal, en forme de galet. La surface de l'albuginée n'est plus régulière, elle est *criblée* d'aspérités, de bosselures, de végétations en « tête d'épingle » ou en « demi-pois sec » (*nodules de Ricord*). Elle offre des placards résistants, ligneux, qui la *blindent*.

Ces détails sont nettement appréciés sur les sarcocèles d'âge moyen.

Il n'y a rien de particulier à signaler pour l'épididyme, la vaginale, le cordon et les enveloppes scrotales. Ces diverses parties sont surtout intéressées dans la forme scléro-gommeuse et j'en parlerai dans un instant.

Même à la période de déclin ou d'atrophie, quand l'affection est bilatérale, les fonctions génitales peuvent être conservées. Fournier professe que « des malades, dont les testicules étaient indurés et atrophiés complètement par une orchite interstitielle, pouvaient encore se livrer au coït ». Cependant, d'après l'opinion générale, l'orchite syphilitique abolit l'érection.

Cette *impuissance*, avec *l'abolition des désirs*, est la conséquence de l'*aspermie* qui devient inévitable, quoique tardive, quand les deux glandes sont complètement atrophiées.

La marche de l'affection est insidieuse, indolente, lentement progressive, avec des mois pleins de rémission.

La terminaison est l'atrophie de l'organe malade. Quand cette atrophie est double, cette sorte d'*émasculation* (Jullien) ou de *castration sous-albuginée* (Ricord) s'accompagne de tous les phénomènes qui sont habituellement les conséquences de la castration. « La voix devient grêle, le teint blanchit, les formes s'arrondissent, et la verge s'atrophie au point d'offrir à peine le volume de celle d'un enfant. »

3° ORCHITE SCLÉRO-GOMMEUSE

Cette forme anatomo-clinique est encore désignée sous le nom d'*orchite gommeuse*, de *gommes du testicule*.

1° Anatomie pathologique. — Tandis que la sclérose spécifique peut évoluer isolément, les gommes, au contraire, ne vont jamais seules; il peut y avoir orchite interstitielle sans gomme; il n'y a jamais de gommes, sans sclérose. L'orchite gommeuse n'est qu'un degré plus avancé de l'orchite interstitielle. Cliniquement, cela est vrai. Mais, anatomiquement, le processus gommeux est autre chose que le processus scléreux. Celui-ci ne modifie en rien la structure générale de l'organe; dans les zones d'inflammation interstitielle, le tissu conjonctif se modifie par suite de l'hypergenèse de quelques-uns de ses éléments. Ce tissu est devenu plus cellulaire, mais il est toujours conjonctif. La transformation qu'il présente est, en quelque sorte, une transformation de degré, de quantité. Au contraire, dans le processus gommeux, une production nouvelle intervient. La gomme est un véritable néoplasme. Cette gomme, à l'endroit où elle se développe, est entourée, à la vérité, d'une zone d'orchite interstitielle dont elle est exceptionnellement indépendante. Malgré tout, elle possède une qualité spéciale; et, partout où elle se trouve, le tissu de la glande perd sa structure normale, pour prendre celle du syphilome. C'est une substitution.

Dans leur expression la plus simple, les gommes apparaissent sous forme de petits points blanchâtres, analogues aux grains de semoule, que l'on peut rencontrer, en plus ou moins grand nombre, dans toutes les parties de la glande génitale (testicule, épididyme, cordon, enveloppes scrotales). Au microscope, on constate qu'elles sont formées par une agglomération de petites cellules rondes, à gros noyau granuleux et à protoplasma peu abondant. Ce ne sont pas les seuls éléments cellulaires qu'on y observe, il y en a de grands, riches en substance protéique ; il y en a de migrateurs. L'amas cellulaire est subdivisé, à la façon d'un follicule clos, par des cloisons fibrillaires. Ces cloisons semblent se détacher d'une coque connective rudimentaire qui se continue extérieurement avec le tissu voisin. Enfin, de frêles capillaires parcourent et alimentent ce petit néoplasme.

Plus tard, ces nodules primitifs se fusionnent, et, par suite d'une prolifération cellulaire exagérée et d'un apport sanguin insuffisant, les grosses cellules centrales subissent la dégénérescence graisseuse. La gomme se caséifie. Elle présente alors, sur une coupe colorée à la purpurine, la disposition suivante : zone périphérique, transparente, *fibreuse,* qui correspond aux dernières limites de la sclérose du parenchyme ; *bordure rouge*, concentrique à la zone fibreuse, dans laquelle de nombreux éléments cellulaires dissocient des strates connectives ; *bordure claire,* correspondant à une charpente fibreuse et à des cellules à grands prolongements anastomosés avec les cellules voisines ; enfin *partie caséifiée,* dont la masse totale est divisée en lobes ou lobules séparés par des travées transparentes.

« Les gommes diffèrent donc suivant la période de leur évolution : jeunes, elles sont gris rosé ou jaunes. Elles n'ont pas cette coloration mate, cette apparence de mastic de vitrier des foyers tuberculeux; elles sont parfois un peu chatoyantes ; leur substance n'est pas homogène, et des fibres ambrées, semi-transparentes, rappellent la chair d'ananas. Ces fibres circonscrivent des espaces irréguliers, de petites mailles où est contenue la substance opaque qui donne à la tumeur sa teinte. Si l'on entame la gomme avec l'ongle, elle résiste ; le tubercule, au contraire, est friable, même lorsqu'il est cru. Les gommes, en vieillissant, subissent diverses métamorphoses : la glande est ligneuse, bosselée : parfois même, la tumeur soulève l'albuginée, adhère aux téguments, et l'évacuation va se faire ; mais si l'on administre l'iodure de potassium, la tuméfaction diminue et l'organe reprend sa souplesse. La résorption est souvent moins complète ; les cellules entrent en régression, ce qui donne à la tumeur sa coloration jaune ; leurs éléments forment des combinaisons nouvelles et l'on trouve, au milieu des foyers granuleux, des cristaux de cholestérine et d'acide stéarique. La gomme est alors dure, sèche, la pression ne peut en exprimer le moindre suc ; la teinte est plus foncée, et on n'aperçoit plus ces stries demi-transparentes dues à l'enchevêtrement des fibres sclérosées. La tumeur demeure alors, au milieu des tissus, sans modification nouvelle. Mais le ramollissement, parfois rapide, amène la désagrégation du syphilome. A sa place, on trouve une caverne remplie d'une substance puriforme qui entraîne avec lui les fibres sclérosées, semblables au bourbillon de l'anthrax » (Reclus). Lancereaux a vu les deux testicules transformés en une substance assez analogue à du jaune d'œuf cuit. Cette substance apparaissait striée. C'était de la matière fibroïde, avec des noyaux, des cellules granuleuses, des cristaux de margarine et de cholestérine.

Symptomatologie. — La forme scléro-gommeuse, la plus fréquente en clinique, ne présente, avec l'orchite interstitielle pure, que des différences peu marquées.

Toutefois, comme il s'agit d'altérations spécifiques plus anciennes, les annexes de la glande génitale, dont les lésions n'existaient pas encore ou se trouvaient à l'état latent, se révèlent à l'examen par des désordres anatomiques apparents, plus ou moins considérables.

Les gommes, par leur présence, déterminent des irrégularités plus accentuées de la surface extérieure de l'organe. Au niveau des bosselures, les doigts apprécient la sensation d'induration ou, plus rarement, de ramollissement partiel.

Mais la pachyvaginalite et l'hydrocèle concomitante nuisent à la précision du palper testiculaire.

L'épididyme lui-même, réduit parfois à l'état d'une bandelette, n'est plus accessible qu'à travers la coque pseudo-membraneuse et adhérente qui l'enveloppe de toutes parts, surtout au niveau de son corps et de son globus minor.

Le scrotum glisse mal sur les parties sous-jacentes, à cause de l'extension du processus inflammatoire diffus ou de la présence de gommes dans la celluleuse. Le tissu cellulaire, au niveau du cordon, du scrotum ou même du pli de l'aine, présente des altérations semblables. Dans sept cas de sarcocèle, réunis par SERINGE, le canal déférent était nettement augmenté de volume; huit autres cas mentionnent une infiltration diffuse du cordon.

La terminaison ordinaire de l'orchite scléro-gommeuse est l'atrophie scléreuse du testicule.

VARIÉTÉS. — ORCHITES SYPHILITIQUES A PÉRIODES AIGUËS

L'orchite syphilitique, interstitielle ou scléro-gommeuse, peut, à un moment de son évolution, présenter une allure aiguë.

C'est ainsi que l'orchite interstitielle débute parfois à la façon d'une épididymo-orchite blennorrhagique et, si l'état inflammatoire se prolonge, elle peut en imposer pour cette affection. Rougeur, chaleur, tuméfaction, et surtout *douleur*, cela semble indiquer une orchite aiguë. L'épididyme est respecté; mais cliniquement, il est difficile de se rendre compte de son état réel, à cause du gonflement et de l'épanchement vaginal. A un moment donné, tout s'apaise et l'orchite spécifique évolue froidement (RICORD, LETOURNEUR, DUPLAY, RECLUS, BROCA, FOURNIER et CASSINE).

Suivant FOURNIER, de nouvelles poussées aiguës pourraient survenir, coïncidant avec l'apparition de nouvelles lésions secondaires, plaques muqueuses, ecthyma du cuir chevelu, etc.

La *gomme* ramollie, qui est sur le point de s'ulcérer, produit autour d'elle une réaction inflammatoire des tissus. Le scrotum, rouge, chaud, douloureux en un endroit, le plus souvent à la partie antérieure, s'amincit; une escarre apparait; elle se soulève et se détache bientôt en entraînant un liquide sirupeux analogue à la gomme arabique, des filaments jaunes ou blanchâtres qui ressemblent, d'après la comparaison de Fournier, à des morceaux d'étoupe ou de filasse détrempés dans l'eau, et qui constituent le *bourbillon gommeux*. Les bords de l'ulcération cutanée sont décollés, les tubes séminifères sortent avec les lambeaux de tissus mortifiés ; puis des bourgeons charnus granuleux et exubérants comblent la plaie scrotale. Le *fongus* est constitué.

En somme, la douleur et les phénomènes inflammatoires caractérisent les phases aiguës de l'orchite. On les constate, on ne les explique pas. C'est, vraisemblablement, à la bactériologie qu'il faudra s'adresser en dernier ressort; les infections secondaires doivent jouer un rôle de premier ordre dans la détermination de ces phénomënes.

5° Diagnostic. — Le diagnostic du sarcocèle syphilitique, facile dans les formes classiques, ou quand il existe des manifestations secondaires ou tertiaires de la vérole, peut offrir parfois de sérieuses difficultés.

C'est ainsi que l'orchite syphilitique à poussées aiguës peut être confondue avec une inflammation de la glande génitale d'origine traumatique, générale et souvent urétrale (orchi-épididymite blennorrhagique). Une gomme qui suppure peut en imposer pour un abcès tuberculeux.

Si le malade est atteint à la fois de tuberculose, de blennorrhagie et de syphilis (Maurice en cite un exemple), il ne sera pas facile de faire la part de chaque infection dans les altérations testiculaires. L'iodure de potassium sera essayé.

Ce médicament permettra encore de différencier le sarcocèle cancéreux du sarcocèle syphilitique. Le diagnostic des deux affections est parfois impossible à établir ; c'est ce qui explique qu'on ait pu conseiller ou pratiquer la castration de testicules syphilitiques.

Le diagnostic de l'orchite syphilitique est indiqué aux chapitres suivants: de la *Tuberculose génitale*, des *Néoplasmes* de la glande génitale, de la *Syphilis du testicule chez l'enfant*, j'y renvoie le lecteur.

6° **Traitement.** — Les altérations syphilitiques de la glande génitale ne comportent pas de traitement chirurgical. Un bon suspensoir, garni de ouate et légèrement compressif ; de la propreté de la plaie scrotale, quand il y aura fongus ; une application d'emplâtre de Vigo, si l'on veut, bien que ce ne soit pas nécessaire : voilà toute la thérapeutique chirurgicale.

Le traitement de la syphilis testiculaire est purement médical ; son efficacité est, d'ailleurs, miraculeuse, suivant l'expression de Fournier. L'organe le plus compromis en apparence revient à son état primitif et retrouve les fonctions perdues. Qu'il s'agisse de phénomènes de compensation glandulaire ou de régénération épithéliale, peu importe ; l'excellent résultat est là.

C'est le traitement *mixte*, à la fois *mercuriel* et *ioduré*, qu'il convient d'appliquer.

Mon intention n'est pas de le développer même brièvement ; je renvoie le lecteur aux leçons cliniques, devenues classiques, que Fournier a consacrées au traitement de la syphilis. Je ferai remarquer, toutefois, que dans l'application du traitement mixte, la quantité d'iodure de potassium doit être plus élevée dans les lésions anciennes que dans les lésions jeunes, tandis que le mercure, qui convient surtout aux formes interstitielles, doit subir naturellement une progression en sens inverse. D'autre part, l'application de ce traitement est souvent très délicate ; les troubles de l'économie, qui peuvent succéder à l'absorption de produits aussi actifs que le mercure et l'iodure de potassium, varient suivant la dose ingérée et suivant les individus. La surveillance devra être incessante. Il faudra non seulement combattre les effets d'intoxication (iodisme, hydrargyrisme) après les avoir reconnus, ou même soupçonnés, mais encore prescrire une médication pour les éviter ou les atténuer (le chlorate de potasse, l'extrait thébaïque, par exemple).

Le traitement mixte complet peut être administré sous forme de *sirop de Gibert* (à une ou deux cuillerées à bouche par jour) ou de potion. Monod et Terrillon conseillent la solution préconisée par Vidal.

Deuto-iodure d'hydrargyre. . . .	15 centigrammes.
Iodure de potassium.	15 grammes.
Eau distillée.	50 —
Sirop de quinquina.	450 —

Ne pas filtrer. Agiter. Deux cuillerées à bouche par jour dans de l'infusion de menthe ou de tilleul avant le déjeuner ou le dîner.

L'*iodure de potassium* pourra être donné seul à forte dose, 3 ou 4 grammes par jour sous forme de solution ou de sirop (Codex).

Le mercure peut être administré séparément sous forme de *liqueur de Van Swieten* (une ou deux cuillerées à bouche par jour ; 0gr,15 milligrammes de bichlorure par cuillerée).

Les pilules sont très employées. Le *protoiodure d'hydrargyre* s'y trouve associé à l'*extrait thébaïque*.

Voici une formule courante :

Protoiodure d'hydrargyre.. . . .	2gr,50
Extrait thébaïque.	1 gramme.
Extrait de gaïac.	1gr,50

Pour 100 pilules ; chacune contient 0gr,025 de protoiochure ; en donner deux et même trois.

Les *injections sous-cutanées* présentent l'avantage de ménager la voie buccale, qui est réservée pour l'ingestion des aliments ou l'administration d'autres médicaments. Elles sont douloureuses.

Calomel.	0gr,50
Vaseline liquide.	25 cent. cubes.

Un centigramme de calomel pour un demi-centimètre cube. Agitez.

Les *frictions* sont pratiquées au niveau des parties les plus fines de la peau : les aisselles, le pli de l'aine, le creux poplité, etc., avec l'*onguent napolitain* à la dose de 3, 4, et même 10 grammes.

Mercure.	*ãã* parties égales.
Axonge.	

Le traitement doit être prolongé plusieurs mois, avec des

périodes de suspension. Après guérison, le malade devra, par intervalle, se soumettre régulièrement à l'usage de l'iodure de potassium (faible dose).

SYPHILIS DE LA GLANDE GÉNITALE CHEZ L'ENFANT

1° Historique. — C'est Gosselin qui, le premier, en 1858-59, présenta à la Société de chirurgie de Paris un enfant de dix mois, syphilitique, atteint de fongus du testicule. Vers 1862, en Angleterre, North trouva « chez un enfant de quatorze mois, né de parents syphilitiques et couvert d'une éruption spécifique, le testicule gauche, gros comme un œuf de pigeon, lourd et non douloureux à la pression. Sous l'influence du traitement mixte, le testicule diminua et redevint normal au bout de quatre à cinq semaines ». Dès lors, bien des observations ont été publiées par Bryant (1863), Wilks (1865), Holmes et Hulke, Hennig (1872), Taylor (1875), Obédénare (1875), Lewin (1876), Hutinel (1876), Hénoch (1877), Birch-Hirschfeld. Parmi ces auteurs, Wilks signale, pour la première fois, au point de vue clinique, la participation de l'épididyme aux lésions de la glande génitale.

En 1878, paraît le mémoire de Hutinel, c'est le travail le plus important qui ait été publié jusqu'alors.

Depuis cette époque, Parrot (1879), Hutchinson (1879), Bumstedd et Taylor (1883), Hénoch (1885), Fournier (1886), Comby (1889), Lannelongue (1890), Carpenter (1892), Taylor (1893), Erichsen (1895), Finger (1895) se sont occupés de la question. Il faut surtout retenir les études de Hutinel (1878), de Fournier (1886), de Carpenter (1892), et de Taylor (1893).

Enfin, en 1899, a paru, sur le « Testicule dans la syphilis héréditaire », la thèse remarquable de Seringe. Cet auteur y traite, non seulement de l'orchite interstitielle déjà connue, mais encore de l'épididymite, de l'hydrocèle vaginale et de la sclérose testiculaire suite de sarcocèle, expliquant les cas nombreux d'infantilisme acquis.

2° Étiologie. — Il est bien difficile de fixer, même approximativement, la proportion des enfants syphilitiques dont la glande génitale présente des altérations spécifiques. Le sarcocèle syphilitique infantile semble assez fréquent et Hutinel admet qu'on l'observe dans le *tiers des cas.*

L'affection peut exister dès les premiers jours de la vie, chez les enfants nés à terme comme chez les prématurés. Tuffier, Bryant, Moncorvo en ont publié des exemples ; Seringe a observé, dans le service de Pinard, un fœtus de sept mois et demi, atteint d'une orchite spécifique s'accompagnant d'hydrocèle vaginale. Il s'agit de manifestations *précoces* de la *syphilis héréditaire.*

Il en est de *tardives* et bon nombre d'auteurs ont rencontré des sarcocèles chez des sujets âgés de deux, trois, quatre ans et même de dix-neuf (Tennesson) et vingt-quatre ans (Fournier et Brocq).

En général, c'est du *deuxième au septième mois* que l'affection est observée le plus souvent. L'orchite syphilitique est plus souvent bilatérale qu'unilatérale. C'est l'opinion de Hutinel, de Carpenter et de Seringe. Ce dernier trouve 51 fois la bilatéralité des lésions dans 86 cas.

L'enfant, dont le testicule est malade, présente d'autres manifestations de la syphilis congénitale. J'insiste particulièrement sur les symptômes suivants qui, isolés ou associés, contribuent à fixer le diagnostic : le coryza spontané, sanieux, croûteux ; le masque péri-naso-buccal, les fissures orificielles, les éruptions et syphilides cutanéo-muqueuses, qui siègent de préférence au niveau des régions péri-anales et fessières, enfin les ostéopathies et les pseudo-paralysies.

3° Anatomie pathologique. — Les altérations spécifiques de la glande génitale portent sur le testicule, l'épididyme, la vaginale, le canal déférent.

A l'autopsie, le *testicule* apparaît à peu près normal, légèrement augmenté de volume, de consistance dure. Sur une coupe, il se montre par places congestionné; de plus, on distingue çà et là de petits *grains blanchâtres,* qui ressemblent, suivant l'expression de Hutinel, à des grains de semoule.

Histologiquement, les altérations du testicule, ainsi que l'ont démontré CORNIL (1875) et HUTINEL (1878), sont de nature scléreuse et gommeuse.

L'interprétation des coupes histologiques est parfois difficile; cela tient à la structure particulière de l'organe de l'enfant, dont le tissu conjonctif est abondant, riche en cellules rondes et fusiformes et possède tous les caractères d'un tissu embryonnaire. De plus, le processus inflammatoire interstitiel est régulièrement réparti dans toutes les parties du parenchyme et l'observateur manque de points de comparaison.

« Le processus scléreux accomplit son évolution en deux temps : dans le premier, c'est au pourtour des vaisseaux que s'accumulent les éléments de nouvelle formation et cette accumulation, parfois énorme, nous explique l'hypertrophie de la glande, sa dureté et sa vascularisation exagérée ; dans une seconde phase, ce sont les parois des tubes séminifères qui sont envahies par la sclérose : c'est la période de destruction glandulaire. Le testicule peut rester gros, dur, pesant ; il n'en est pas moins une glande atrophiée, transformée en une masse fibreuse au sein de laquelle on ne distingue plus que des rudiments de tubes privés d'épithélium ou tapissés par des débris de cellules épithéliales » (HUTINEL).

HUTINEL n'a pas constaté, chez l'enfant, l'hypertrophie de la tunique interne des canalicules.

Les gommes sont de dimensions variables ; il y en a de miliaires, ce sont les grains blanchâtres, analogues aux grains de semoule ; elles sont fréquentes. Il y en a de grosses ; elles sont rares.

Examinés au microscope, ces grains blanchâtres apparaissent constitués « par des amas de cellules embryonnaires, rondes et régulières, semblables à des globules blancs, qui se déposent dans les mailles du tissu conjonctif. Rarement ces amas se font avec régularité le long de tous les vaisseaux ; presque toujours ils forment des îlots, et on en trouve 3, 4 ou 5 sur une coupe transversale de la glande. » (id.). Dans le foie des nouveau-nés syphilitiques, on trouve des îlots de tissu embryonnaire qui affectent la même disposition que ces grains blanchâtres et qui ne sont que de petites gommes. Celles-ci s'accompagnent d'une orchite interstitielle *diffuse* plus ou moins marquée. MONOD et TERRILLON, RECLUS, CORNIL et RANVIER ont bien étudié ces *nodules gommeux*.

HUTCHINSON, FOURNIER, BOGDAN, GOSSELIN, TAYLOR ont rapporté des exemples de gommes plus ou moins volumineuses du testicule chez des enfants. Dans le cas de HUTCHINSON, le testicule était très gros et présentait, à la coupe, une masse jaune non ramollie, comprenant presque toute sa substance ; dans le cas de FOURNIER, ce sont des portions dures, correspondant à des amas jaunâtres diffus ou des foyers jaunes à centre un peu diffluent, dont le volume est à peine celui d'une lentille. Les gommes peuvent s'ulcérer et s'ouvrir au dehors ; il en résulte un fongus ou une fistule (BOGDAN, GOSSELIN, TAYLOR).

Les lésions de l'*albuginée* sont exceptionnelles ; celle-ci peut, cependant, être épaissie, présenter, à la coupe, « de légères proliférations conjonctives périvasculaires, surtout dans sa couche profonde ou vasculaire. CARPENTER, HÉNOCH, CORNIL, DARIER et FEULARD ont observé la véritable *albuginite* de RICORD.

Les lésions de *l'épididyme*, relevant de la syphilis héréditaire, niées on négligées jusqu'à présent, ont été bien décrites par SERINGE. « En plein tissu interstitiel de l'épididyme, on trouve de nombreuses traînées de cellules conjonctives de nouvelle formation, aux noyaux volumineux tranchant par l'intensité de leur coloration sur ceux des cellules voisines. Çà et là, dans l'intervalle des tubes, des amas de cellules embryonnaires forment des groupes disposés autour de la lumière d'un vaisseau, sortes de petites gommes microscopiques, à leur stade de début. Dans la tête de l'épididyme, cette prolifération conjonctive, sous forme de traînées cellulaires, est surtout riche au niveau des travées conjonctives qui séparent les cônes efférents et qui sont épaissies et plus larges qu'à l'état normal.

« D'innombrables cellules rondes y dessinent le trajet des vaisseaux au milieu des cloisons. Dans l'albuginée épididymaire, on trouve des traînées de cellules rondes ou de lymphocytes disposées dans son épaisseur ou sous sa couche profonde » (SERINGE).

La *vaginalite chronique séreuse*, coexistant avec une sarcocèle hérédo-syphilitique, a été observé par SERINGE 25 fois dans 95 observations. On la rencontrerait donc dans le quart des cas ; cette proportion est presque celle qui est donnée pour la fréquence de l'hydrocèle dans la syphilis testiculaire acquise. Le liquide inflammatoire, clair et citrin, est plus ou moins abondant. La séreuse est épaissie, opaque, d'aspect laiteux ; le tissu sous-séreux participe à l'inflammation, il est épaissi, stratifié ; la surface séreuse est tapissée d'un réticulum fibrineux emprisonnant quelques cellules lymphatiques. Jamais de symphyse des feuillets.

Exceptionnellement, le *canal déférent* peut être intéressé (BUMSTERD, TAYLOR). MONCORW rapporte le cas d'un véritable syphilome du cordon.

4° Symptomatologie. — Voici un enfant de quelques mois atteint de manifestations de la *syphilis héréditaire précoce*. Il porte un sarcocèle spécifique, uni ou bilatéral.

L'*inspection* ne donne pas, en général, grand renseignement ; dans certains cas, une notable hypertrophie de la glande ou la présence d'une hydrocèle vaginale peuvent bien, par distension des téguments, allonger la bourse correspondante et l'augmenter de volume. De plus, le scrotum est parfois épaissi, infiltré, enflammé ; et, si l'on y regarde d'assez près, on peut découvrir, surtout au niveau de la face postérieure du pédicule des bourses, des syphilides cutanées, fissuraires, érosives ou papulo-érosives.

Il faut se souvenir, toutefois, que, chez le jeune enfant, les bourses sont le plus souvent flasques, allongées et pendantes. Le scrotum est légèrement œdémateux, la rougeur et les petites ulcérations qui existent sont occasionnées, le plus souvent, par le contact des urines et des matières fécales. De plus, l'hydrocèle est fréquente chez l'enfant, sans qu'elle soit liée nécessairement à quelque altération de la glande.

C'est le *palper* qui permet d'apprécier l'état réel des testicules. Avant d'explorer un sarcocèle hérédo-syphilitique, on ne saurait trop se familiariser avec la forme et la consistance d'un organe sain, chez un enfant du même âge que le petit malade.

Le testicule, atteint d'orchite syphilitique, est *augmenté de volume*, *dur*, *lisse* et *indolent*.

L'*hypertrophie* est, en général, peu marquée ; elle peut, dit CARPENTER, atteindre le volume d'une noisette, d'une châtaigne, d'une prune et même celui d'un œuf ; mais ce dernier cas est très rare.

La *dureté* du sarcocèle est caractéristique ; elle est fibreuse, squirrheuse et même ligneuse.

L'organe lésé conserve sa configuration générale ; la surface extérieure est *lisse*, comme à l'état normal.

La régularité et la dureté de la glande que les doigts prennent et qui roule entre le pouce et l'index, procurent la sensation classique de la petite *bille*.

Enfin le testicule est absolument *indolent*.

Aux symptômes précédents, Seringe ajoute, avec raison, la *fréquence de l'hydrocèle vaginale* qui coexiste dans le quart des cas.

Il est indispensable de bien connaître *l'état général*. Et, à ce propos, je ne saurai trop recommander l'excellente pratique de LANNELONGUE qui, de parti pris, examine les petits malades couchés tout nus, sur une table. De la sorte, rien n'échappe, les moindres détails pathologiques des téguments et du squelette attirent l'attention.

« Les enfants porteurs d'un sarcocèle syphilitique, au même titre que tous les hérédo-syphilitiques, n'ont pas toujours cette teinte terreuse (TROUSSEAU), cet aspect cachectique, ce facies ridé, vieillot, qui ne relèvent pas tant de l'infection syphilitique que de l'athrepsie, ce trouble profond de la nutrition générale. Il n'est pas rare de rencontrer des petits syphilitiques qui ont belle apparence. A leur naissance, s'ils viennent à terme, ce sont des enfants de poids moyen, qui se développent souvent bien, s'ils sont nourris au sein maternel (c'est un fait clinique sur lequel insiste M. le Pr PINARD). Ceux qui sont nourris au biberon sont des sujets cachectiques, amaigris, d'une pâleur remarquable, parfois blancs, presque exsangues; d'autres sont des enfants gras, à teinte blafarde. Tous portent à des degrés divers des stigmates spécifiques : coryza, fissures au niveau des lèvres et des plis radiés de l'anus, syphilides cutanées fessières, roséole, onyxis, foie gras, rate grosse, pseudo-paralysie de PARROT. Presque toujours à l'autopsie, nous avons trouvé des lésions au niveau du foie et des épiphyses osseuses. D'autres, plus âgés, portent les stigmates dystrophiques de l'hérédo-syphilis : dystrophies osseuses, craniennes et dentaires; kératites, surdité, malformations. » (SERINGE).

Les enfants qui sont atteints d'un sarcocèle hérédo-syphilitique meurent souvent parce que d'autres organes plus importants sont compromis en même temps.

Ceux qui ne meurent pas possèdent, à un âge avancé, des testicules *atrophiés* et *scléreux*, *petits, durs, modifiés de forme*. « Et tout cela, dit FOURNIER, sans histoire pathologique antérieure, tout cela sans antécédents d'inflammation testiculaire, de traumatisme, d'accidents locaux. Interrogez les malades ou leurs parents sur leur origine, sur l'historique de ces lésions, vous n'obtiendrez d'eux, comme règle générale, aucun renseignement. »

Le sarcocèle infantile — non traité — aboutit donc à l'atrophie scléreuse du testicule, et, si la sclérose est bilatérale, totale, à un défaut de développement. Cet *infantilisme acquis* présente les mêmes caractères que l'infantilisme congénital. Et, à ce point de vue, la « *castration sous albuginée* » ne diffère en rien de la castration chirurgicale pratiquée chez des jeunes sujets.

5° Variétés cliniques. — 1° *L'épididymite.* — Signalée par WILKS, HOLMES, INGRAN, HÉNOCH, FOURNIER, COMBY, CARPENTER, TAYLOR, ALLEN, MONCORVO, elle a été surtout étudiée par SERINGE.

Il s'agit le plus souvent d'*orchi-épididymite*. J'ai observé, chez un enfant de dix mois, une double orchi-épididymite.

Les altérations spécifiques étaient surtout marquées au niveau de l'épididyme gauche qui était gros, dur, arrondi et présentait un globus major volumineux.

L'épididymite peut exister isolément. Holmes, Comby et Moncorvo en ont rapporté des exemples.

2° *Orchite dans la syphilis héréditaire tardive.* — Elle survient chez des enfants de 2 ans et demi à quinze ans et plus. C'est une forme *scléro-gommeuse.*

Lannelongue, dans une de ces leçons cliniques, cite le cas d'un hérédo-syphilitique, âgé de 3 ans et demi, présentant des cicatrices fessières, des déformations squelettiques et dont les testicules étaient atteints de sarcocèle. En particulier, le testicule droit, dans ses deux diamètres, mesurait exactement 18 millimètres et 32 millimètres; c'était presque un petit testicule d'adulte. « Par le toucher, nous constatons que le testicule et l'épididyme forment une masse unique et qu'il est impossible de séparer l'un de l'autre. Cette masse est arrondie, dure, très tendue, dense, sans inégalités à sa surface et comparable, comme consistance, à un fibro-enchondrome. Le déférent est sain. »

Dans la syphilis héréditaire tardive, le testicule présente le plus souvent une surface *inégale*, c'est un caractère sur lequel ont insisté Taylor et Fournier. L'induration de la glande est le plus habituellement partielle, avec des placards qui la blindent, des nodules de Ricord qui la tapissent et la complication d'un léger degré d'épanchement vaginal.

L'*ulcération des gommes* et *le fongus* ont été observés (Taylor, Rollet).

Mais la terminaison habituellle est la *sclérose atrophique* de l'organe.

6° Diagnostic. — On ne confondra pas l'orchite hérédo-syphilitique, d'allure froide, avec les *inflammations aiguës* de la glande génitale d'origine *traumatique, urétrale* ou *générale.*

Dans ces inflammations aiguës, il existe toute une série pathologique d'antécédents ou de phénomènes concomitants qui contribuent à éclairer le diagnostic.

Si les *néoplasmes* testiculaires volumineux, plus ou moins ramollis par places, s'accompagnant d'adénopathies inguinale et lombaire, évoluant rapidement vers une mort constante, sont en général aisément reconnus, il existe certaines variétés qui peuvent donner le change : le *squirrhe*, par sa dureté, le *lymphadénome* par la bilatéralité des lésions.

C'est surtout avec la *tuberculose* de la glande génitale que le diagnostic est le plus délicat. Il s'agit, non pas d'une tuberculose aiguë, qui consiste en une vaginalite accompagnant une péritonite, mais d'altérations bacillaires chroniques, à développement insidieux, lent.

Les deux affections frappent les enfants.

Dans la tuberculose, l'épididyme est pris ; il peut l'être dans la syphilis. Dans celle-ci, le testicule est malade, il peut l'être aussi dans celle-là.

Dans les deux cas, le cordon peut être pris et il peut y avoir de l'hydrocèle ; les vésicules et la prostate ne fournissent aucune indication ; elles sont exceptionnellement intéressées dans la tuberculose.

Celle-ci a le privilège de la suppuration ; mais dans la syphilis, il y a des gommes qui suppurent.

La terminaison par atrophie scléreuse se rencontre aussi bien dans la tuberculose que dans la syphilis.

Dans leurs caractères généraux et leurs types moyens, tuberculose et syphilis présentent, cependant, des différences nettement tranchées.

La tuberculose est le plus souvent unilatérale ; elle débute par l'épididyme qui reste toujours la partie la plus malade ; les indurations de l'organe sont multiples et ne siègent pas de préférence sur le globus major. Le canal déférent, les vésicules, la prostate peuvent être intéressés ; la suppuration est une terminaison naturelle de l'affection, qui s'accompagne de manifestations générales propres à l'infection.

La syphilis frappe, d'ordinaire, les deux testicules, séparément ou simultanément ; il s'agit surtout d'une orchite ; les altérations de l'épididyme ne sont pas toujours cliniquement appréciables ; le cordon, les vésicules et la prostate sont indemnes. Les gommes sont rares. Il existe, en même temps, d'autres manifestations d'hérédo-syphilis.

Le diagnostic, pour être complet, doit être, en certains cas, rétrospectif. Voici un individu qui porte un ou deux « haricocèles », ou qui est atteint d'infantilisme. Il faut chercher à connaître le pourquoi de l'atrophie testiculaire et de la déchéance individuelle. L'orchite traumatique et l'infantilisme congénital mis à part, les orchites ourlienne ou gonococcique sont exceptionnelles dans l'enfance, c'est l'hérédo-syphilis qui expliquera, le plus souvent, la sclérose testiculaire atrophique et l'infantilisme acquis.

7° Traitement. — Le sarcocèle n'étant qu'une des manifestations de la syphilis héréditaire, c'est à celle-ci que le traitement doit s'adresser.

Et tout d'abord il faut prévenir l'hérédo-syphilis.

Si les parents sont contaminés, on les traitera tous deux au moins six mois avant la procréation.

Pendant la grossesse, on traitera la mère. Fournier conseille le protoiodure d'hydrargyre à la dose de 25 milligrammes, donnés pendant vingt jours consécutifs, avec repos de dix jours. Pinard préfère l'iodhydrargyrate de potassium pris sans intermittence.

Bi-iodure d'hydrargyre.	0gr,10
KI.	10 grammes.
Eau distillée ou sirop simple. . .	250 —
Eau de Menthe.	50 —

Dose quotidienne : 2 cuillerées à bouche pour la solution ; 2 cuillerées à entremets pour le sirop, à prendre au milieu des repas.

Si l'enfant naît syphilitique, il sera traité par le mercure sous forme de liqueur de Van Swieten (X gouttes par jour le premier mois, en augmentant de X gouttes par mois d'âge), ou mieux, afin de ménager l'estomac du petit malade, par des frictions d'onguent napolitain (1 à 2 grammes par jour). Lorsqu'il y a des syphilides cutanées, Comby fait prendre tous les jours un bain de sublimé à 1 pour 10.000 et panser les ulcérations, les gommes, avec l'emplâtre de Vigo ou la pommade au calomel (au 1/10). « Le traitement mercuriel est continué tous les jours pendant trois mois. Le quatrième mois, on laisse 10 jours de repos à l'enfant, le cinquième mois quinze jours; puis, sauf retour des accidents, on cesse le traitement un mois sur deux. La *seconde* année, on fait des frictions mercurielles un mois sur trois et on donne l'iodure de potassium (20 centigrammes) également un mois sur trois. La troisième année, on continue les frictions un mois sur trois et on porte la dose d'iodure à 40 centigrammes. La quatrième année, on ne fait plus de frictions, on donne l'iodure (50 centigrammes) un mois sur quatre. La cinquième année, plus de traitement, sauf rechute. »

Si l'enfant naît sain, il n'y a lieu de le traiter — il faut alors le faire énergiquement — que s'il provient d'une femme récemment syphilitique.

DES NÉOPLASMES DU TESTICULE

1° Définition. Classification. — Les auteurs classiques décrivent, sous le nom de *tumeurs* du testicule, les diverses affections qui seront étudiées dans ce chapitre : carcinome, sarcome, enchondrome, lymphadénome, maladie kystique, fibrome, myxome, myome, ostéome. Je rejette absolument cette dénomination qui repose sur un seul caractère physique de l'organe. Je lui substitue celle de *néoplasme*.

Un néoplasme est une néoformation distincte de tout processus inflammatoire, dit QUÉNU ; Pierre DELBET ajoute que le tissu de nouvelle formation est engendré par une suractivité des éléments cellulaires ; cette suractivité a pour caractère d'être désordonnée, progressive ou du moins permanente.

Les néoplasmes du testicule sont nombreux et complexes ; leur histoire est celle des tumeurs en général ; elle est donc toute à faire.

Il faut reconnaître que, dans ces derniers temps, quelques progrès ont été accomplis, parce que la structure et le développement de ces tumeurs ont été étudiés avec plus de soin.

Malheureusement, les types pathologiques purs sont exceptionnels ; il s'agit, en général, de variétés mixtes.

C'est dire que le tableau clinique de telles affections n'est jamais semblable à lui-même ; les erreurs de diagnostic ne se comptent pas.

Il est difficile de bien définir les néoplasmes du testicule ; pour les *classer*, la tâche est encore plus laborieuse.

Ce ne sont pas les divisions qui manquent dans ce sujet ; je parle de divisions logiques.

Ainsi, parmi les tumeurs du testicule, les unes sont *malignes*, les autres sont *bénignes* : voilà une première classification qui a son importance.

Les tumeurs malignes présentent quatre caractères propres :

« 1° L'extension locale progressive et excentrique ; l'envahissement, de proche en proche, des tissus voisins ;

« 2° L'extension à distance et la généralisation caractérisée par la formation de tumeurs secondaires semblables à la tumeur primitive, dans les ganglions lymphatiques, dans les viscères, foie, poumon, rein, etc. ;

« 3° Les récidives après l'ablation chirurgicale ;

« 4° La cachexie, c'est-à-dire, l'apparition de troubles de la santé générale, lesquels se terminent par la mort » (P. DELBET).

Les tumeurs bénignes ne possèdent aucune de ces fâcheuses propriétés.

Cette distinction des néoplasmes en malins et bénins n'est pas toujours établie anatomatiquement et cliniquement ; ces néoplasmes sont le plus souvent de structure complexe, ils ne s'imposent pas à notre observation par des signes cliniques spécifiques ; enfin, il arrive souvent qu'une tumeur dite bénigne, microscope en main, présente en réalité une allure maligne et inversement.

Une classification *anatomique* semble préférable, parce qu'elle repose sur le mode d'origine des différents tissus pathologiques qui entrent dans la constitution de la tumeur.

A ce propos, il me faudrait, après avoir montré le développement de la glande séminale au niveau de la région lombaire, insister sur la disposition des trois feuillets du blastoderme et la pénétration possible et réciproque de leurs éléments cellulaires.

Je rappellerai seulement que deux notions primordiales expliquent actuellement l'histogenèse d'une tumeur, pure ou mixte, celles de la *spécificité cellulaire* et de l'*inclusion*.

La doctrine de la spécificité cellulaire est née du jour où Müller a formulé la loi qui porte son nom : « Le tissu qui forme une tumeur a toujours son type dans un tissu de l'organisme à l'état embryonnaire ou à l'état de développement complet. » Pour Bard, « le tissu qui forme une tumeur a son type identique dans un tissu spécifique embryonnaire ou dans un tissu spécifique de l'organisme à l'état de complet développement ; omnis cellula e cellula ejusdem naturæ ». Du principe de la spécificité absolue de tous ces tissus, cet auteur fait dériver une classification extrêmement compliquée, dont les types sont innombrables.

« A chaque type de cellule correspond un type de tumeur. Bard distingue des tissus épidermiques comprenant eux-mêmes trois variétés : le type corné, le type sébacé, le type sudoripare, — des tissus épithéliaux de revêtement comprenant trois types, cubique, cylindrique, cylindrique à cils vibratiles, — des tissus épithéliaux des organes glandulaires, — du tissu endothélial, des tissus conjonctifs, lymphatique, ostéocartilagineux, musculaire, nerveux, des tissus spéciaux des organes des sens. A chacun de ces tissus correspond une espèce de tumeur. En outre, chaque espèce comprend trois variétés, suivant que le type atteint un degré de développement plus ou moins avancé : variété embryonnaire, variété intermédiaire, variété adulte » (P. Delbet).

La théorie de l'inclusion ou de l'enclavement, suivant l'expression de Verneuil, porte le nom de théorie de Cohnheim. « La fusion presque physiologique des trois feuillets blastodermiques, au niveau de la région caudale de l'embryon, est, on le conçoit, éminemment favorable à la scission et à la séparation d'une masse isolée, composée d'éléments empruntés à chacun d'eux. On trouvera donc plus tard, dans ces tumeurs complètement développées, soit du tissu conjonctif et musculaire, si les lames du feuillet moyen sont comprises dans l'invagination, soit du cartilage, si les protovertèbres ont participé à l'inclusion, soit encore des débris épithéliaux à type cylindrique ou pavimenteux, suivant que l'endoderme ou l'ectoderme aura été intéressé » (Monod et Terrillon).

En se fondant sur l'hypothèse de l'origine embryonnaire des tumeurs (spécificité, inclusion cellulaire), Monod et Arthaud ont établi une classification anatomique des néoplasmes du testicule.

La voici :

1re *classe*. — Les *tératomes*, développés aux dépens des trois feuillets du blastoderme, comprennent les *inclusions fœtales* et les *kystes dermoïdes*.

2e *classe*. — Ce sont les tumeurs *mixtes* ; la plupart de ces tumeurs, qui sont développées aux dépens de deux feuillets ou de plusieurs éléments d'un seul, appartiennent à ce qui a été décrit jusqu'ici en clinique sous le nom de *sarcocèle cancéreux*.

3e *classe*. — Les tumeurs *pures*, qui forment le troisième groupe, peuvent être divisées en deux catégories : la première comprend les *chondromes*, les *myxomes*, les *sarcomes*, les *angiomes*, les *lymphadénomes*, les *myomes* ; la seconde comprend les tumeurs *épithéliales*, proprement dites ; avec les tumeurs mixtes, ce sont les plus fréquentes.

La classification, adoptée par Pierre Delbet dans son chapitre des néoplasmes, peut convenir, en particulier, aux affections organiques du testicule.

1° *Paraplasmes* : adénones, ostéomes, angiomes ;

2° *Néoplasmes histioïdes* : névromes, myomes, fibromes, lipomes, myxomes, endothéliomes, chondromes, lymphadénomes ;

3° *Néoplasmes embryonnaires* : sarcomes, épithéliomes ;

4° *Tumeurs hétérotopiques* : kystes dermoïdes, etc.

Ces types morbides, multipliés à l'infini, se superposent et se combinent le plus souvent et, dans la pratique, ce sont les tumeurs mixtes que l'on observe.

C'est pourquoi, une classification anatomique pure ne peut convenir au clinicien, car elle ne correspond pas à une classification clinique équivalente.

Dans l'étude qui va suivre, j'adopterai le plan suivant : je décrirai tout d'abord le carcinome, le plus commun des néoplasmes de la glande génitale, au point de vue anatomique et clinique ; puis je ferai le diagnostic différentiel et étiologique des tumeurs malignes du testicule ; enfin j'indiquerai le traitement.

2° Du carcinome. — A. Anatomie pathologique. — *Caractères macroscopiques.* — Au point de vue macroscopique, le carci nome se présente sous deux formes : l'*encéphaloïde* et le *squirrhe*.

L'*encéphaloïde*. — C'est le type de cancer du testicule qu'on observe le plus souvent. Lorsque, pour cette affection, on a castré le malade et qu'après l'intervention, on examine la tumeur, on note les particularités suivantes :

Le cordon est souvent normal ; parfois, cependant, il est déjà envahi par le processus morbide ; dans ce cas, il apparaît plus ou moins infiltré. Cette infiltration s'élève plus ou moins haut, suivant le trajet inguinal.

La vaginale est saine, ou bien, ce qui est fréquent, surtout dans les néoplasmes douloureux et à évolution lente, elle présente des traces d'inflammation chronique ; elle est épaissie et sa surface cavitaire est tapissée de fausses membranes. Celles-ci peuvent diviser l'espace vaginal en loges secondaires, plus ou moins vastes et nombreuses. L'épanchement n'est pas rare, mais il est peu abondant ; la sérosité est claire ou sanguinolente. La présence du liquide est constatée par la recherche de la transparence, le palper ou la ponction. Il est exceptionnel d'observer la symphyse totale des feuillets pariétal et viscéral de la vaginale.

La glande testiculaire se présente sous forme d'une tumeur volumineuse, arrondie, conservant la forme générale de l'organe ; la surface de l'albuginée est lisse ; quelquefois elle apparaît bosselée, parce qu'elle est soulevée par des bourgeons néoplasiques ; ou bien, elle est perforée, la perforation donne passage à un bourgeon végétant et fongueux. Sur une coupe, pratiquée du bord antérieur vers le hile, la masse morbide se dessine avec une albuginée épaissie, d'où partent des travées tuméfiées, méconnaissables, disposées sans ordre ; parfois, elles convergent vers le rete testis, qui est envahi de bonne heure. Le parenchyme normal est remplacé par une substance molle, friable, d'aspect gris ou jaunâtre, qui occupe toutes les loges agrandies.

Cette matière pulpeuse offre des aspects différents, suivant l'ancienneté de la tumeur ; celle-ci, en effet, dégénère volontiers et la transformation caséeuse, graisseuse ou colloïde, peut intéresser tout un segment de l'organe. Le raclage de la surface de section donne le suc cancéreux, produit auquel on attachait autrefois une certaine importance. Exceptionnellement, on pourra découvrir, par le microscope, à la périphérie ou au centre du néoplasme, des débris de parenchyme testiculaire normal. Quant à l'épididyme, il est le plus souvent malade et englobé dans la tumeur (15 fois sur 23 d'après Kocher).

Squirrhe. — Nepveu a rapporté neuf cas de squirrhe vrai du testicule. Cette variété est rare. C'est un petit néoplasme, dur, dont le tissu crie sous le scalpel qui l'entame. L'épididyme est généralement très altéré ; la symphyse vaginale et l'infiltration du cordon sont fréquentes.

Caractères microscopiques. — Le *squirrhe* est, parmi les diverses variétés de carcinome, celle qui doit être prise comme type de description histologique ; c'est une forme simple, de laquelle toutes les autres dérivent avec une complexité de structure plus ou moins grande. Dans l'examen microscopique des tumeurs, il faudra, avant de proposer un diagnostic anatomique, rechercher la présence des cellules épithéliales caractéristiques. Tout néoplasme testiculaire qui, sur une coupe histologique, présente de ces cellules, quels qu'en soient le nombre et la disposition, est un carcinome.

Ces cellules sont volumineuses, arrondies ou polygonales, possédant un gros noyau et des granulations protoplasmiques trés réfringentes. Elles sont resserrées les unes contre les autres dans les loges d'un stroma fibreux.

C'est l'aspect et la disposition de ce stroma qui règle la sous-variété du carcinome.

Dans le squirrhe, les travées, épaisses, fibrillaires, pauvres en cellules, limitent de vastes alvéoles. A mesure que la tumeur avance en âge, les fibrilles ne sont plus aussi visibles ;

de fibreux qu'il était, le réseau devient scléreux et, cliniquement, cette transformation se révèle, au palper, par la dureté et la rétraction de l'organe intéressé.

La trame connective est parfois plus dissociée ; il existe plus de substance amorphe et plus d'éléments cellulaires ; les cellules épithéliales sont groupées dans des logettes petites, nombreuses et irrégulières ou disséminées dans les travées fibreuses. Il s'agit alors d'un carcinome *mou* ou *médullaire*.

Dans certains cas, la structure fibrillaire disparaît complètement ; une substance amorphe unit des éléments cellulaires d'origine conjonctive, extrêmement nombreux ; ces éléments sont disposés suivant un réseau et les cellules épithéliales caractéristiques sont groupées dans les petites alvéoles de ce réseau. Le carcinome est dit *réticulé*.

A côté de ces formes, relativement simples, il en est de véritablement compliquées ; elles ont subi la dégénérescence *angiomateuse* ou *kystique*.

C'est le carcinome *télangiectasique*, *érectile* ou *hématode*, dont le stroma est parcouru par un nombre considérable de capillaires, très larges, portant des renflements et des culs-de-sac ; ceux-ci sont fermés ou communiquent avec une alvéole qui prend, sur la coupe, l'aspect d'un hématome.

C'est le cancer *kystique* ou *cysto-carcinome*. Il ne s'agit pas d'une fonte ou ramollissement partiel ; les kystes présentent une paroi propre et un épithélium distinct ; le contenu est un liquide clair et transparent, filant ou visqueux, citrin ou hémorragique. Comment se forment ces kystes ? A. Cooper, Cruveilhier, Rindfleisch admettent que le point de départ de ces formations se trouve dans les canalicules spermatiques. Cependant, aucun observateur n'a constaté, même dans les petits kystes et les kystes les plus rapprochés d'un tube séminifère, quelque forme transitoire. Talavera, s'inspirant des idées de Malassez, admet que les kystes se développent, dans le réseau conjonctif de la tumeur ; quelques cellules s'assemblent et constituent une masse, au centre de laquelle se forme une cavité qui grandit et se remplit de liquide, tandis que les cellules refoulées tapissent la membrane cavitaire.

Le carcinome *mélanique* est une tumeur secondaire du testicule.

Que deviennent les canalicules spermatiques? Ils disparaissent progressivement; dans les tumeurs jeunes, il peut exister quelque trace de parenchyme; dans les tumeurs anciennes, il n'y en a plus. Cette constatation a conduit la majorité des auteurs à admettre que le point de départ du carcinome se trouve dans les cellules épithéliales des canalicules spermatiques. Birch-Hirschfeld a bien décrit ce mode de développement du carcinome; Talavera, sur une pièce examinée au laboratoire du Collège de France, a pu saisir des formes kystiques intermédiaires qui ne laissent plus aucun doute sur la justesse de cette conception. L'examen de cette pièce a été contrôlé par Monod et Terrillon. Le carcinome du testicule est donc une tumeur *épithéliale*.

B. Tableau clinique. — *Étiologie.* — Des néoplasmes malins de la glande génitale, le carcinome est le plus fréquent, qu'il s'agisse d'une forme pure, combinée ou dégénérée; mais, par rapport aux néoplasmes malins en général, il est très rare.

Le chiffre proportionnel de cette fréquence génitale et de cette rareté générale est encore à indiquer. Il ne manque pas, cependant, de statistiques établies dans ce sens; malheureusement, les auteurs de ces statistiques ont réuni des observations de cancer; or, qu'est-ce qu'un cancer du testicule? C'est une dénomination élastique que l'on applique à des productions morbides histologiquement différentes; pour les classiques, Monod et Terrillon en particulier, les carcinomes, les sarcomes, les tumeurs mixtes sont des cancers. Quant à l'enchondrome, au lymphadénome, au myxome, à la maladie kystique il n'en est pas question. Pourquoi cette différence?

Quoi qu'il en soit, retenons que, parmi les cancéreux, 1,06 pour 100 (Marc d'Espine), 0,76 pour 100 (Sibley), 2,8 pour 100 (W. Baker) meurent de « cancer » du testicule.

Le carcinome du testicule est presque toujours unilatéral; ce n'est qu'exceptionnellement, que les deux glandes sont envahies (Hawkins, Roux, Denonvilliers, Demarquay, Gosselin). Toutefois, cette question d'unilatéralité ou de bilatéralité est d'appréciation clinique. En réalité, c'est-à-dire anatomiquement, la néoplasie intéresse les deux testicules, beaucoup plus souvent qu'on ne le pense.

Les enfants et les vieillards ne sont pas épargnés par le carcinome; mais celui-ci se rencontre surtout chez les sujets de 30 à 40 ans (Ludlow), de 25 à 45 ans (Kocher).

Le rôle joué par l'hérédité est encore à démontrer.

L'action du traumatisme, dans la détermination d'un néoplasme, est aussi vague au niveau du testicule que partout ailleurs. Il ne crée pas, il active le développement d'altérations latentes; bon nombre d'observateurs (Kocher, Lagrange) en reconnaissent l'importance. C'est vrai, surtout si on admet la théorie de Conheim.

Les lésions antérieures de la glande et des voies génitales (blennorrhagie, syphilis, tuberculose) prédisposent-elles à la tumeur maligne? C'est constestable et contesté. Le testicule ectopique carcinomateux constitue un type clinique spécial, auquel je consacrerai quelques lignes.

3° Symptomatologie. — Voici une observation de tumeur maligne bilatérale du testicule, telle que Duplay l'a exposée dans une leçon clinique:

« Il y a quelque temps, un homme âgé de quarante-deux ans, livreur à domicile, nous était amené, par son médecin, pour une tuméfaction considérable du scrotum du côté gauche.

« Le malade, homme vigoureux, de bonne santé habituelle, n'ayant dans ses antécédents personnels aucune trace de syphilis ou de tuberculose, avait vu l'affection débuter quatre mois auparavant.

« A cette époque, la région inguino-scrotale avait été le siège d'un traumatisme assez violent; les douleurs, d'abord très vives, se calmèrent rapidement et bientôt le malade pouvait reprendre son travail fatigant de livreur à domicile.

« Mais, quinze jours après, il s'aperçut d'une augmentation de volume du scrotum du côté gauche. L'accroissement fut assez rapide, sans douleur, sans réaction inflammatoire. Un médecin, consulté à ce moment, pense à une orchite, ordonne le repos, une pommade résolutive; puis, en raison de l'accroissement persistant continu, prescrit le traitement antisyphilitique, du reste sans plus de résultat.

« C'est à ce moment que le malade nous fut présenté pour la première fois, et, bien qu'à peu près certain du diagnostic, je demandai à le revoir dans quelque temps, après un traitement anodin.

« Il y a douze jours, le malade est revenu dans le service ; à son entrée, il est évident que la tumeur a augmenté et que l'état local, aussi bien que général, s'est aggravé.

« Le côté gauche du scrotum est rempli par une masse considérable, du volume d'une très grosse poire, dont elle a du reste la forme, sa grande extrémité se trouvant en bas, sa petite se prolongeant, sans limite nette, dans le canal inguinal. Au quart supérieur de la tumeur existe un léger rétrécissement, comme on en constate dans les hydrocèles biloculaires.

« La peau et les tissus sous-cutanés du scrotum sont sains ; à part quelques varicosités, et l'amincissement dû à la distension, ils n'offrent aucune particularité ; ils ont conservé leur souplesse et leur mobilité sur les plans sous-jacents.

« A la palpation, la tumeur se présente, lisse, régulière, de consistance assez dure, mais élastique et, fait important, égale en tous ses points ; pas de résistance vraie, pas de fluctuation. Une exploration attentive ne permet de reconnaître en aucun point le testicule ou l'épididyme ; nulle part le malade n'accuse la sensibilité spéciale que l'on éveille normalement par la pression de l'organe.

« A la partie supérieure, la tumeur se prolonge dans le canal inguinal, où elle se termine sans que l'on puisse nettement constater sa limite. Il est impossible, d'autre part, de distinguer le cordon de la tumeur. Dans la fosse iliaque, on perçoit une induration vague, au-dessus de l'arcade fémorale.

« Les signes fonctionnels accusés par le malade sont peu accentués. Spontanément, il n'existe que quelques douleurs, des tiraillements pénibles, lorsque le malade est fatigué. A la pression, l'indolence est complète au niveau de la tumeur scrotale ; au niveau du cordon, on réveille une vague sensibilité.

« D'autre part, depuis une dizaine de jours, le testicule droit a augmenté de volume : il a atteint celui d'un œuf de poule environ. Il se présente également sous forme d'une tumeur lisse, régulière, assez dure, de consistance partout égale, dans laquelle il n'est pas possible de distinguer le testicule et l'épididyme. Cette tumeur est légèrement douloureuse à la pression. Pas de liquide dans la tunique vaginale ; le cordon est sain.

« La première fois que je vis le malade, l'état général était excellent. Mais, lorsqu'il revint pour entrer à l'hôpital, sans qu'il existât d'amaigrissement et de perte des forces notables, le facies était plus pâle, plus tiré.

Tous les organes sont d'ailleurs sains. Rien dans les urines, température normale. »

Cette description, qui est celle d'une tumeur maligne dans le sens le plus vague du mot, peut s'appliquer au carcinome jeune ; c'est une probabilité, mais ce n'est pas une certitude ; car le carcinome est d'ordinaire unilatéral et, s'il est associé à d'autres tissus néoplasiques ou s'il est atteint de dégénérescence, il offre de notables modifications dans sa configuration et sa consistance ; en outre, la bilatéralité de l'affection et la régularité de la masse morbide font songer au lymphadénome ; il est vrai qu'il manque, pour affirmer l'existence de ce dernier, la présence, en d'autres points du corps, de productions cutanées et sous-cutanées de même nature.

Quoi qu'il en soit, un carcinome simple, qui n'est ni combiné, ni dégénéré, présente trois ordres de signes : signes physiques, signes fonctionnels, signes généraux.

Signes physiques. — L'inspection ne donne des indications que si le néoplasme est d'un certain volume : celui d'une orange, du poing fermé, par exemple ; c'est la grosseur approximative d'un néoplasme, âgé d'un an, lequel marche lentement et progressivement ; à plus forte raison, les carcinomes du volume d'un testicule de taureau ou pesant plusieurs kilogrammes (Le Garrec, Johnson) attireront l'attention.

Le scrotum est distendu, parfois jusqu'à l'exagération. D'aspect lisse, avec des parties rouges, violacées ou eczémateuses, il est parcouru par de gros vaisseaux bleuâtres et des arborisations variqueuses. Ce développement vasculaire superficiel témoigne d'une gêne profonde dans la circulation en retour, c'est une bonne preuve de l'existence d'une tumeur testiculaire.

Il faudra rechercher la transparence de la tumeur, comme s'il s'agissait d'une hydrocèle, surtout au niveau de la partie antérieure ; cette tumeur doit être mate à la percussion, en toute son étendue et particulièrement au niveau du pédicule des bourses. Une hernie peut accompagner un néoplasme ; elle est sonore et réductible.

Enfin, l'inspection ne sera pas bornée aux parties génitales ; il est indispensable d'observer, avec soin, le pli de l'aine, la paroi abdominale, tous les téguments et de s'assurer qu'il n'existe, dans les régions examinées, aucune production suspecte.

C'est le palper qui fournit les renseignements les plus précis. Le carcinome simple présente une configuration régulière, sans bosselures, au moins dans les formes pures ; s'il existe quelques bosselures, elles sont petites, rares et appréciables seulement à la partie postérieure de la tumeur.

La consistance varie naturellement suivant la variété et l'âge du carcinome ; tout dépend de la richesse plus ou moins grande du néoplasme en tissu conjonctif ou fibreux. Cette consistance est plutôt dure et élastique. Elle offre un caractère d'une grande valeur diagnostique : elle est égale en tous ses points. On dirait un testicule hypertrophié, sans indurations localisées. Cela n'est vrai que pour les carcinomes jeunes ; cela n'est plus vrai pour les carcinomes combinés ou dégénérés ; je le dirai plus loin, en décrivant les variétés anatomo-cliniques du carcinome.

A la partie antérieure de la tumeur, surtout quand celle-ci s'est développée lentement et lorsque l'épididyme est envahi, il est possible de reconnaître un léger épanchement dans la tunique vaginale ; la zone de fluctuation atteint souvent les dimensions d'une pièce de cinq francs ; les doigts peuvent éprouver la sensation de flot ; le plus souvent, il existe une certaine dépressibilité qui permet de buter, avec le doigt, sur la tumeur sous-jacente, quand on repousse brusquement le liquide. C'est ainsi que l'on recherche la présence d'une tumeur dans une cavité abdominale remplie de liquide ascitique. C'est le signe de GOSSELIN ; signe précieux quand il existe. La recherche de la transparence ou, bien mieux, une simple ponction exploratrice, pratiquée dans la cavité vaginale, permettra d'apprécier l'aspect, la quantité et la composition du liquide épanché. Cette hydrocèle symptomatique a été bien étudiée par BOURSIER. Cet auteur conclut qu'elle n'existe généralement que dans les tumeurs à évolution lente, quelle que soit la forme anatomique ; une tumeur à marche rapide détermine une vaginalite plastique et, en conséquence, suivant les cas, une symphyse vaginale ou des hydrocèles enkystées. J'ajoute que les altérations de l'épididyme doivent spécialement contribuer à la production d'une hydrocèle ; cette question de détail appelle de nouvelles recherches. Le liquide épanché dans la vaginale est le plus souvent citrin ; quelquefois, il est séro-sanguinolent et même sanguinolent ; la nature hémorragique de l'épanchement indique souvent que le feuillet viscéral de la vaginale est intéressé par le processus morbide.

Lorsque le néoplasme repose dans la main, il est utile de le soupeser. Cette manœuvre ne doit pas être négligée, bien qu'on en ait exagéré l'importance, comme l'a démontré NÉLATON. Elle permettra de soupçonner l'existence d'une tumeur solide ; c'est déjà quelque chose. Duplay fait remarquer que la tumeur semble résister, par sa masse, à la main qui la presse.

Au cours de l'exploration, il est essentiel de se rendre compte des rapports que l'épididyme et le cordon affectent avec la tumeur. Dans le carcinome au début, l'épididyme est facilement accessible ; mais plus tard, il est englobé dans le néoplasme et ne peut plus être reconnu. Le cordon est indemne tout d'abord, il vient se perdre sur la tumeur, dont il peut être isolé ; mais bientôt, progressivement infiltré de tissu néoplasique, il devient plus volumineux ; cette transformation se fait de bas en haut et s'étend jusqu'à la région inguinale ; le canal déférent est perdu au milieu de veines nombreuses, grosses, à parois épaisses ; le calibre des artères du cordon devient plus grand ; la spermatique atteint les dimensions d'une radiale et ses pulsations deviennent perceptibles. Lorsqu'on sentira les battements artériels en palpant le cordon, on devra plutôt incliner vers le diagnostic de tumeur.

L'examen des ganglions lymphatiques s'impose ensuite. Les ganglions iliaques et lombaires, auxquels aboutissent les lymphatiques du testicule, sont pris de bonne heure. Augmentés de volume et dégénérés, ils constituent des masses morbides comprimant tous les organes du voisinage. Ces tumeurs ganglionnaires abdominales peuvent prendre un développement rapide et les dimensions qu'elles atteignent ne sont nullement en rapport avec l'étendue du néoplasme primitif. « Il peut même arriver, disent Monod et Terrillon, que la lésion du testicule demeure absolument à l'arrière-plan. Très petite en apparence, elle passe presque inaperçue sur le vivant ; cependant une tumeur abdominale énorme lui correspond. »

Quant aux ganglions inguinaux, ils demeurent indemnes, tant que le scrotum n'est pas ulcéré. Broca a montré qu'ils peuvent être infectés par voie rétrograde et envahis par le processus néoplasique.

Signes fonctionnels. — La sensibilité testiculaire est subjective ou objective. La sensibilité subjective n'est presque jamais très développée ; le carcinome du testicule est rarement douloureux et sa présence ne détermine que de la gêne, une sensation de tiraillement et de pesanteur, plus accentuée après une station debout prolongée et s'il s'agit d'une tumeur volumineuse. Il n'existe de véritables douleurs que lorsqu'un traumatisme froisse ou enflamme la glande malade. Dans ce cas, les douleurs peuvent être vives ; elles prennent le caractère des névralgies et s'irradient dans les lombes et les membres inférieurs.

Le carcinome est indolent au palper, sauf meurtrissure ou infection localisée ; la sensibilité objective fait donc complètement défaut. Le malade, dont le testicule est dégénéré, ne ressent plus cette sensation exquise, par laquelle, à la pression, l'organe révèle sa présence. CURLING a insisté sur ce fait que la sensibilité naturelle de la glande a disparu ; c'est un bon élément de diagnostic.

Les fonctions génitales s'accomplissent normalement quand le néoplasme est partiel ou unilatéral. Plus tard, elles sont très altérées ; les dimensions exagérées d'une tumeur unilatérale et la réduction de la verge rendent le coït impraticable.

Signes généraux. — Pendant longtemps, le porteur d'un carcinome du testicule offre toutes les apparences de la santé ; du jour où le néoplasme se propage et se généralise, le tableau change. L'œdème des membres inférieurs, l'ascite par compression de la veine cave, des phénomènes de paraplégie par envahissement des corps vertébraux et compression de la moelle (BRODIE, CRUVEILHIER, KOCHER, QUINCKE) donnent à l'affection, quand ils existent, une allure particulière. Le malade devint un vulgaire cancéreux ; les hémorragies et les infections secondaires du néoplasme ulcéré augmentent la cachexie et hâtent le dénouement.

Marche. — Le carcinome, suivant Paget, dure de 28 mois à 3 ans. La première année correspond au stade du début ; le malade ignore son mal ou ne s'en inquiète pas. La seconde année correspond au stade de l'affection confirmée ; la tuméfaction des bourses et les douleurs, s'il y en a, poussent le sujet vers le médecin. La troisième année correspond au stade d'ulcération, de généralisation et de cachexie.

Exceptionnellement, le carcinome évolue rapidement ou par poussées.

Pronostic. — Il est fatal.

La castration, même précoce, donne-t-elle aux opérés une survie appréciable ?

Quatre ans de survie, dans certaines observations de BARING ; cinq, neuf, douze et quinze ans, dans le relevé de CURLING ; douze ans, dans un cas de PAGET ; quatorze ans, dans un autre de BAUM ; dix-neuf ans, dans celui de CONFEVRON ; GUYON, WINIWARTER, VOLKMANN, POINSOT, JALAGUIER, KOCHER, citent des faits analogues (deux, quatre, huit, dix ans de survie opératoire). C'est contestable ou exceptionnel.

En règle générale, les malades meurent six ou huit mois après l'opération ; si la tumeur avait été respectée, ils eussent vécu peut-être aussi longtemps.

Le pronostic du carcinome, abandonné à lui-même ou enlevé, est fatal.

C. VARIÉTÉS ANATOMO-CLINIQUES DU CARCINOME. — 1° *L'encéphaloïde.* — L'encéphaloïde reconnaît souvent un traumatisme à son origine ; il évolue rapidement et peut atteindre des dimensions considérables. Il est mou, inégal, bosselé. Le scrotum présente des arborisations variqueuses très developpées et contracte des adhérences avec la tumeur sous-jacente. La cavité vaginale ne contient pas de liquide ; ses feuillets sont le plus souvent accolés par symphyse ; quelquefois, elle est cloisonnée. Le mal brûle ses étapes ; l'ulcération, la propagation, la généralisation, la cachexie ne tardent guère. Durée : une année.

2° *Le squirrhe.* — C'est un testicule hypertrophié légèrement et irrégulièrement. Le squirrhe est dur, comme rétracté ; la peau ne glisse pas sur les parties sous-jacentes ; le cordon est rarement indemne (CURLING). C'est une affection analogue au cancer atrophique de la mamelle. Cette variété se rencontre surtout chez les vieillards ; l'évolution est plus lente que celle des autres tumeurs ; ce qui n'empêche pas les dégénérescences ganglionnaires précoces et les tumeurs abdominales volumineuses. Durée : de deux (COOPER) à 8 ans (DOLBEAU).

3° *Le carcinome combiné* (tumeur mixte).

4° *Le carcinome dégénéré* (dégénérescences graisseuse, colloïde, calcaire, kystique).

« Ce qui constitue le caractère le plus important de la consistance de ces tumeurs (mixtes ou dégénérées), c'est que celle-ci varie non seulement suivant que l'on a affaire à telle ou telle tumeur, mais encore suivant que l'on examine les différentes parties constituantes de la tumeur. C'est ainsi que certains points sont mous, d'autres sont fluctuants, d'autres sont absolument durs. Ces différences de consistance sont en rapport avec les diverses variétés de tissus contenus dans ces tumeurs » (Duplay).

Dans ces formes, « la marche peut être relativement lente pendant des mois, parfois pendant un an ou plus ; puis une poussée presque subite survient, qui double ou triple, en quelques semaines, le volume de la tumeur. Parfois, à une poussée aiguë succède une période de calme, qui est elle-même suivie d'une poussée nouvelle. La tumeur progresse ainsi, par étapes successives, jusqu'à acquérir des dimensions énormes. »

En somme, au point de vue de la durée d'évolution et du degré de la malignité, les carcinomes combinés ou dégénérés se placent entre l'encéphaloïde et le squirrhe.

5° *Carcinome d'un testicule ectopique.* — Il s'observe souvent vers la trentième année ou au-dessous. Il est le plus souvent inguinal (42 cas dans le relevé de Monod et Terrillon), mais il peut être abdominal (obs. Johnson, Mathieu, Picqué, Jaboulay).

Voici l'observation résumée d'un épithélioma testiculaire en ectopie abdominale (Jaboulay et Kaeppelin) :

Homme de 40 ans, cultivateur. Mère morte de cancer de l'estomac. En janvier 1899, douleurs lombaires, sourdes, intermittentes ; en février, petite tumeur de la grosseur d'un œuf, siégeant dans la fosse iliaque droite ; douleurs tenaces à irradiations lombaires, inguinales, crurales, pelviennes. A l'inspection, ventre déformé. Par la palpation, on arrive sur une tumeur qui n'est pas exactement située sur la ligne médiane, mais semble plus développée du côté de la fosse iliaque droite. Elle rémonte presque jusqu'à l'ombilic. Forme ovoïde, consistance dure, surface lisse et unie, matité à la percussion, adhérence à la paroi abdominale. Bien au-dessus de la tumeur, sous le bord du foie, on éprouve, en déprimant fortement la paroi, une sensation d'empâtement profond qu'il semble logique de rattacher à un engorgement ganglionnaire. Rien de particulier dans les divers appareils. Certain degré de cachexie.

Côté droit des bourses inhabité. Donc : cancer du testicule droit ectopique.

Intervention : 28 septembre. Tumeur grosse comme deux poings, très adhérente et vasculaire, « réniforme, encapsulée, lisse à sa surface, de coloration blanchâtre, de consistante rénitente, homogène à la coupe qui offre l'aspect macroscopique des encéphaloïdes. Accolée à elle, une seconde masse, plus petite, qui est l'épididyme dégénéré. — Epithélioma testiculaire d'une assez grande malignité (Paviot).[1]

4° Diagnostic des néoplasmes du testicule. — Je ferai le diagnostic *différentiel*, puis le diagnostic de la *nature* des néoplasmes du testicule.

A. Diagnostic différentiel. — Eliminons tout d'abord les *hernies* sonores, réductibles avec gargouillement, lesquelles ne seront jamais confondues avec un néoplasme testiculaire.

Les *tumeurs du scrotum* sont indépendantes de la glande génitale ; dans le cancer du testicule, le scrotum est aminci, vascularisé, mais il est sain et glisse facilement sur la masse sous-jacente. Toutefois, bien que le cas soit rare, le cancer du testicule peut succéder à un cancer du scrotum se propageant vers la profondeur.

Les *affections du cordon*, telles que *kystes*, *lipomes*, *varicocèle*, seront facilement distinguées. S'il s'agit d'une infiltration néoplasique, le point de départ sera cherché au niveau du testicule, avec lequel le cordon est en continuité directe.

Les *hydrocèles* enkystées ou non, à paroi mince, à contenu transparent, et les *kystes spermatiques*, qui, dans leur évolution, réalisent la tumeur en brioche et renferment un liquide contenant des spermatozoïdes, ne présentent pas, ordinairement, de grandes difficultés diagnostiques. Cependant, s'il existe un épanchement dans la tunique vaginale, on devra s'enquérir avec soin de sa cause productrice ; il peut

1. Je viens d'observer un cas analogue chez un homme, âgé de 40 ans, qui, trois mois avant son entrée à l'hôpital, avait subi la castration pour cancer du testicule droit ectopique (en ectopie inguinale). La tumeur abdominale, considérable, remplissait la fosse ilio-lombaire du côté droit et se trouvait accolée à la vessie. Le malade se cachectisa rapidement, en présentant les phénomènes habiuels de compression vasculaire (œdème des membres inférieurs, de la paroi abdominale, ascite), et il succombe moins de quatre mois après son arrivée dans le service.

s'agir d'une hydrocèle *symptomatique* d'un processus néoplasique.

Le *kyste hydatique* se rencontre exceptionnellement au niveau du testicule. Les *kystes* par *inclusion fœtale* (Verneuil, 1855) se reconnaissent à leur origine congénitale, à leur développement consécutif à un traumatisme, à leur contenu dermoïde, à leur caractère bénin, non infectant.

Les affections *inflammatoires* du *testicule*, de l'*épididyme* et de la *vaginale* ne vous retiendront pas longtemps. Un néoplasme est bien plus gros qu'une orchi-épididymite, il n'existe aucune réaction locale et l'indolence est habituelle. Les commémoratifs fourniront de précieux renseignements.

Le diagnostic d'un néoplasme du testicule avec la *tuberculose* est en général facile. Dans certains cas, les noyaux tuberculeux déterminent une véritable orchi-épididymite, le doute n'est pas possible. Dans les cas ordinaires, lorsque l'affection évolue sans réaction douloureuse, du moins au début, des noyaux et des indurations caractéristiques apparaissent au niveau de l'épididyme, du canal déférent, de la prostate et des vésicules. Et puis, l'affection marche toujours vers la suppuration. Cependant, le diagnostic peut présenter quelque difficulté, par exemple, chez les vieillards, qui font une tuberculose à évolution lente, à suppuration tardive; Gosselin a insisté sur ces caractères particuliers. Les accidents aigus et les phénomènes inflammatoires qui surviennent ordinairement à un moment donné tireront le médecin d'embarras.

Le diagnostic des petites tumeurs de la glande génitale avec la *syphilis* est parfois plus délicat. L'organe est frappé indépendamment des autres parties de l'appareil. Le testicule syphilitique se reconnaît aux caractères suivants : forme en galet, consistance ligneuse, parfois bilatéralité des lésions, existence d'un léger épanchement vaginal; surface testiculaire, chagrinée, recouverte de nodosités ou d'indurations donnant au palper la sensation de grains de plomb ou de plaques de blindage disséminées dans l'albuginée, marche particulière de l'affection et efficacité du traitement spécifique. C'est avec les *vaginalites chroniques*, surtout avec l'*héma-*

tocèle proprement dite, que le diagnostic présente parfois de sérieuses difficultés. Ce diagnostic a été longuement exposé au chapitre des hématocèles. Pour le compléter, je tiens à rapporter ici les pages suivantes de DUPLAY. « Il est, en effet, des vaginalites chroniques à paroi d'une épaisseur considérable (2 à 3 centimètres parfois), contenant soit de la sérosité, soit du sang plus ou moins modifié, englobant le testicule dans leurs stratifications et simulant à s'y méprendre une tumeur solide. Qu'il s'agisse par leur contenu d'une hydrocèle ou d'une hématocèle, ce qui caractérise cette variété de tumeur, c'est la grande épaisseur des parois de la poche ; aussi vaut-il mieux les réunir sous la dénomination de vaginalite chronique. Comme les tumeurs du testicule, ces vaginalites donnent lieu à une tuméfaction indépendante des tuniques scrotales, en relation directe de continuité avec le cordon, englobant le testicule qu'il est souvent très difficile de retrouver, présentant le même défaut de transparence, la même absence de fluctuation, au moins dans la plus grande partie de son étendue.....

La vaginalite chronique ou hématocèle se présente sous forme d'une tumeur ellipsoïde ou piriforme, pouvant remonter jusque dans le canal inguinal comme l'hydrocèle en bissac de DUPUYTREN, mais le plus souvent s'arrêtant à quelque distance de l'orifice externe. Parfois elle est étranglée comme dans l'hydrocèle bilobée. Quelle que soit sa forme, sa surface est habituellement lisse, régulière, uniforme : dans quelques cas cependant, on y remarque une ou plusieurs bosselures, qui dépendent de l'amincissement de la paroi ; mais alors, signe important, ces bosselures sont franchement fluctuantes.

Les tumeurs du testicule présentent souvent cette même régularité de forme et de surface, comme vous pouvez l'observer chez notre malade, mais, dans beaucoup de cas, elles sont inégales, lobées, lobulées, et si parfois la consistance de ces bosselures diffère de celle du reste de la tumeur, jamais cependant elles ne présentent de fluctuation vraie.

Dans la vaginalite chronique comme dans la tumeur du testicule, les enveloppes scrotales, du moins à la période où la confusion est possible, sont saines et glissent sur la tuméfaction sous-jacente ; cependant, il est fréquent, dans le cas de tumeur, d'observer une vascularisation spéciale, un développement anormal des veines sous-cutanées. Si, comme cela existe quelquefois, les enveloppes des bourses adhèrent à la tuméfaction sous-jacente, dans la vaginalite, ces adhérences se sont développées à la suite d'inflammation aiguë ou subaiguë qui se sera manifestée par de la douleur plus ou moins vive, avec une réaction locale accusée par le malade.

Tout autre est le développement d'adhérences, à une période plus avancée des tumeurs ; il se fait sans douleur, sans inflammation, sans réaction locale. D'autre part, l'induration des tuniques est toute différente de l'épaississement inflammatoire survenu au cours de la vaginalite.

L'étude de la consistance est des plus importantes. Bien que la vaginalite chronique puisse être considérée comme une tumeur liquide, la fluctuation vraie y est des plus rares, à cause de l'épaisseur et de la dureté de la paroi. La fluctuation n'existe qu'au niveau des bosselures, en cas d'amincissement de cette paroi ; partout ailleurs, la tumeur est régulièrement dure, parfois même d'une dureté comparable à celle des fibromes de l'utérus.

Dans les tumeurs, la consistance est extrêmement variable. Certaines renferment des kystes ou des épanchements interstitiels, sont rénitentes et franchement fluctuantes ; d'autres sont pseudo-fluctuantes ; d'autres enfin sont extrêmement dures. Mais ce qui constitue le caractère le plus important de la consistance des tumeurs, c'est que celle-ci varie non seulement suivant que l'on a affaire à telle ou telle tumeur, mais encore suivant que l'on examine les différentes parties constituantes de la même tumeur. C'est ainsi que certains points sont mous, d'autres sont fluctuants, d'autres absolument durs. Ces différences de consistance sont en rapport avec les différentes variétés de tissus contenus dans ces tumeurs, qui, pour la plupart, sont des tumeurs mixtes.

Les rapports qu'affectent la tuméfaction avec le testicule sont essentiellement différents suivant qu'il s'agit d'une tumeur ou d'une vaginalite chronique. Dans cette dernière, le testicule est aplati, atrophié, perdu dans l'épaisseur de la paroi ; cependant, par une recherche attentive, pratiquée surtout dans le point qu'occupe d'ordinaire la glande séminale dans l'hydrocèle ou l'hématocèle, c'est-à-dire en bas et en arrière, plus rarement en bas et en avant, on percevra une consistance un peu plus molle et la pression déterminera une sensibilité spéciale.

Dans la tumeur, au contraire, les recherches les plus attentives ne permettent pas de retrouver le testicule qui a complètement disparu, confondu avec la masse néoplasique.

Le cordon ne présente, dans la vaginalite chronique, aucune particularité ; il vient se perdre sur la tuméfaction ; mais on peut le retrouver, au-dessus d'elle, absolument sain.

Dans la tumeur, au contraire, il arrive assez fréquemment que le cordon soit augmenté de volume, comme infiltré de tissu néoplasique.

Il est encore un signe qui manque souvent, mais qui, lorsqu'il existe, présente une assez grande valeur pour le diagnostic. A l'état sain et dans le cas de vaginalite, il est impossible de percevoir les pulsations de l'artère spermatique ; dans certains cas de tumeurs, ainsi que j'ai pu l'observer, cette artère acquiert parfois un volume assez considérable pour que ses battements deviennent perceptibles.

Dans les cas de tumeurs du testicule, qui, pour la plupart, ainsi que nous le verrons, sont des tumeurs malignes, l'examen des ganglions lymphatiques est de la plus haute importance. Très rapidement, en effet, les ganglions iliaques et lombaires sont augmentés de volume et dégénérés, formant quelquefois des masses et un volume disproportionné avec celui de la tumeur. Dans la vaginalite chronique, les engorgements ganglionnaires ne s'observent jamais.

La sensibilité n'existe pas en général beaucoup plus développée dans l'hématocèle que dans la tumeur. L'indolence peut être absolument complète. Dans certains cas, cependant, l'une et l'autre peuvent déterminer des phénomènes douloureux plus ou moins accentués ; mais, tandis que dans l'hématocèle, les douleurs s'observent au moment des poussées inflammatoires et s'accompagnent de signes de réaction locale en même temps que d'une augmentation rapide de la tuméfaction, dans la tumeur les douleurs sont d'origine névralgique et surviennent sans aucune autre manifestation locale.

L'état général peut être satisfaisant dans les deux affections, du moins à une certaine période. Mais, tandis que dans la vaginalite chronique, cet état reste bon pendant un temps indéfini, dans la tumeur il ne tarde pas à s'altérer : les forces diminuent, le malade maigrit, perd l'appétit, son teint prend une pâleur spéciale ; tout indique une affection retentissant gravement sur la santé.

Il y a peu de renseignements à tirer des conditions dans lesquelles s'est développée la tuméfaction. Les antécédents héréditaires sont de nulle importance, même pour la tumeur ; si l'hématocèle peut survenir à tout âge, il en est de même pour les tumeurs du testicule qui, bien qu'elles apparaissent de préférence à l'âge moyen de la vie, ne laissent pas que de s'observer aussi chez de jeunes sujets. Les traumatismes ont été souvent indiqués au début de la vaginalite chronique; mais, ils ont été signalés également comme causes du développement des tumeurs.

Bien que la marche des deux affections puisse être la même, augmentation continue avec accroissement subit à un moment donné, il faut noter cependant que la marche par poussées est plutôt le fait de la vaginalite chronique ; il importe, en outre, de remarquer que ces poussées s'accompagnent de réaction inflammatoire. La tumeur peut également prendre tout d'un coup un accroissement rapide par formation, dans sa masse, de kystes, d'épanchements sanguins ; cependant, il est plus habituel de lui voir subir une augmentation régulière progressive, et, s'il en est parfois différemment, contrairement à ce que l'on observe dans l'hématocèle, l'accroissement brusque de la tuméfaction se fait sans phénomènes douloureux, sans réaction...

On pourrait supposer que, dans les cas incertains, la ponction serait de nature à lever tous les doutes. Il n'en est rien ;

parfois même, elle serait susceptible de fournir de fausses indications. C'est ainsi que, dans certaines vaginalites, la ponction ne donne aucun résultat ou n'évacue que quelques gouttes de liquide, soit parce que les parois sont très épaisses et que le trochart n'a pu les traverser complètement, soit parce que la quantité de liquide est très peu considérable, soit enfin parce qu'un caillot ou un corps étranger quelconque est venu oblitérer la canule, en sorte que l'on conclut qu'il s'agit d'une tumeur.

Par contre, dans certaines tumeurs renfermant des kystes ou des collections sanguines, le trocart peut évacuer de la sérosité, du sang ou un liquide séro-sanguinolent en quantité suffisante pour faire croire à l'existence d'une vaginalite chronique.

Aussi, dans bien des cas, ce sera seulement, en fendant la tumeur, que l'on parviendra à savoir à quelle affection l'on a affaire. »

B. Diagnostic de la nature du néoplasme. — Voici un néoplasme du testicule, quelle en est la nature ?

Deux méthodes s'offrent à nous, dans la discussion et la détermination du cas pathologique observé : une méthode clinique et une méthode anatomique.

1° *Méthode clinique.*

1° Le *carcinome* se reconnait aux caractères que j'ai décrits plus haut ; j'ai pris cette variété comme type de description ;

2° Le *sarcome* emprunte au carcinome bon nombre de ses caractères ; il se combine même à ce dernier dans bien des cas. Le diagnostic du sarcome sera le plus souvent très délicat, particulièrement dans les formes mixtes ou dégénérées.

Ce néoplasme apparaît de préférence chez les jeunes sujets et débute à la façon d'une orchi-épididymite. Dans l'observation de Monod et Terrillon « il s'agissait d'un homme de trente-deux ans qui, à la suite d'une contusion légère, vit son testicule gauche devenir douloureux, augmenter de volume et présenter tous les caractères d'une orchite aiguë, avec phénomènes généraux assez sérieux. Au bout de six semaines, le volume ayant augmenté au point d'atteindre celui du poing et les caractères du cancer aigu n'étant pas douteux, on procéda à la castration. Il s'agissait d'un sarcome à petites cellules ayant débuté dans le voisinage du corps d'Highmore, s'infiltrant, pour ainsi dire, entre les tubes testiculaires et les étouffant ». Origine traumatique, apparence d'orchite aiguë, tumeur uni ou bilatérale, à surface lisse, à consistance ferme, uniforme, à marche rapide (cancer aigu), sans dégénérescence ganglionnaire cliniquement appréciable ; récidive précoce, généralement à distance ; voilà le tableau clinique d'un sarcome simple.

Le *cysto-sarcome* est inégal, bosselé, avec une consistance variable suivant les différentes parties de sa surface. Le *fibro-sarcome* est petit, consistant, mais il est moins dur que le squirrhe. Le *myxo-sarcome* est volumineux, mollasse, gélatineux. Le sarcome *névroglique* et le sarcome *mélanique* ne méritent que d'être signalés ;

3° L'*enchondrome* se développe chez des individus de trente à quarante ans. La tumeur est rarement pure ; il est plus fréquent de trouver, dans des néoplasmes à forme mixte, des noyaux de cartilage. Il n'existe qu'un signe pathognomonique de cette affection : c'est la sensation de dureté particulière, partielle ou totale, qu'éprouve la main qui palpe et presse le néoplasme. Cette sensation peut se retrouver, à un moindre degré, dans le squirrhe, le fibro-sarcome, le fibrome et le fibro-myome.

A côté de parties extrêmement dures, le doigt peut apprécier des îlots mollasses ; l'enchondrome est atteint de dégénérescence kystique ; dans ce cas, le diagnostic est difficile à établir entre cette variété dégénérée et une tumeur mixte.

On décrit trois périodes dans l'évolution d'un enchondrome : une première période correspond à une marche lente, la tumeur est simplement gênante, elle n'est pas douloureuse, cet état peut durer de six mois à quatre ans (Verneuil). Dans une seconde période, spontanément ou par traumatisme, le néoplasme se développe rapidement; en différents points, il dégénère. Enfin la troisième période est celle de la généralisation.

Parmi les observations d'enchondrome publiées jusqu'à ce jour (J. MULLER, DAUVÉ, GYOUX, ADAM, MARION, BERNARD, POINSOT, Th. ANGER, VERNEUIL, RICHER, KOCHER, MONOD, TERRILLON, etc...), je ne veux retenir que celle de Paget qui est la plus intéressante. « Un homme de trente-sept ans fut admis à l'hôpital Saint-Barthélemy, pour une tumeur volumineuse du testicule droit et du cordon spermatique. Cette tumeur fut enlevée; le malade se rétablit; mais il revint à l'hôpital au bout de trois semaines, très affaibli et tourmenté par une dyspnée extrême. La tumeur fut enlevée... De la cicatrice de l'opération partaient deux lymphatiques dilatés, remplis de productions semblables à celles du cordon spermatique et montant vers une tumeur, grosse comme un œuf de poule; cette tumeur adhérait intimement à la veine-cave inférieure, dans la cavité de laquelle pénétrait même un prolongement cartilagineux provenant de la masse principale. De tous les organes, les poumons étaient les seuls qui fussent malades; tous deux étaient augmentés de volume par le développement dans leur parenchyme de masses cartilagineuses tellement abondantes, qu'ils pesaient 5 650 grammes..., on peut estimer qu'aux dépens des germes émanés de la petite tumeur saillante dans la veine cave inférieure, — s'il est permis de donner le nom de germes à des produits matériels, quelle qu'en soit la forme, — quatre kilogrammes et demi de cartilage se sont développés en moins de trois mois » (CURLING).

4° *Le lymphadénome.* — Voici un homme vigoureux, qui porte deux testicules inégalement hypertrophiés; il n'est pas incommodé: quelque tiraillement, quelque gêne, après une longue marche, lorsqu'il a oublié son suspensoir. Les glandes tuméfiées ne sont pas très volumineuses; ce sont de gros testicules, offrant au palper la forme, la surface et la consistance normales. L'épididyme paraît sain. L'affection a commencé depuis bien longtemps déjà, depuis quatre ou huit années ; mais, en ces derniers mois, le développement semble plus rapide ; le malade, légèrement inquiet, songe enfin à se faire examiner. Vous êtes, médecin, bien perplexe ; cependant le sujet ne vous a pas tout dit. Explorez les téguments, observez le front de l'individu qui est devant vous ; et, souvent, vous constaterez la présence de grosseurs sous-cutanées, multiples, petites, mobiles et indolentes. Souvenez-vous des paroles de Trélat : « Vous êtes en présence d'un malade vigoureux qui vous consulte pour une tumeur bien circonscrite, et si, par hasard, vous lui trouvez, sur un autre point du corps, quelque autre petite grosseur, vous apprenez qu'elle n'a ni histoire, ni manifestation ; le malade ne s'en doute pas ; elle ne lui fait ni mal ni gêne, et elle est si petite ! Quelque obscur petit lipome sans doute ! Vous passez outre et votre diagnostic est perdu. » Ce malade est atteint de *lymphadénome*. Donc, la bilatéralité de l'affection, si rare dans les tumeurs du testicule, et l'existence d'autres localisations morbides cutanées, sous-cutanées ou viscérales, caractérisent cette variété de néoplasme. Cependant, comme toute règle comporte exception, surtout en clinique, le lymphadénome peut être unilatéral (1/3 des cas), primitif (2/3 des cas), douloureux (obs. SCHWARTZ), rapide dans son évolution (obs. BERGER).

5° *La maladie kystique*, ainsi que le fait remarquer Perriquet, n'a pas de signe propre ; le diagnostic s'établit par exclusion. Quelques caractères doivent cependant être signalés, bien qu'on puisse les retrouver sur d'autres tumeurs du testicule : apparition à l'âge moyen de la vie, néoplasme unilatéral, en général peu volumineux (un œuf de dinde), forme régulièrement ovoïde rappelant celle du testicule, surface lisse, sans bosselures apparentes à la vue ou sensibles au doigt ; consistance particulière « qu'on n'oublie jamais lorsqu'on l'a perçue une fois », sensation intermédiaire entre la dureté d'une masse solide et la fluctuation d'une collection ; c'est une sorte de pseudo-fluctuation, de dépressibilité ; opacité de la tumeur, sauf à la partie antérieure, quand il y a une hydrocèle ; aucune douleur spontanée ou provoquée ;

marche lente ; aucune tendance envahissante : scrotum et cordons sains. A. COOPER insiste sur la présence des veines scrotales. Pas de ganglions ; état général bon. C'est la description d'une tumeur kystique, pure, bénigne ; en pratique, elle se rencontre exceptionnellement et la maladie kystique n'est autre chose qu'un épithélioma, un carcinome, dont elle possède tous les caractères fâcheux.

6° Les *fibromes, myxomes, myomes, ostéomes* se prètent à une description rapide. Ces variétés existent le plus souvent à l'état combiné.

Le *fibrome* se rencontre chez les jeunes sujets ; il ne devient gènant que par son volume et son poids. (Observations CURLING, PAGET, KOCHER, PÉAN).

Le *myxome* est le plus souvent combiné aux autres tumeurs ; il est fait d'un tissu mou, gélatineux, tremblotant. La masse parait être fluctuante ; mais l'absence de la transparence et les résultats négatifs de la ponction permettent d'affirmer qu'il ne s'agit pas d'une collection ou d'un épanchement liquide.

Il existe deux sous-variétés : le *myxome en masse* et le *myxome kystique* (obs. BRUN, BREUS, RICHON) dont le diagnostic est difficile à établir. Dans le cas de Richon, la tumeur avait tous les caractères d'un sarcome vulgaire.

Le myxome, pur ou combiné, doit ètre considéré comme un néoplasme malin.

Nous possédons deux observations de *myome*, celle de ROKITANSKY et de NEUMANN. Le diagnostic n'a été fait que par l'étude anatomique et histologique de la pièce.

Rien de particulier à dire pour les néoplasies *ostéomateuses*, qui sont des curiosités anatomiques.

2° *Méthode anatomique*

5° Tumeurs simples. — 1° Le *sarcome*. — L'étude histologique des tumeurs du testicule a prouvé que le *sarcome* est très rare, contrairement à l'opinion de RINDFLEISCH. Le sarcome se présente à la coupe sous forme d'une agglomération de cellules petites, arrondies (sarcome *globo-cellulaire*) ou allongées (sarcome *fuso-cellulaire*). Ces éléments sont plongés dans une substance amorphe, parfois légèrement fibrillaire; mais ils sont si nombreux qu'il n'existe entre eux qu'une légère couche de cette substance, et qu'ils semblent pressés les uns contre les autres.

Langhans a fait remarquer avec raison que, dans le sarcome du testicule, cette substance amorphe ne manque jamais; c'est là une indication précieuse pour le diagnostic.

De gros vaisseaux, à parois minces, parcourent la tumeur; l'endothélium est en contact direct avec les cellules sarcomateuses groupées en collerettes à plusieurs rangées.

Ce groupement périvasculaire est caractéristique et constitue encore un bon élément de diagnostic. Il présente, d'ailleurs, un autre intérêt.

Cette disposition des cellules néoplasiques se retrouve nettement sur des coupes de sarcome périvasculaire de l'encéphale (Pilliet) et de fibro-sarcome utérin (Hyenne).

Si, d'autre part, on rapproche de ces sarcomes les sarcomes des séreuses, il est bien permis de croire à l'origine endothéliale de ces tumeurs et, comme l'endothélium des vaisseaux et des séreuses naît du feuillet moyen du blastoderme, les sarcomes, en général, peuvent être considérés comme des néoplasmes d'origine mésodermique, en opposition avec les épithéliomes qui sont de nature ectodermique ou entodermique.

Toutefois, dans le cas particulier de l'organe qui m'occupe, cette distinction est plus apparente que réelle; car la glande génitale tout entière est d'origine mésodermique, puisque les cellules, dites épithéliales, des canaux séminifères dérivent d'éléments primordiaux assemblés, sous le nom d'éminence germinative, sur les confins de la fente pleuro-péritonéale. J'ai dit plus haut, en exposant la théorie de Connheim, que ces particularités rendaient fort bien compte de la complexité des tumeurs du testicule et de la rareté des formes pures.

Quoi qu'il en soit, dans le sarcome du testicule, le point de départ de la néoplasie est toujours extra-canaliculaire, qu'il s'agisse du testicule proprement dit ou de l'épididyme. Les canaux spermatiques dont les cellules, irritées par le voisinage du processus morbide, sont atteintes de dégénérescence granulo-graisseuse, disparaissent progressivement. Mais on ne sait pas encore quelle est, du testicule ou de l'épididyme, la partie qui présente la première altération néoplasique.

2° L'*enchondrome*. — L'*enchondrome* pur du testicule est exceptionnel; Monod et Terrillon, dans leur traité, en rapportent 11 cas seulement; ce sont ceux de Paget, Zambaco, Dauvé, Lhonneur, Verneuil, O. Weber, Kocher (2), Demarquay, Poinsot et Th. Anger.

L'aspect et la forme de la tumeur ne présentent rien de particulier. L'épididyme n'est pas malade, mais il est allongé et appliqué contre la masse; quelquefois même, il est englobé dans la production morbide. La séreuse péritesticulaire est atteinte de vaginalite plastique; l'épanchement, quand il existe, est réduit à quelques gouttes de liquide citrin. Si l'on pratique une coupe du néoplasme, l'examen de cette coupe permet de constater une albuginée amincie et distendue, et, au-dessous d'elle, une couche, d'aspect parcheminé, qui représente ce qui reste du parenchyme glandulaire; le tissu morbide apparaît ensuite, en général blanchâtre et dur, quelquefois opaque et mou, souvent parsemé de kystes gélatineux de dimensions et de nombre variables. Les productions cartilagineuses peuvent être diffuses; sous forme de petits cylindres ou d'îlots minuscules, elles sont répandues dans un tissu conjonctivo-vasculaire très abondant; en d'autres tumeurs, le cartilage se présente sous l'aspect de masses hyalines et transparentes, arrondies, plus ou moins grosses, revêtues d'une coque conjonctive rougeâtre sur la coupe et parcourue de vaisseaux volumineux.

Comme le tissu propre de la tumeur est polymorphe, dans bien des cas, l'examen microscopique seul pourra le reconnaître.

Dans l'enchondrome du testicule, on trouve toutes les variétés de cartilage décrites dans l'enchondrome en général, depuis le cartilage *hyalin* jusqu'au cartilage à *cellules rami-*

fiées. Ces variétés sont réunies très souvent sur la même pièce anatomique.

Je ne dirai rien du cartilage à cellules ramifiées, celles-ci étant suffisamment caractéristiques ; la substance fondamentale d'abord molle, puis durcie par l'inclusion, est opaque.

Le cartilage hyalin, souvent observé, est disposé en petits îlots dont la périphérie se confond insensiblement avec le tissu conjonctif ambiant. Le centre de la tache cartilagineuse est constitué par une substance hyaline, transparente, homogène et par des cellules caractéristiques ; dans les parties excentriques, la substance fondamentale se modifie ; elle apparaît plus sombre et finement striée ; bientôt, de véritables fibres la traversent, lui donnant l'aspect du fibro-cartilage ; les cellules sont plus petites, plus applaties et plus allongées. Du tissu conjonctif embryonnaire ou organisé entoure la plaque cartilagineuse et la pénètre en certains points.

Pour Virchow, ces productions enchondromateuses seraient de nature conjonctive ; mais, s'il est relativement facile de trouver, entre la cellule embryonnaire et le cartilage hyalin, toutes les formes transitoires, il n'est pas possible d'en découvrir aucune entre le tissu fibreux et le cartilage.

Le grain cartilagineux apparaît quelquefois circonscrit et placé dans une cavité revêtue d'éléments d'apparence épithéliale.

Cette cavité, disent Queckett et Curling, ne serait autre chose qu'une dilatation partielle d'un tube séminifère. Avec Virchow, Verneuil, Paget, Billroth, Ludwig, Tomsa, Tommasi, il faut admettre qu'il s'agit de dilatations lymphatiques accompagnant l'évolution d'une localisation néoplasique ; celle-ci, dont le point de départ se trouve dans le tissu fibreux et en particulier au niveau du rete testis, constitue un obstacle à la circulation en retour. Les excroissances cartilagineuses ne tardent pas à pénétrer dans ces cavités qu'elles remplissent plus ou moins. Toutefois, il existe toujours, entre la surface externe de la masse cartilagineuse et la surface interne de la dilatation kystique, un espace appréciable comblé par une substance muqueuse, plus ou moins chargée de cellules (Billroth).

Quant à l'origine des cellules du cartilage, elle se trouverait, pour les auteurs qui admettent la théorie de CONNHEIM, dans des cellules erratiques des protovertèbres et de la corde dorsale. Pour VIRCHOW, l'enchondrome serait de nature conjonctive ;

3° *Le lymphadénome.* — Le *lymphadénome* du testicule ne constitue jamais une tumeur volumineuse. Il reproduit fidèlement la forme et la consistance de l'organe dégénéré ; toutefois, le néoplasme peut présenter des bosselures et une dureté particulière, qui rendront le diagnostic hésitant. Il en était ainsi dans le lymphadénome présenté à la Société anatomique par MORESTIN et MILIAN.

L'observation de la coupe de la masse morbide permet de constater que la disposition relative des différentes parties de la glande n'a pas changé. C'est toujours la même distribution des loges fibreuses. Mais l'albuginée, le corps d'Highmore et les cloisons sont considérablement épaissis ; le parenchyme, d'un aspect gris rosé ou gris franc suivant qu'il est altéré ou non, est profondément modifié ; les tubes, que l'on saisit avec une pince, se cassent avec une extrême facilité. Par places, il y a des foyers hémorragiques. Le feuillet viscéral de la vaginale est confondu avec l'albuginée ; le feuillet pariétal est sain ; la cavité contient parfois un peu de liquide. Quant à l'épididyme, il est respecté par le néoplasme, sauf dans les cas à évolution rapide (obs. de BERGER). Cela ne veut pas dire qu'il n'ait subi aucune modification dans sa texture. Il peut être atrophié et, pour le trouver, il faut le chercher. Dans le cas de MORESTIN, il constituait une masse sous-jacente à la tumeur principale et présentait, à la coupe, un aspect spongieux ; on apercevait les lumières d'un grand nombre de canaux veineux, qui, distendus antérieurement par le sang, faisaient de l'épididyme une sorte d'éponge sanguine. Mais l'épididyme était distinct de la tumeur principale, dont il était séparé nettement par le cul-de-sac vaginal sous-épididymaire parfaitement conservé et, à part cette dilatation vasculaire, développée surtout au niveau de la queue, il était intact.

Les caractères histologiques du lymphadénome sont des

plus simples ; j'entends parler des formes pures, que le testicule soit envahi en totalité ou en partie. La tumeur testiculaire ressemble à un gros ganglion, dans lequel le parenchyme normal, réduit à sa plus simple expression, ne tarde pas à disparaître.

Des cellules et un réticulum constituent les éléments primordiaux de la néoplasie.

Sur les coupes colorées à l'hématoxyline-éosine, les cellules caractéristiques, qui sont de nature lymphatique, se présentent sous des aspects différents, suivant leur âge et leur situation : les unes sont extrêmement nombreuses ; ce sont des lymphocytes, de même forme et de même volume, mesurant de 8 à 12 μ, présentant un gros noyau mononucléaire et un protoplasma peu abondant ; il y en a partout, en pleine masse morbide, dans l'albuginée, dans les cloisons fibreuses et jusque dans la paroi interne des tubes séminifères ; elles se trouvent surtout rassemblées autour des vaisseaux et forment des amas analogues aux corpuscules de Malpighi dans la rate.

D'autres cellules se rencontrent au centre des nodules néoplasiques, à une certaine distance des vaisseaux, ce sont de gros éléments ronds ou ovalaires, quelquefois polyédriques par pression réciproque, dont la presque totalité est remplie par le noyau, le protoplasma étant à peine apparent. « Ce noyau est granuleux, et possède constamment un gros nucléole central, arrondi, fortement coloré et à contours irréguliers, presque en buisson d'épines ; il est fréquent d'observer des figures de karyokinèse dans ces cellules. Si l'on voulait appliquer à celles-ci la terminologie actuelle, on pourrait dire que ce sont de gros mononucléaires » (MILIAN). La cohésion des cellules n'est pas très grande. Le pinceau et même la simple manipulation de la préparation les chassent de leurs alvéoles réticulaires ; mais il en reste toujours assez pour l'observation.

Enfin, « outre ces grosses cellules à noyau, on distingue des cellules éosinophiles, dans les coupes colorées à la fuchsine orange. Elles sont en assez grand nombre, car il n'est pas rare d'en rencontrer 5 ou 6 dans un même champ de microscope à l'immersion 1/12. Ces cellules éosinophiles sont beaucoup plus petites que les cellules précédentes. De la surface d'un globule blanc, elles possèdent un petit noyau rond fortement coloré par l'hématoxyline et complètement opaque; le plus souvent ce noyau est double et les deux noyaux sont accolés l'un à l'autre. »

Le réticulum qui apparaîtrait, suivant Ranvier, à la suite de l'infiltration de cellules lymphoïdes dans le parenchyme glandulaire, est semblable à celui des ganglions. La transformation adénoïde s'étend à toutes les parties de la glande, y compris la paroi des tubes séminifères.

Ceux-ci sont comprimés, rejetés excentriquement. L'épithélium qui limite la cavité des tubes est en voie de dégénérescence granulo-graisseuse et les cellules tombent dans la lumière du canal.

En résumé, le lymphadénome du testicule consiste dans une transformation en tissu adénoïde du tissu conjonctif de la glande. Cette transformation apparaît tout d'abord sous forme d'îlots de dimensions variables, mais ne tarde pas à envahir l'organe dans toutes ses parties.

4° Le *fibrome*. — Le *fibrome* du testicule n'est pas sans analogie avec le corps fibreux de l'utérus. Il prend naissance dans l'albuginée ou dans le rete testis, et se développe progressivement, en refoulant le parenchyme glandulaire. La tumeur fibromateuse, grosse comme une noix ou comme un œuf, crie sous le scalpel qui l'entame et présente, à la coupe, des faisceaux de tissu fibreux entre-croisés ou disposés en couches concentriques. Dans les observations de Kocher et de Fergusson, la tumeur du volume d'une noisette, née dans le rete testis, avait pénétré dans la tête et le corps de l'épididyme, respectant les parties restantes du testicule et de l'épididyme.

5° Le *myxome*. — Le *myxome* pur du testicule est très rare. C'est une tumeur solide, régulière. La néoplasie apparaît dans le tissu interstitiel de la glande, puis se développe, progressivement et excentriquement, refoulant et étouffant les tubes séminifères. Ceux-ci disparaissent complètement et la masse morbide se présente sous l'aspect d'un tissu blanchâtre et mou, c'est le *myxome en masse* (obs. Trélat); ou bien, ils sont, par places, le point de départ de dilatations kystiques, dont les parois se laissent déprimer par les végétations néoplasiques : c'est le *myxome kystique* (obs. Richon). Quoi qu'il en soit, l'examen histologique de la pièce, pratiquée en plusieurs points, permettra d'affirmer la nature myxomateuse de l'affection, même dans les cas où « le tissu muqueux est condensé, devient plus fibreux, plus riche en cellules et donne naissance à quelques îlots rares et circonscrits de cartilage. »

C. Romano, dans son Mémoire sur le fongus testiculaire, rapporte un cas authentique de « myxome ulcéré et végétant du testicule ».

6° Le *myome*. — Il existe deux variétés de *myomes* du testicule : le *lio-myome*, myome à fibres musculaires *lisses*, et le *rhabdo-myome*, myome à fibres musculaires *striées*.

Le lio-myome se développe au niveau du cordon et de l'épididyme aux dépens des fibres musculaires du canal déférent, de l'épididyme et du crémaster interne.

Le rhabdo-myome pur est exceptionnel; nous ne connaissons que les observations de Rokitansky et Neumann. Macroscopiquement, tumeur de volume variable, d'aspect blanchâtre et fasciculé, de consistance ferme et élastique. Au microscope, des fibres musculaires striées, disposées en faisceaux séparés par des rangées d'éléments cellulaires. Pour Neumann, le rhabdo-myome dériverait du gubernaculum testis.

7° L'*ostéome*. — Deux observations, celles de Schoenborn-Neumann et de Price, ont trait à l'*ostéome* du testicule. C'est une tumeur solide, légèrement crépitante, uni ou bilatérale, intéressant le testicule, parfois le testicule et l'épididyme. L'examen microscopique révèle l'existence de tissu osseux vrai avec les lamelles et les canaux de Havers caractéristiques.

6° Tumeurs combinées. — Les formes anatomiques que je viens de décrire sont simples et l'examen histologique permettra d'établir, à coup sûr, un diagnostic qui a échappé aux moyens cliniques d'investigation. Mais ces formes simples sont les moins fréquentes et le chirurgien sera bien plus souvent en présence de tumeurs mixtes. Celles-ci résultent de la *combinaison* et de la *superposition,* dans des proportions variables, des différents tissus morbides spécifiques qui constituent les néoplasies pures : carcinome, sarcome, enchondrome, lymphadénome, fibrome, myxome, myome, ostéome.

La nature de la tumeur ne sera pas toujours facile à déterminer, à cause de la complexité de structure et la disposition des éléments.

Deux règles s'imposent à tout observateur, dans la reconnaissance d'une tumeur combinée :

1° *Rechercher, dans la tumeur, des parcelles histologiques d'un tissu caractéristique :* carcinome, sarcome, enchondrome, etc.

2° *Désigner la tumeur du nom de la néoplasie la plus maligne, à quelque degré que ce soit.*

Les moyens de recherche d'un tissu spécifique ont été indiqués antérieurement. Je rappellerai seulement que l'examen est parfois délicat ; l'habitude seule permettra à l'observateur de distinguer, par exemple, le carcinome réticulé, soit du *sarcome alvéolaire,* à réticulum occupé par des cellules embryonnaires, soit du *lymphadénome* à *grosses cellules,* dont le réticulum est parsemé de lymphocytes.

Dans le sarcome, il peut même exister de gros éléments cellulaires, polyédriques, véritablement épithélioïdes.

Pour ce qui est de la nomenclature des diverses tumeurs combinées, il ne m'est pas possible d'en signaler toutes les variétés.

A côté des *enchondro-myxomes* et des *ostéo-fibromes,* qui ont un intérêt purement anatomique, à cause de leur rareté, il existe d'autres tumeurs combinées, que je signalerai rapidement.

Ce sont les formes à prédominance *carcinomateuse* ou *sarcomateuse : sarco-carcinome, enchondro-carcinome ; enchondro-sarcome, lympho-sarcome, fibro-sarcome, myxo-sarcome.* Ce sont les formes les plus fréquentes et les plus malignes ; elles semblent tirer leur plus grande fréquence et leur plus sévère malignité de leur combinaison même à la façon des associations toxi-infectieuses.

7° Tumeurs dégénérées. — Les dégénérescences, qui peuvent intéresser les néoplasies, sont de deux sortes : les unes, vulgaires, n'offrent d'autre intérêt que de modifier les caractères macroscopiques de la tumeur et d'en altérer quelquefois les parties essentielles et significatives ; c'est la dégénérescence *colloïde, graisseuse, calcaire* ; c'est le *ramollissement* ou la *fonte kystique*. Les autres sont plus intéressantes, parce qu'elles donnent naissance à des types morbides spéciaux ; ce sont la dégénérescence *angiomateuse* et la dégénérescence *kystique*.

La dégénérescence angiomateuse détermine le *carcinome hématode* et le *sarcome angioplastique*. Le *carcinome hématode* est caractérisé par l'abondance extrême des vaisseaux et des capillaires sanguins, qui sont volumineux, dilatés, et ne laissent entre eux que d'étroites alvéoles, où se pressent les cellules épithéliales. Ces canaux vasculaires, très larges, portent des appendices en cul-de-sac, qui se forment par bourgeonnement. Cette dégénérescence atteint souvent les fongus qui, pour cette raison, saignent au moindre contact, les capillaires étant nombreux et friables.

Le *sarcome angioplastique* est caractérisé par la présence de grandes masses protoplasmiques à noyaux multiples, myéloplaxes de Robin, cellules géantes de Virschow. Ces formations cellulaires sont comparables aux cordons angioplastiques de Rouget et aux cellules vaso-formatrices de Ranvier ; ce sont des vaisseaux en voie de développement et arrêtés dans leur évolution. Quoi qu'il en soit, le sarcome angioplastique est une tumeur vasculaire au même titre que le carcinome hématode.

La dégénérescence kystique crée le *cysto-carcinome*, le *cysto-sarcome*, le *cysto-enchondrome*, etc.

Les kystes, normalement constitués, petits ou grands, sont constitués par une membrane conjonctivo-vasculaire, tapissée d'un revêtement épithélial, et limitant une cavité contenant un liquide fluide ou consistant et des éléments cellulaires de desquamation. Pour affirmer la dégénérescence kystique, ce revêtement épithélial est nécessaire.

La *tumeur kystique* du testicule, admise par A. COOPER et MALASSEZ, est tout entière constituée par des kystes de dimensions variables. La paroi kystique est revêtue d'éléments cellulaires, polygonaux ou cylindriques, quelquefois de cellules caliciformes ou à cils vibratiles. Les tubes séminifères sont atrophiés par le tissu fibreux qui les sépare ; la substance testiculaire forme à la périphérie de la tumeur, sous l'albuginée, une coque rougeâtre, facile à reconnaître. La signification de la maladie kystique est encore discutée. Pour A. COOPER, CURLING, KOCHER et LANGHANS, le point de départ des kystes serait dans les tubes séminifères eux-mêmes ; pour TRÉLAT, CONCHE et MALASSEZ, l'origine de la tumeur serait extra-canaliculaire ; des cellules se grouperaient dans une lacune de tissu conjonctif ; elles se multiplieraient, constituant un amas plein ; puis, celui-ci présenterait, en son centre, une cavité qui grandirait progressivement ; enfin, les cellules primordiales, refoulées, se rangeraient, en revêtement, sur la paroi kystique.

Quoi qu'il en soit, dans la dégénérescence kystique, le revêtement épithélial peut être d'origine différente : canaliculaire dans les carcinomes (cysto-adénome, cysto-carcinome), extra-caniculaire dans la maladie kystique (*épithéliome myxoïde* de Malassez).

Pour résumer cette courte étude du diagnostic des tumeurs du testicule, je citerai ces paroles de TRÉLAT ; elles restent toujours vraies. Car, si quelques progrès ont été anatomiquement accomplis dans ces vingt dernières années, la situation clinique n'a pas changé.

« Dans l'état actuel de la science, on peut formuler presque à coup sûr le diagnostic de beaucoup de tumeurs du testicule : kystes, tubercules, hématocèle, hydrocèles diverses ; on peut reconnaître encore l'existence des néoplasmes glandulaires, soupçonner parfois leur nature anatomique ; mais le plus souvent, il est impossible de préciser cliniquement les différences qui séparent entre eux les divers néoplasmes. Le diagnostic précoce n'a pas d'éléments ; le diagnostic tardif, alors qu'il y a des ulcérations, des invasions ganglionnaires, pour être plus facile, n'en est souvent pas plus certain. Toutes sont des tumeurs dures, envahissantes ; toutes sont susceptibles de généralisation et ce n'est pas du plus ou moins de rapidité de l'évolution que vous pourrez tirer une conclusion certaine. Songez du reste qu'histologiquement ces tumeurs empiètent les unes sur les autres, se mélangent, fusionnent en quelque sorte, vous avez des enchondromes avec points sarcomateux (enchondro-sarcome), vous avez des sarcomes avec de l'épithéliome, etc., vous devez dès lors comprendre que si microscopiquement ces tumeurs ne sont pas nettement séparées, c'est-à-dire, si, dans le même testicule opéré, vous pouvez trouver des caractères histologiques mixtes, il est impossible de vous prononcer avant l'opération. Aussi, je le répète, vous pouvez formuler le diagnostic de néoplasmes, de tumeur maligne ; ce diagnostic vous dicte la conduite appropriée, mais c'est tout ; une distinction plus subtile est simplement hypothétique. »

8° **Traitement.** — Il n'y a pas de traitement curatif du néoplasme du testicule et du cancer en particulier.

La *ligature de l'artère spermatique*, préconisée pour obtenir la réduction et l'atrophie de la tumeur (Harvey, Maunoir), n'a donné un résultat appréciable que dans les cas de Maunoir — il s'agissait de testicules tuberculeux — et dans celui de Lannelongue — il s'agissait d'un testicule syphilitique. Ces faits se passent de commentaires.

La castration n'a jamais guéri un individu porteur d'un cancer du testicule ; cela se comprend ; les ganglions dégénérés échappent à toute intervention ; l'opération sert de coup de fouet à l'affection ; la récidive est précoce et la cachexie rapide.

Il est vrai qu'on a pu commettre une erreur de diagnostic ; la tumeur enlevée est bénigne. Le succès, dans ce cas, n'est pas douteux. Il n'y a pas de règle sans exception ; cependant, en matière de néoplasme du testicule, la règle de l'inutilité opératoire est absolue.

Cependant il faut bien faire quelque chose. Et la castration présente l'avantage de procurer au malade une douce illusion ; il se croit débarrassé, pour toujours, de cette tumeur qu'il ne voit plus, qu'il ne sent plus, à laquelle il ne pense plus. Si l'affection dont il doit mourir poursuit sa marche, il ne lui viendra jamais à l'esprit d'en rendre responsable cette tumeur qu'on lui a bien enlevée ; pour lui, il s'agit d'une autre maladie justiciable d'un autre traitement, il la croit guérissable et vit bien tranquille.

DU CANCER DU TESTICULE CHEZ L'ENFANT

1° Historique. — Le cancer du testicule n'épargne pas l'enfance ; cependant, il est très rare. C'est ce qui explique pourquoi son histoire est toute récente. Elle commence avec Roberts Hirschprung et Lebert, qui, le premier dans une série de mémoires, le second dans son traité pratique des maladies cancéreuses, réunissent les observations disséminées parues avant eux (vers 1850). Puis vient l'excellente thèse de Duzan qui rassemble 182 cas de cancer infantile de 1832 à 1875. Curling, Bryant, Holmes, Kocher, Bokaï ne disent que quelques mots de la question. Guersant, Giraldès et de Saint-Germain s'en occupent plus longuement dans leurs leçons cliniques ; Poinsot fait, à ce sujet, une communication intéressante à la Société de Chirurgie. Citons enfin la publication, dans la *Gazette des hôpitaux*, d'une intéressante observation de Monod, suivie d'une revue du cancer infantile en général et du cancer du testicule en particulier.

2° Étiologie. — Sur 184 cas de la statistique de Monod, le cancer de l'œil est compté 70 fois, celui du rein 45 fois, celui du testicule 11 fois ; ensuite, se présentent successivement les cancers des os, de la langue, de l'encéphale, de la dure-mère, des poumons, des plèvres et du foie. Ces trois dernières localisations sont secondaires.

Comme fréquence, le cancer de l'œil tient le premier rang ;

celui du testicule vient après. Je ne parle pas de celui du rein ; car c'est une affection dont le chirurgien n'a pas à s'occuper, c'est un cancer médical, disait DE SAINT-GERMAIN.

MONOD rapporte, de 1816 à 1884, 27 cas de cancer du testicule ; GIRALDÈS, DE SAINT-GERMAIN, LANNELONGUE n'en ont observé que deux ou trois exemples ; GUERSANT en aurait vu six.

Le cancer du testicule, comme le cancer en général, se rencontre surtout dans la première enfance, chez des sujets de 6 à 18 mois. La néoplasie peut même être congénitale, comme dans les cas de SILCOK et de PARKER.

L'hérédité semble jouer un certain rôle dans l'étiologie. Bouchut, dans son Traité, rapporte l'observation de deux petits malades morts d'hydro-sarcocèle cancéreux; dans les antécédents héréditaires du premier enfant, cet auteur nota le cancer du sein chez deux tantes paternelles ; dans ceux du second, il releva un cancer de l'estomac chez le grand-père maternel et un cancer de la face chez la grand'mère.

Le traumatisme se retrouve à l'origine des néoplasmes de la glande génitale, par exemple, dans les observations d'EARLE, GAUTHEY, ATHOL JOHNSON, MONOD... Dans le cas d'ATHOL JOHNSON, il s'agit d'un enfant dont un testicule fut violemment froissé ; la douleur fut vive et la bourse se tuméfia. Alors que les phénomènes réactionnels s'atténuaient, un second traumatisme intéressa la glande qui devint le point de départ d'une dégénérescence maligne.

Bien qu'on soit aujourd'hui assez porté à admettre l'origine traumatique des néoplasmes et, en particulier, des sarcomes, il faut n'accepter qu'avec la plus grande réserve, ce mode de production des tumeurs. MONOD insiste, avec raison, sur ce point; dans le même ordre d'idées, Lannelongue faisait remarquer naguère que, chez certains sujets atteints d'une tuberculose localisée latente, le traumatisme avait pour effet d'attirer l'attention sur une lésion qui, jusqu'alors, était passée inaperçue. Le traumatisme peut donner un coup de fouet à la marche d'un néoplasme ; il ne peut le produire. Cela est vrai surtout pour les dégénérescences du testicule qui, chez l'enfant, est petit et se dérobe facilement.

3° Anatomie pathologique. — Les diverses formes anatomiques que j'ai décrites chez l'adulte s'observent chez l'enfant; elles s'y combinent le plus souvent pour donner naissance à des tumeurs mixtes et complexes. A mesure qu'elles vieillissent, elles subissent des transformations ou dégénérescences qui modifient leur aspect macroscopique.

Je ne puis détailler les caractères macroscopiques si variables du cancer infantile; mais je tiens à rapporter une remarquable description de Giraldès.

« La tumeur... offrait, à une pression légère, une résistance élastique. Toutefois, en exagérant la pression, le tissu cédait et s'écrasait sous le doigt. La tumeur était entourée d'une membrane assez épaisse qui paraissait n'être autre chose que le feuillet pariétal de la tunique vaginale, recouverte à sa face interne d'une fausse membrane fibrineuse, se rétractant après l'incision et présentant, dans son épaisseur, quelques suffusions sanguines rouges, violacées. Elle n'adhérait, d'ailleurs, à la tunique albuginée que par des tractus celluleux, se déchirant facilement. L'épididyme, situé sur le bord supérieur de la tumeur, au point d'attache du cordon, paraissait avoir conservé son volume normal... Des coupes démontrèrent que la tumeur était composée: 1° d'un noyau central; 2° d'une couche périphérique. La première partie avait un aspect blanc, bleuâtre, sans trace apparente de vascularisation. Elle était peu consistante et semblait constituée par une trame fibroïde, dont les mailles étaient infiltrées d'un liquide analogue au blanc d'œuf et d'aspect colloïde. Ce liquide, comme on l'a constaté, s'éloigne sous divers rapports du suc cancéreux. En plusieurs points, on trouvait encore des noyaux un peu jaunâtres, plus consistants que les parties voisines, ayant presque l'apparence des tubercules. Enfin on voyait sur les coupes de petites cavités semblables à des kystes.

De cette sorte de noyau central, partaient, en divergeant, des lignes rougeâtres qui divisaient la périphérie de la tumeur en segments... au nombre de huit. L'intervalle compris entre ces sortes de cloisons était comblé par des masses blanches, jaunâtres, solides, simulant des tubercules, se laissant écraser, à l'instar d'une pulpe, sous une pression énergique. L'un de ces lobules avait, dans toute son étendue, une coloration d'un rouge foncé, due, sans doute, à des extravasations sanguines. Cette portion de la tumeur, parcourue par des vaisseaux volumineux, ne contenait pas de suc cancéreux. En aucun endroit, du reste, on ne trouvait de ramollissement. »

Le sarcocèle cancéreux de l'enfant atteint rarement de grandes dimensions, car la castration est pratiquée de bonne heure.

Il n'en est pas toujours ainsi. Dans le cas de GIRALDÈS, la tumeur mesurait 7 centimètres et demi de longueur sur 5 centimètres de largeur; dans le cas de BOUCHUT, le néoplasme, gros comme la tête d'un nouveau-né, présentait une circonférence longitudinale de 59 centimètres et une circonférence tranversale de 37.

Histologiquement, il n'y a pas lieu de tenir compte de l'ancienne nomenclature : cancer encéphaloïde, fongus hématoïde, cancer médullaire, cysto-sarcome, sarcome, etc. L'interprétation exacte des pièces anatomiques a permis, dans ces dernières années, de reconnaître la plus grande fréquence relative du *carcinome* (HOWARD MARSH, MONOD, GIRALDÈS et HAYEM) et du *sarcome* (BABLON, FRUSCI). O. WÉBER et POINSOT ont publié deux observations d'*enchondrome* vrai. Quant aux cas de *maladie kystique* observés par ATHOL JOHNSON et TOCHARD, la question est de savoir s'il s'agit de cysto-carcinome, de cysto-sarcome ou de type kystique MALASSEZ. TOCHARD conseillait, pour l'avenir, d'examiner avec soin le liquide des cavités et les cellules recueillies par la ponction exploratrice.

4° Symptomatologie. — « Un jeune garçon vous est présenté; il a toutes les apparences de la santé la plus parfaite, mais il porte aux bourses une tumeur qui inquiète à vrai dire les parents plus qu'elle ne tourmente l'enfant. Elle est, en effet, et a toujours été indolente, mais elle grossit. Souvent, son existence a été constatée depuis longtemps déjà, depuis des mois, quelquefois des années. On affirme même qu'à la naissance, on croit avoir remarqué que l'un des testicules était plus volumineux que l'autre. Ce qui est certain, du moins, c'est qu'à dater d'une époque relativement récente, son volume a sensiblement augmenté.

Le petit malade est examiné et l'on trouve, à gauche ou à droite, un peu plus souvent à gauche qu'à droite, exceptionnellement des deux côtés, une tuméfaction régulière, ayant habituellement la forme et le volume d'un œuf de poule ; rénitente, plutôt molle que dure, donnant au doigt une sensation de fluctuation qui ne paraît pas douteuse, mais absolument opaque à la lumière transmise, lourde et retombant pesamment sur le lit quand on l'a soulevée. Elle n'est pas sensible à la pression. Sa surface est ordinairement égale, parfois on y découvre quelques bosselures. Elle paraît siéger dans la glande elle-même ou du moins on peut affirmer qu'elle n'occupe pas exclusivement l'épididyme ; celui-ci, lorsqu'il peut être distingué, ne se reconnaît qu'à une inégalité peu manifeste qui occupe le bord supérieur et postérieur de la tumeur et à laquelle fait suite le canal déférent et les éléments du cordon.

Celui-ci a toujours paru sain ; il en est de même, dans la majorité des cas, des ganglions lombaires et inguinaux. La peau est aussi le plus souvent intacte, non adhérente, parfois très distendue et rougeâtre, parcourue par des veines dilatées. »

Je n'ajouterai quelques mots à cette description de Monod, que pour insister sur les caractères principaux du cancer du testicule chez l'enfant : c'est une tumeur indolente, longtemps méconnue et découverte par hasard à la suite d'un traumatisme. Elle est ovoïde ou piriforme, aplatie transversalement, nettement circonscrite, semblant respecter le cordon et les ganglions inguinaux. La surface est rarement lisse dans toute son étendue ; elle est souvent bosselée, surtout à la partie inférieure et postérieure ; ces bosselures deviennent plus grosses et plus nombreuses à mesure que le néoplasme se développe. Celui-ci présente une sensation de mollesse et de dépressibilité particulière, une fluctuation obscure, une fausse fluctuation, terme qui avait le privilège, comme le fait remarquer de Saint-Germain, de mettre Denonvilliers en colère, mais qui n'en représente pas moins une chose très réelle.

La cavité vaginale ne contient pas de liquide en quantité suffisamment et cliniquement appréciable.

Quant au scrotum, il est plus ou moins distendu, avec des arborisations variqueuses qui témoignent de la gêne de la circulation profonde. C'est un signe important.

Ce tableau clinique reste presque toujours identique à lui-même ; exceptionnellement, le cancer sera douloureux ; le cordon sera « gros, tendu, offrant sous le doigt une sensation analogue à celle d'un intestin hernié » ; les ganglions inguinaux seront dégénérés et la vaginale sera le siège d'un épanchement se révélant par la mollesse, la fluctuation et la transparence à jour frisant, dans les parties antérieure et supérieure, de la masse morbide.

5° Marche. Pronostic. — Tout enfant, atteint d'un cancer du testicule, est perdu irrémédiablement et à brève échéance, que l'affection soit abandonnée à elle-même ou qu'elle soit traitée par une castration précoce.

Abandonnée à elle-même, la tumeur s'accroît rapidement ; le néoplasme peut envahir par propagation l'albuginée, la vaginale et le scrotum qui s'ulcère ; c'est ce qui s'est passé dans l'observation de Dépaul. Les hémorragies et les infections secondaires s'ajoutent à l'évolution maligne du cancer pour précipiter le dénouement.

Même, quand la castration hâtive a été pratiquée avec toutes les chances de succès, cordon et ganglions sains, la généralisation s'établit rapidement, par étapes ganglionnaires, de la fosse iliaque jusqu'au médiastin. Des noyaux secondaires se fixent dans le foie, les poumons, les vertèbres, et même dans la branche pubienne de l'os des îles (observation de Lannelongue). L'enfant succombe aux progrès de la cachexie.

La récidive est donc la règle. Cela est vrai pour le carcinome, le sarcome et les tumeurs mixtes. Quant à l'enchondrome, les cas publiés jusqu'à ce jour ne sont pas encore assez nombreux et assez démonstratifs pour qu'une opinion précise puisse se dégager de l'observation. Si Parker nous transmet le fait d'un enfant de 3 ans, chez lequel un myxo-chondrome du testicule ne récidiva pas après la castration, O. Weber et

Poinsot nous citent deux enchondromes vrais généralisés en moins de six mois après l'intervention radicale. A plus forte raison, il est difficile d'admettre l'opinion de Bokaï qui affirme que le sarcome, traité par la castration précoce, ne présente aucune tendance à la récidive et à la généralisation.

Concluons donc, avec la grande majorité des cliniciens, qu'un enfant, atteint de cancer du testicule et castré hâtivement, succombe dans l'année qui suit l'intervention.

6° Diagnostic. — Les éléments de diagnostic différentiel du cancer du testicule reposent sur les principaux caractères cliniques que j'ai précédemment indiqués. La ponction de la tumeur, pratiquée à l'aide de l'aiguille flambée d'une seringue de Pravaz, en plusieurs endroits nettoyés aseptiquement, pourra donner au médecin de précieuses indications, dont il ne faut, d'ailleurs, exagérer ni diminuer l'importance. Giraldès et de Saint-Germain plantaient une épingle dans la masse morbide. De la difficulté de pénétration, du degré de mobilité de l'instrument piquant introduit, de l'aspect du liquide s'échappant par l'orifice de la ponction, ils tiraient des déductions fort utiles pour fixer le diagnostic. Si la tumeur soumise à l'examen est un cancer du testicule, l'aiguille rencontre en s'enfonçant une certaine résistance, très variable d'ailleurs, mais toujours moindre que celle d'une coque kystique. Après la pénétration, l'instrument est comme fixé dans la masse et les doigts, qui cherchent à imprimer à la seringue quelque déplacement, n'éprouvent pas les sensations classiques que l'on ressent quand un trocart ballotte dans une cavité. Le liquide, ramené par la fonction, est du sang pur, dans la grande majorité des cas. Il contient des éléments cellulaires qui pourront être étudiés sous le champ d'un microscope. Quand le néoplasme présente la dégénérescence kystique, le palper en est beaucoup plus précis après l'évacuation des alvéoles remplis de liquide. Alors, on constate nettement la présence des bosselures, des inégalités, des parties molles et dures, des noyaux de consistance fibreuse, osseuse ou cartilagineuse. Si le liquide obtenu par la ponction est séreux, l'on pensera à une hydrocèle symptomatique ou à une maladie kystique (type Malassez).

Malgré tout, le diagnostic différentiel est souvent délicat.

En vérité, on distinguera toujours un sarcocèle cancéreux du testicule d'une *hernie* ou d'une *hydrocèle.*

Je ne m'attarderai pas à rappeler les signes différentiels de ces affections. Il faut cependant se mettre en garde contre toute idée préconçue ; il pourra vous arriver, comme à Giraldès, de recevoir un enfant porteur d'une hydrocèle, comme disent les parents ; vous l'examinez et vous constatez une tumeur néoplasique.

L'*ectopie testiculaire* mérite d'être signalée, non à cause d'une difficulté diagnostique possible, mais parce que, paraît-il, cette disposition de la glande fixerait volontiers une dégénérescence maligne. Kocher rapporte le cas d'un enfant de sept ans atteint de cancer du testicule ectopique.

Tandis que, chez l'adulte, il est souvent difficile de différencier un cancer d'une *hématocèle vaginale,* il n'en est pas de même chez l'enfant, parce que, dans l'enfance, cette affection n'existe pas.

Si, à la suite d'un traumatisme, des ruptures vasculaires se produisent au niveau des bourses, l'hématocèle, dite parenchymateuse, ne sera pas méconnue ; elle s'accompagnera d'épanchement vaginal et d'hématocèle pariétale.

J'ai dit, dans un précédent chapitre, que ces accidents hémorragiques méritent plus exactement la désignation d'hématome ou d'ecchymose.

Le *testicule tuberculeux* se caractérise par des noyaux épididymaires, un cordon moniliforme, une évolution suppurante, des poussées aiguës, des abcès et des fistules.

L'orchi-épididymite *syphilitique chronique* consiste dans une transformation uniformément scléreuse de la glande génitale ; quelquefois, il existe des nodosités appréciables. L'affection est assez souvent bilatérale, à marche lente, s'accompagne des accidents vulgaires de la syphilis héréditaire et se traite efficacement par la médication mercurielle.

Les *tératomes* ou *inclusions scrotales* et *testiculaires* de

VERNEUIL se développent lentement, sans réaction, sans douleur. Ce n'est que bien longtemps après la naissance que l'on s'aperçoit d'une tumeur peu gênante. Au palper, c'est un cancer ; à la ponction, c'est une hydrocèle. Après l'évacuation du liquide, l'examen révèle la présence de bosselures et de noyaux consistants, durs, osseux. Le diagnostic est parfois impossible à établir.

Quoi qu'il en soit, « une tumeur solide des bourses, siégeant manifestement dans le testicule, ne s'accompagnant pas d'épanchement vaginal, se développant dans la première enfance, progressant avec rapidité, ne peut guère être autre chose qu'un néoplasme de la glande séminale » (MONOD).

Si le diagnostic n'a pu être établi, l'intervention fixera la question. « GIRALDÈS conseille, pour résoudre la difficulté, une conduite que j'ai toujours suivie et dont je me suis toujours bien trouvé, c'est de régler l'opération de manière que son premier temps complète le diagnostic, après quoi on peut s'arrêter ou passer outre, suivant les circonstances. Ainsi, je commence toujours par une longue incision partant de l'anneau pour arriver au sommet du testicule, après quoi, j'examine les produits morbides, mis à découvert. Si l'on rencontre une matière couleur chocolat, formée de couches concentriques semblables à celles d'un oignon, on peut les enlever les unes après les autres et pratiquer l'opération de l'hématocèle, c'est-à-dire la décortication, qui permet de conserver, dans l'immense majorité des cas, l'intégrité fonctionnelle de la glande séminale ; mais si l'on tombe sur une tumeur parfaitement homogène, sans apparence de stratification, il n'y a plus qu'à passer à la castration » (DE SAINT-GERMAIN).

L'examen macroscopique, puis microscopique du néoplasme, permettra de reconnaître la forme anatomique et la variété histologique.

7° **Traitement.** — Le cancer du testicule, chez l'enfant, est comme celui du rein ; il n'y faut pas toucher, à la condition d'être certain du diagnostic.

La castration est illusoire.

Si on la pratique, ce sera uniquement pour donner satisfaction aux parents du petit malade.

INCLUSIONS FOETALES

1° Définition. — Ce sont des tumeurs *kystiques, congénitales,* à structure *complexe,* dans lesquelles figurent la plupart des tissus dérivés des trois feuillets blastodermiques (MONOD et TERRILLON).

On les divise en *tumeurs organoïdes* (VERNEUIL) ou *tératomes complexes* (KOCHER) et en *kystes dermoïdes* ou *tératomes simples.*

Les *tumeurs organoïdes* sont ainsi nommées parce qu'elles sont constituées par un mélange de parties d'organes, telles que des os, des dents, de la substance cérébrale (VERNEUIL), de l'intestin (VELPEAU), etc. Ces diverses parties plongent dans un liquide fluide ou visqueux, albumineux ou graisseux, verdâtre ou jaunâtre, rare ou abondant. Toute la masse est circonscrite par une paroi kystique qui présente un revêtement épithélial pavimenteux ou cylindrique, simple ou stratifié ; celui-ci repose sur un chorion parsemé de glandes, de bulbes pileux, de dents, de fibres musculaires. La tumeur adhère aux enveloppes du testicule, en particulier à la tunique vaginale ; elle peut être en rapport avec la poche abdominale postérieure à l'entrée du canal (NÉLATON). Elle est souvent intimement unie au testicule et Kocher a montré que, dans les cas récents, cette union est constante.

Les *kystes dermoïdes* sont, en apparence, beaucoup plus simples dans leur structure, ce qui n'empêche pas qu'ils soient toujours d'origine testiculaire et très adhérents aux enveloppes de la glande. La paroi kystique est bourgeonnante ; histologiquement, elle comprend deux couches, un revêtement épithélial et un chorion. L'épithélium est pavimenteux simple, pavimenteux stratifié, ou cylindrique. Le chorion contient du tissu conjonctif embryonnaire ; des fibres musculaires, lisses ou striées ; des vaisseaux en formation, et même des ganglions nerveux (CORNIL et BERGER). Le contenu du kyste varie suivant le caractère du revêtement épithélial ; c'est un liquide clair, citrin, rose ou verdâtre dans le type pavimenteux simple ou *séreux* ; c'est une substance filante, visqueuse, gélatineuse dans le type cylindrique ou *muqueux* ; c'est une véritable bouillie dans le type pavimenteux stratifié ou *pilo-sébacé*.

Entre les tumeurs organoïdes et les kystes dermoïdes, il y a place pour de nombreux intermédiaires ; ceux-ci, par leur constitution, tiennent à la fois des unes et des autres. Chacun des types, soumis à l'observation, n'est même jamais simple ; et les types séreux, muqueux et pilo-sébacé sont plus ou moins confondus (LANG, GEINITZ, CORNIL, BERGER, MONOD et TERRILLON).

2° Pathogénie. — La *pathogénie* de ces tumeurs complexes a été bien discutée. Pour GEOFFROY SAINT-HILAIRE (*Traité de tératologie*), toute inclusion fœtale, si imparfaite fût-elle, témoignait d'un organisme surajouté à celui de l'individu porteur de la tumeur ; il s'agissait donc d'un monstre double ; et le monstre double par inclusion devait, dans la série tératologique, se ranger près du monstre double par greffe.

Cette théorie était difficilement acceptable pour les kystes dermoïdes ; LEBERT admit *l'hétéropie plastique* ; c'est cette propriété des tissus simples organiques, en vertu de laquelle ils se développent, au début de la vie, dans des régions où ils n'existent pas normalement. VERNEUIL démontra la fausseté de cette conception.

DARESTE et surtout DAVAINE adoptèrent, en la complétant, la théorie de GEOFFROY SAINT-HILAIRE. Pour ces auteurs tout s'explique par des anomalies du développement de l'œuf. « Si les deux lignes primitives, avec leurs aires blastodermiques, se développent simultanément, elles pourront, lorsque leur accroissement sera parallèle, fournir deux individus distincts, accolés par un point quelconque et plus ou moins fusionnés suivant le rapprochement plus ou moins grand des deux lignes primitives. Ce sont les monstres doubles proprement dits. Mais si, au contraire, le développement des deux aires blastodermiques n'est point parallèle, l'une des lignes primitives englobera l'autre restée rudimentaire et la coalescence des deux produira une monstruosité dans laquelle l'un des embryons sera bien développé, tandis que l'autre, à développement incomplet, deviendra soit un monstre parasitaire, soit simplement une tumeur tératoïde...

Le tératome simple pourrait être rapproché des monstruosités simples, c'est-à-dire de celles qui sont caractérisées par la présence d'un seul embryon, mais à organisation anormale. La fusion physiologique des trois feuillets blastodermiques, au niveau de la portion caudale de l'embryon, et l'importance relative du corps de Wolff, expliquent que la glande génitale soit un siège de prédilection pour ces tumeurs » (Monod et Terrillon).

Les *signes* d'un tératome, parvenu à un certain développement, sont ceux d'une tumeur quelconque du testicule ; c'est dire qu'ils sont objectivement vagues et complexes ; un examen direct, même attentif, ne permettra jamais de faire le diagnostic ; à plus forte raison quand il existe quelque complication : hydrocèle, fusion de la glande, inflammation de la tumeur.

Mais il y a, dans l'évolution du tératome, quelques caractères de la plus grande importance qu'il faut rechercher.

C'est une tumeur congénitale ; elle existe dès la naissance ; ce qui ne veut pas dire qu'elle ne passe pas inaperçue. Elle peut révéler sa présence à la suite d'un traumatisme ou sans cause à l'époque de la puberté. Il faudra fouiller les antécédents si on ne veut pas commettre d'erreur.

Dans sa marche, le tératome passe par deux périodes : la première qui varie de quelques mois à de nombreuses années, est dite période d'*indolence* ou de *stagnation* ; l'indolence est caractéristique (Verneuil) ; la seconde qui succède à un traumatisme, à un refroidissement local, aux excitations génésiques, « au passage subit dans le scrotum d'une tumeur jusque-là contenue dans l'abdomen » est dite période d'*accroissement* ou d'*inflammation*. La ponction ou l'incision de l'abcès évacue des produits complexes, caractéristiques : matière sébacée, poils, fragments de cartilage, d'os, etc.

3° **Diagnostic.** — Le *diagnostic*, en clinique, est rarement posé. C'est l'intervention qui le fixe d'ordinaire (observation d'ANDRÉ, de VELPEAU, de BERGER). Il importe surtout de préciser les rapports de la tumeur avec le testicule ; c'est encore l'intervention qui nous renseigne.

4° **Pronostic.** — Le *pronostic* n'est pas indifférent. Bénin dans la grande majorité des cas, il peut être exceptionnellement aussi sévère que celui d'un néoplasme. Il existe des faits bien établis (RICHET, HESCHL, thèse de POUPINEL), dans lesquels l'inclusion des feuillets blastodermiques présentait l'allure du cancer vrai, et les sujets sont morts de récidive et généralisation.

Mais alors quelle différence y a-t-il entre un néoplasme et un tératome du testicule ?

5° **Traitement.** — C'est l'ablation précoce de la tumeur ; il faut opérer le plus tôt possible. Si la fusion du testicule et du tératome est complète, si la séparation est impossible, la castration est indiquée. Si la masse incluse est kystique, on imitera BERGER. « Il suffit d'ouvrir la cavité kystique en un point où la fluctuation nette et superficielle permet d'affirmer que la paroi n'est doublée d'aucun autre tissu, d'évacuer son contenu, puis de décortiquer et de disséquer cette paroi sans s'inquiéter autrement des rapports qu'elle affecte avec la tunique albuginée. Le plus souvent, la séparation des deux membranes ne présentera que peu de difficultés et l'ablation s'achèvera par la section du pédicule qui rattachait la tumeur aux parties avoisinantes, et par lequel elle recevait ses vaisseaux. »

TUMEURS DE LA VAGINALE ET DU CORDON

Ce sont des lipomes, des fibromes, des sarcomes, des myxomes, des carcinomes... Dans leur développement, ces tumeurs peuvent s'étendre plus ou moins loin de leur point de départ, quel qu'il soit, depuis le canal inguinal jusqu'à la glande génitale elle-même ; c'est pourquoi à la période d'état, il est le plus souvent impossible de préciser leur origine et leurs rapports.

1. Lipomes. — Il n'existe qu'un seul fait de *lipome* de la *vaginale* ; c'est celui de Park ; la tumeur, grosse comme une noix de coco, mollasse, pseudo-fluctuante, remplissait, depuis dix-huit mois, le scrotum d'un individu âgé de quarante ans et bien portant.

Les observations de Deguise, Jobert (de Lamballe) et de Kimball sont sujettes à caution.

Les *lipomes du cordon* ne sont pas aussi rares ; Curling et Péan en ont rapporté des exemples. La graisse constitue une ou plusieurs tumeurs. Le volume et le poids, de la masse principale, sont variables ; il y a des lipomes de la grosseur d'une noix, d'une orange, d'un melon (Curling) ; du poids de 9 livres (Brossard), de 15 livres (Gascoyer), de 20 livres (Wilms).

Le point de départ de ces formations se trouve au niveau des lobules graisseux du cordon. Le lipome peut être pur ; exceptionnellement, il est associé au *myxome*, ce qui explique la possibilité d'une récidive post-opératoire (Curling).

Cliniquement, on dirait une hernie épiploïque, mais sans la corde qui se prolonge dans le canal inguinal ; la masse, arrondie et plus ou moins bosselée, se termine à la partie supérieure, par une saillie appréciable à une certaine distance de l'orifice externe du canal; à la partie inférieure, le testicule, indépendant, est situé en bas, en dedans et en arrière. Lorsque la tumeur est volumineuse, elle contracte habituellement des adhérences intimes soit avec les éléments du cordon, soit avec le testicule lui-même et elle peut envoyer un prolongement dans le ventre par le trajet inguinal (Brossard).

Le diagnostic est à faire, non seulement avec l'épiplocèle, mais encore avec le varicocèle, l'hydrocèle et les diverses affections de la région.

2. Fibromes. — Les premières observations du *fibrome de la vaginale* sont celles de Baizeau, de Ricord, de Holmes. Dans ces cas, la tumeur était absolument indépendante du testicule et semblait provenir du feuillet pariétal de la vaginale. Toutefois, pour Schwartz, dans le fait de Baizeau, il s'agirait peut-être d'une vaginalite chronique proliférante. Les relations du fibrome avec la séreuse sont parfois difficiles à préciser; dans le cas de Hilton, la masse morbide avait son point de départ au niveau du scrotum; dans son développement, elle avait contracté des adhérences intimes avec la tunique vaginale; donc, ainsi que Curling l'a fait remarquer le premier, l'union et même la fusion du néoplasme avec la séreuse ont pu s'établir secondairement, de là une cause de difficulté et d'erreur dans la détermination de l'origine de la tumeur fibreuse. Dans les observations de Hilton et de Héat, la provenance scrotale du fibrome est nettement indiquée.

Le *fibrome de la queue de l'épididyme* (Poncet) se développe « aux dépens du tissu cellulaire péri-épididymaire, qui se sclérose et s'indure si facilement chez les porteurs de vieilles hydrocèles et chez les convalescents d'une épididymite ordinaire. » C'est une curiosité anatomique.

« Il résulte, en somme de ce qui précède, que l'on peut rencontrer en dehors du testicule, soit franchement dans le scrotum sans connexion avec la vaginale, soit à la face externe de la vaginale, union primitive, originelle ou adhérence secondaire, soit encore manifestement et dès le début dans l'épaisseur de la séreuse, des tumeurs ayant les caractères classiques du fibrome pur. Ces faits ont été décrits, par les uns, sous le nom de fibromes du scrotum (CURLING, POISSON); par les autres, sous celui de fibromes de la vaginale (BAIZEAU, KOCHER). L'important est de rappeler que, tant au point de vue de la structure qu'à celui du diagnostic et du traitement, il y a tout intérêt à les confondre dans une description commune. Le point de départ anatomique seul diffère, et encore avons-nous vu que bien souvent il ne peut être déterminé avec précision. On ne peut se défendre d'établir un rapprochement entre cette variété de tumeurs et les fibromes de la paroi abdominale, dont les connexions avec le péritoine, si elles ne sont pas constantes, sont assez fréquentes et assez étroites, pour qu'il y ait toujours lieu de se préoccuper, en les opérant, de l'ouverture possible et presque toujours inévitable de la séreuse » (MONOD et TERRILLON).

Les signes du fibrome de la vaginale varient suivant son siège et son volume. La petite tumeur fibreuse, franchement scrotale, mobile et superficielle, est d'une exploration simple; le néoplasme rétro-épididymaire semble un noyau d'induration, exagéré dans son volume; le fibrome du feuillet pariétal de la vaginale forme « un anneau épais, enveloppant la glande d'avant en arrière à la façon d'un bourrelet ». Par certaines parties de ses faces latérales, le testicule est accessible et révèle sa présence, à la pression, par sa consistance et sa sensibilité caractéristiques.

Le néoplasme fibromateux grossit de jour en jour et il peut acquérir des dimensions énormes (cas de PONCET : 1 125 grammes; cas de CURLING : 11 kilogrammes).

Il suffit que la tumeur présente un certain volume, pour qu'il soit difficile d'affirmer qu'elle est d'origine vaginale et non d'origine testiculaire. Le diagnostic n'est fixé que par l'intervention.

Celle-ci consiste dans l'ablation de la masse pathologique, avec résection partielle ou totale de la vaginale, et même avec castration, quand le testicule ne peut être dégagé.

3. Cancer. — *Vaginale.* — Il s'agit du *cancer primitif* de *la vaginale* ; il est très rare et nous n'en possédons qu'un nombre très restreint d'observations (Reverdin, Oré, Everard Home, Craven, Verneuil). Anatomiquement, c'est du *sarcome*: sarcome pur, myxo-sarcome ou fibro-sarcome.

Dans le cas de Verneuil, c'était du sarcome névroglique. La nature histologique du néoplasme n'a rien qui doive nous étonner, si nous admettons l'origine endothéliale du sarcome. Les malades d'Oré et de Craven étaient âgés d'une quarantaine d'années : l'observation de Reverdin concerne un enfant de sept ans.

L'affection est considérée cliniquement comme une hydrocèle, une hématocèle ou une tumeur du testicule. C'est dire que le diagnostic est difficile. Peu importe. L'intervention s'impose et l'incision explorative de la masse morbide fournit à la fois le diagnostic et le pronostic.

Le cancer de la vaginale exige une exérèse large qui est réalisée au minimum par la castration.

Cordon. — On peut observer, au niveau du cordon, l'épithéliome et le carcinome (Lesauvage, Bryant, Walsham) ; le sarcome (Albrecht, Majunski, Bryant, Walsham), le myxome (tumeur albumino-graisseuse de Lesauvage, faits de Pepper, de Fergusson) et surtout le *myome*.

Je ne dirai que quelques mots du myome de l'épididyme et du canal déférent. Nous ne possédons que les cas de Trélat, de Rindfleisch, de Goodhard, de Gay et les travaux de Héricourt et de Terrillon sur la question. Rarement il s'agit de myome pur ; le plus souvent, on observe le fibro-myome. Le point de départ de la tumeur se trouve dans les fibres musculaires du canal épididymaire ou déférentiel. Ses rapports avec les éléments du cordon, l'épididyme ou le testicule, sont variables; tantôt il existe une indépendance relative, tantôt il y a une fusion absolue.

« Presque toujours le néoplasme remplit la tunique fibreuse commune, la distend et l'épaissit par irritation de voisinage ; ainsi se trouve constituée une véritable enveloppe fibreuse qu'on trouve facilement par la dissection et qu'il est nécessaire d'ouvrir largement pour enlever la tumeur. Cette enveloppe est rarement détruite, envahie ou perforée par le néoplasme ».

Le scrotum est distendu, œdématié, vascularisé ; la tuméfaction, souvent kystique, peut s'accompagner d'un certain degré d'hydrocèle. Elle donne naissance à des névralgies plus ou moins violentes.

Quelle que soit la variété de la tumeur, l'augmentation progressive de volume et la malignité conduisent logiquement à l'ablation. Autant que possible, il faut ménager le cordon, l'épididyme et le testicule. Cela n'est vrai que s'il y a, entre ces organes et la production morbide, une indépendance réelle ; les moindres connexions néoplasiques nécessitent l'exérèse large, c'est-à-dire la résection du déférent, de l'épididyme ou la castration.

FONGUS DU TESTICULE

1° Définition. — Sous le nom de *fongus,* on désignait autrefois les végétations de toute nature nées du testicule et constituant, à la surface extérieure des bourses, une tuméfaction morbide particulière.

Aujourd'hui, la signification du terme est moins générale et plus précise ; le fongus est une masse bourgeonnante, qui fait saillie à travers une perforation du scrotum ou de l'albuginée et qui reconnaît, pour cause première, la cicatrisation défectueuse d'une plaie ou d'un abcès de la glande.

De plus, cette masse se trouve primitivement indépendante des téguments qui l'enserrent à sa base ; il est possible d'introduire la pointe d'un stylet sous le rebord de la solution de continuité scrotale, cette petite manœuvre appartient à toute tumeur dont le processus n'envahit pas la peau, c'est-à-dire à une tumeur bénigne. S'il existe des adhérences ou des altérations cutanées, elles sont de nature purement inflammatoire et sont bien différentes des lésions néoplasiques.

Il y a donc lieu de mettre de côté les fongus malins de la glande génitale ; ce chapitre sera consacré à l'étude ou mieux à la revue des fongus bénins.

2° Historique. — Les premiers cas de fongus ont été publiés par Fabrice de Hilden, Donald, Monro et Bertrandi ; les mémoires de Sabatier et de J.-L. Petit ont paru ensuite.

Lawrence, le premier, décrivit le fongus glandulaire, consistant en une « protrusion du parenchyme » à travers une perte de substance de l'albuginée ; suivant cet auteur, le fongus se développait le plus souvent sur ce parenchyme lui-même et très rarement sur l'albuginée. Brodie, Curling et Syme pensaient de même. Il faut dire que Bertrandi avait déjà émis la même hypothèse.

Pour A. Cooper, le fongus n'a rien de glandulaire, parce qu'il ne contient que des bourgeons charnus ; les tubes séminifères ont été détruits par un abcès. Le fongus est un granulome (1830).

En 1849, Jarjavay admettait le fongus superficiel de Fabrice de Hilden et Callisen, et le fongus parenchymateux de Lawrence. Le granulome de Cooper n'avait pas sa raison d'être.

Deville, en 1853, considéra le fongus comme une hernie du testicule, consécutive à une perforation des bourses par traumatisme, inflammation, gangrène et surtout tuberculose.

Rollet vint ensuite ; il attira l'attention des auteurs sur l'origine syphilitique fréquente des fongus. Lawrence, Cooper, Curling, avaient déjà remarqué les relations de la syphilis et du fongus.

En 1876, Reclus, après Deville et Jarjavay, mit l'ordre dans la question ; il décrivit deux formes anatomo-cliniques du fongus : le fongus albuginique, superficiel ou hernie du testicule et le fongus profond ou parenchymateux, tumeur granuleuse ou granulome.

En 1880, Rémy publia une observation de fongus mixte, c'est-à-dire contenant à la fois des bourgeons charnus et des tubes séminifères. Cette variété anatomique fut admise par Jarjavay, Follin, Duplay, Schwartz, Cornil et Ranvier.

En résumé, il y a un fongus superficiel d'origine albuginique et de nature purement granuleuse, et un fongus profond, qui est soit albuginiqne et de nature granuleuse, soit d'origine parenchymateuse et contenant à la fois des bourgeons charnus et des tubes séminifères. Le bourgeon charnu exubérant, quel que soit son point de départ — albuginée ou parenchyme — est la condition nécessaire du fongus.

3° Anatomie pathologique. — Étudions successivement le fongus *superficiel*, puis le fongus *profond.*

Le fongus superficiel apparaît sous forme d'une masse plus ou moins régulière de bourgeons charnus très gros et très vasculaires. Chacun de ces bourgeons, conique, s'appuie par sa base sur l'albuginée ; la couche fongueuse ne dépasse guère un demi-centimètre d'épaisseur. L'albuginée est, au niveau du fongus, épaissie et congestionnée ; le parenchyme lui-même est enflammé chroniquement jusqu'à une certaine profondeur ; les feuillets de la vaginale peuvent être libres ou soudés, soit en totalité, soit en partie par des adhérences. La cavité primitive ou les loges secondaires contiennent, en certains cas, un peu de liquide (Duplay). Le scrotum devrait être sain ; cependant, les produits de sécrétion des bourgeons l'irritent dans le voisinage, surtout à la partie inférieure ; il est même fréquent de constater de petites ulcérations.

Le fongus profond se présente sous la forme d'un champignon, plus ou moins saillant, dont le pédicule, étranglé au niveau du scrotum, s'enfonce plus ou moins profondément, dans le testicule lui-même.

Le granulome, c'est-à-dire le bourgeon charnu, en constitue la partie essentielle.

Il apparaît d'aspect jaunâtre, de consistance assez ferme, et très vasculaire. Il est constitué par du tissu conjonctif parvenu à différentes périodes de son développement ; en certaines régions du fongus, il est embryonnaire, c'est-à-dire riche en cellules et en substance amorphe ; en d'autres, il tend à devenir fibreux ; et les faisceaux conjonctifs sont séparés par une substance plasmatique granuleuse abondante.

Si le fongus est d'origine albuginique, il est constitué par du granulome pur, celui-ci est formé de tissu embryonnaire au niveau du champignon et de tissu fibreux au niveau du pédicule.

Si le fongus est d'origine parenchymateuse, il est constitué par du granulome pur au niveau du champignon. Au niveau du pédicule, comme dans les parties centrales, il existe des tractus brunâtres contournés sur eux-mêmes. Ce sont des tubes séminifères altérés, la paroi est sclérosée, les cellules sont atteintes de dégénérescence granulo-graisseuse et la cavité est oblitérée. Entre les tubes, la masse est parcourue par des faisceaux de tissu fibreux.

4° Signes. — Il est bien rare d'observer un fongus au début ; la plupart du temps, l'affection est nettement constituée, quand le malade vient nous consulter.

Cela tient à ce que le fongus n'est pas douloureux, spontanément ou au toucher. Les cas de bourgeons extrêmement sensibles au moindre contact, que JARJAVAY a rapportés, doivent être tenus pour exceptionnels. Le seul ennui, occasionné par la présence d'un gros fongus, consiste dans la production abondante de liquides qui irritent le scrotum et nécessitent des pansements renouvelés plusieurs fois dans la journée. Mais bien des malades supportent cette incommodité et se contentent du port d'un suspensoir.

Que le fongus soit superficiel ou profond, il se présente sous forme d'une tuméfaction bourgeonnante, plus ou moins saillante, plus ou moins étendue. A sa base, le scrotum forme une collerette dont on peut soulever les bords. Le fongus superficiel peut être constitué par quelques bourgeons agglomérés, lorsqu'il s'agit d'une petite perte de substance du scrotum ; mais, parfois, le testicule est complètement hernié et le fongus est énorme.

Le fongus profond peut être réduit à une petite masse granulomateuse ; quelquefois le champignon est considérable.

D'après cette description, il est facile de se rendre compte de la difficulté de différencier les deux variétés anatomiques. Voici un petit fongus ; le testicule est en place dans sa bourse ; voilà un gros fongus ; dans la bourse, il ne reste que l'épididyme et le cordon. Dans les deux cas, s'agit-il d'un fongus superficiel ou d'un fongus profond ?

On se souviendra que la pression du fongus superficiel — qui se transmet à un testicule sain — est parfois douloureuse, et que le palper de la bourse, dans le fongus profond, permettra de reconnaître ce qui reste encore du testicule, c'est-à-dire l'albuginée.

5° Marche et pronostic. — Le fongus traité guérit et, dans ce cas, les bourgeons, dont l'exubérance est réprimée, présentent une grande tendance à la cohésion et à l'organisation. Ils s'affaissent et le suintement muco-purulent diminue progressivement.

A la périphérie du fongus, un liséré cicatriciel se détache de la collerette scrotale et s'avance concentriquement. L'adhérence s'établit entre les bourgeons du fongus et ceux de la plaie cutanée. Cette cicatrice annulaire, qui s'applique sur la masse fongueuse plus ou moins saillante, est particulièrement rétractile ; elle attire en dedans la production morbide et celle-ci ne tarde pas à réintégrer petit à petit son domicile. En sorte que après cicatrisation complète, la glande est en place.

Il ne reste, comme trace de l'affection, qu'une dépression cicatricielle adhérente au testicule.

En quel état se trouve cet organe ? Dans les fongus superficiels, il est normal ; dans le fongus profond, il peut être réduit à un petit moignon albuginique, que l'épididyme recouvre.

6° Formes cliniques. — 1. *Fongus traumatique.* — Cette variété succède à un traumatisme accidentel ou opératoire des bourses. Ses caractères sont ceux que nous venons de décrire.

Exceptionnellement, l'albuginée est ouverte et le fongus est profond ; dans la grande majorité des cas, le fongus est superficiel et l'albuginée est découverte sur une plus ou moins grande étendue. La glande peut faire totalement hernie ; dans ce cas, la tumeur granuleuse est d'aspect caractéristique ; de plus, en la pressant entre les doigts, on provoque la douleur exquise (Voir l'article *traumatismes de la glande génitale*).

2. *Fongus inflammatoire.* — Cette variété reconnaît à l'origine l'infiltration d'urine, la mortification qui succède parfois à l'injection iodée, les inflammations gangreneuses, etc.

Les désordres sont plus ou moins étendus ; le fongus est plus ou moins volumineux ; il est toujours superficiel.

3. *Fongus tuberculeux.* — Le fongus tuberculeux du tes-

ticule peut être superficiel ou profond ; mais la première disposition est aussi rare que la seconde est fréquente. C'est précisément le contraire que l'on observe dans la syphilis.

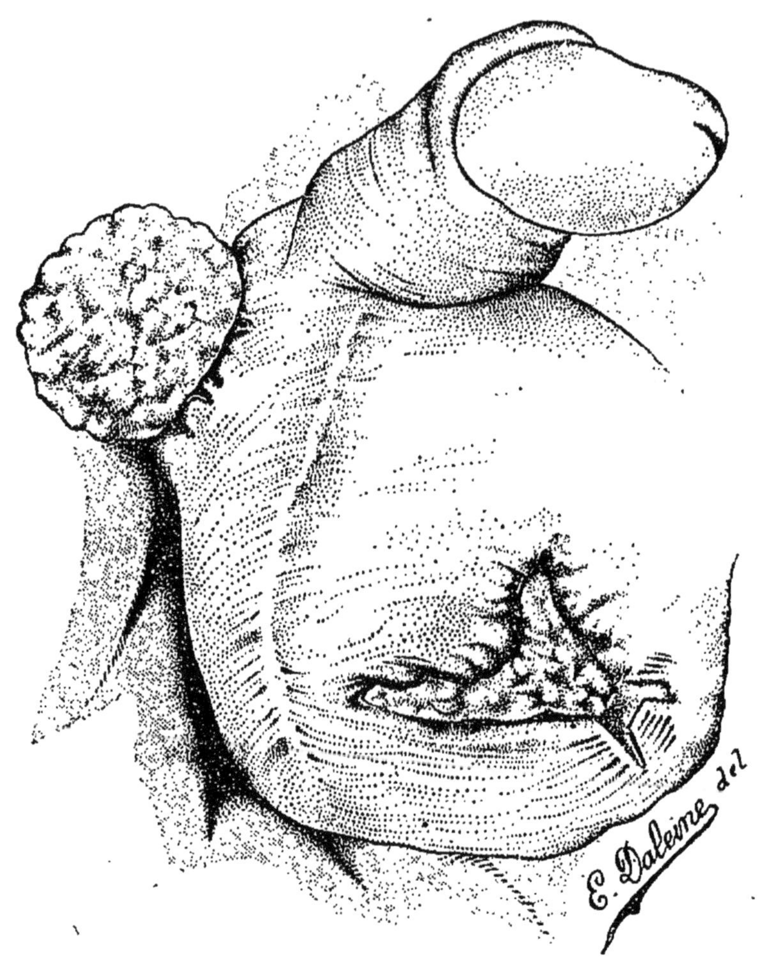

FIG. 9. — Fongus tuberculeux du testicule. (D'après DUPLAY et RECLUS.)

Il s'agira donc, le plus souvent, d'un malade atteint de tuberculose génitale à localisations multiples. Le fongus reconnaîtra à son origine, non pas un abcès de l'épididyme ou du testicule, mais une gomme suppurée du scrotum.

C'est un abcès indépendant de la glande séminale qui, après s'être ouvert à l'extérieur à travers une solution de continuité de l'enveloppe superficielle des bourses, laissera l'organe plus ou moins à découvert.

En général, celui-ci fait une hernie complète et forme toute la tumeur fongueuse.

A l'inspection, cette tumeur apparait rosée, granuleuse, grosse comme une noix. La masse bourgeonnante est indépendante de l'ulcération cutanée dont les bords affaissés, livides, violacés, peuvent être facilement soulevés par un stylet. Sous le testicule hernié, la peau est rétractée et la bourse déshabitée est réduite à un moignon qui ne contient plus que l'épididyme et l'origine du canal déférent. Ce moignon forme une petite tumeur située derrière la tumeur fongueuse principale dont elle est séparée par un étranglement.

Exceptionnellement, lorsqu'une gomme ramollie et suppurée de l'albuginée ou du parenchyme testiculaire s'est fait jour au dehors, le fongus ressemble à une framboise dont le pédicule s'enfonce profondément dans la glande.

Les produits de sécrétion du fongus sont plus ou moins abondants. D'ordinaire, ce n'est pas le fongus lui-même qui entretient la suppuration, mais les parois de l'abcès scrotal.

Si on pratique avec soin le palper des glandes spermatiques, on découvrira facilement des noyaux indurés et crus, ou ramollis et suppurés dans l'épididyme et le testicule. Les déférents, les vésicules et la prostate seront intéressés.

Il ne faut pas oublier que le malade est un tuberculeux.

Le diagnostic du fongus tuberculeux s'établit par la cause, l'aspect et l'évolution des lésions.

4. *Fongus syphilitique.* — Le véritable fongus syphilitique est le fongus profond qui provient toujours ou presque toujours d'une gomme intra-testiculaire ; dans ce cas, parmi les bourgeons charnus qui naissent de l'albuginée et des cloisons, on pourra trouver des tubes séminifères plus ou moins altérés.

« La masse formée par le fongus est arrondie, granuleuse et s'étale sous forme de champignon en dehors de l'orifice qui donne passage à son pédicule. Elle est quelquefois sèche, dure et grisâtre ; d'autres fois, rougeâtre, flasque, molle, visqueuse et saignante. Elle ressemble à une énorme végétation. Son tissu ne présente aucune sensibilité. Autour et au-dessous du fongus, la peau des bourses est souvent épaissie, indurée et couverte de petites tumeurs mamelonnées. L'infiltration envahit aussi l'hypoderme sur une grande étendue et donne aux bourses l'aspect éléphantiasique... » (MAURIAC).

Toutes les gommes ne sont pas nécessairement suivies de la formation d'un fongus bénin. Il y en a qui, après s'être ramollies et évacuées, deviennent le point de départ d'une simple fistule.

Le fongus superficiel succède au ramollissement et à l'évacuation d'une gomme sous-cutanée ou albuginique. RECLUS en rapporte un exemple intéressant.

« Le fongus bénin syphilitique n'a, en lui-même, rien de spécifique. Par son aspect, sa structure, son mode de formation, il ressemble à tous les autres fongus bénins, quelle que soit leur origine. C'est donc bien moins dans ses caractères intrinsèques que dans les antécédents et les circonstances qui l'ont précédé et qui l'accompagnent qu'on trouvera les éléments du diagnostic.

On ne le confondra jamais avec le fongus malin ou cancéreux, pour peu qu'on y mette quelque attention. Le sarcocèle cancéreux envahit l'épididyme et le cordon; il retentit sur les ganglions profonds. La tumeur qu'il forme est volumineuse, très bosselée, de consistance inégale. Quand ses bosselures semi-sphériques se ramollissent, elles le font très rapidement et leur fongus se complique d'hémorragies et de sphacèle. Elles sécrètent abondamment un ichor fétide. Douleur lancinante. Évolution précipitée. État général cachectique.

Le fongus produit par le sarcocèle tuberculeux ne diffère de celui du sarcocèle syphilitique que par sa vitalité moindre, sa pâleur, sa décoloration. Deville disait que les bourgeons y poussaient comme à regret. Ils sont au contraire rougeâtres et exubérants dans le fongus syphilitique. Et puis, n'y a-t-il pas dans la tuberculose testiculaire, à la période où naît le fongus, un état cachectique qu'on ne trouve jamais dans la syphilose testiculaire ? La peau du scrotum est épaissie, infiltrée, rugueuse, comme éléphantiasiée au-dessous et autour des champignons fongueux d'origine gommeuse, tandis qu'elle reste mince et simple dans le fongus tuberculeux. Ajoutez, à ces traits différentiels, l'action des spécifiques qui est nulle dans la tuberculose testiculaire et qui change si rapidement, en membrane cicatricielle, les bourgeons charnus exubérants du fongus syphilitique.

Il est fréquent d'observer des fongus bénins à la suite de certaines orchi-épididymites graves, compliquées d'abcès des bourses. On ne les confondra pas avec le fongus bénin syphilitique, bien qu'il y ait quelque analogie dans le processus. La gomme suppure, il est vrai, mais elle ne ressemble pas à un abcès, et, avant que le fongus se produise, il y a élimination d'un détritus bourbillonneux, ce qu'on ne voit pas dans les abcès des bourses. L'appareil inflammatoire est beaucoup plus aigu dans les orchi-épididymites compliquées d'abcès que dans les gommes scroto-testiculaires même aiguës. Enfin, il y a les antécédents qui sont très nets de part et d'autre.

Néanmoins, on éprouve quelque embarras quand une orchi-épididymite suppurante et fongueuse se produit chez un syphilitique atteint de blennorrhagie. Cet embarras est encore plus grand si le malade, outre cela, est tuberculeux et cachectique. La concentration sur la glande séminale de plusieurs influences morbigènes donne lieu à des affections testiculaires complexes qui déroutent le diagnostic. Heureusement que ces cas mixtes, toujours graves, ne se rencontrent que très rarement. L'iodure, qu'il faut toujours administrer, fait le triage de ce qui appartient à la syphilis. L'analyse des phénomènes, l'étude des antécédents permettent aussi d'y arriver. D'ailleurs, le fongus spécifique ne se produit jamais dans la forme aiguë du sarcocèle syphilitique. Il est toujours précédé par une affection testiculaire, de longue durée, et dont la nature gommo-scléreuse ne laisse aucune incertitude.

Le diagnostic entre le fongus syphilitique superficiel et le fongus syphilitique profond est, en général, assez facile, surtout quand on a suivi l'évolution du sarcocèle. La gomme superficielle sous-scrotale évolue plus rapidement et provoque peu de douleur. La gomme profonde ou parenchymateuse, au contraire, a une marche très lente et, avant de s'ouvrir, elle cause parfois beaucoup de souffrances. L'ulcération de la gomme superficielle est grande et livre souvent passage au testicule qui fait hernie à travers la perte de substance qu'elle a causée ; l'ulcération de la gomme profonde est étroite et cratériforme. Les fongus participent de tous les caractères des gommes qui les ont précédés. Après leur guérison, le testicule est intact, lorsque le fongus n'a été que superficiel ; il est plus ou moins atrophié ou complètement détruit après la cicatrisation du fongus profond.

Le fongus n'a aucune signification mauvaise au point de vue de la spermatogenèse. Quand il survient, le syphilome a produit son effet. L'exubérance du bourgeonnement intrakystique, sa hernie sous forme de champignon peuvent retarder la cicatrisation, mais elles ne compromettent pas ce qui reste de canalicules sains dans la coque de l'albuginée » (Mauriac).

7° Traitement. — Le traitement des fongus bénins du testicule est simple, à la condition de ne pas ignorer la cause et la nature de l'affection. Le fongus traumatique est susceptible d'une intervention chirurgicale, qui aura pour but de remettre la glande en place quand elle fera hernie à l'extérieur. Si le fongus est petit, la répression des bourgeons exubérants par le nitrate d'argent et la propreté de la plaie en viendront facilement à bout.

Cette répression des bourgeons charnus et cette propreté de la plaie constituent encore tout le traitement des fongus inflammatoire et tuberculeux.

Le thermocautère donne d'excellents résultats (Verneuil, Moutier, tous les chirurgiens).

L'état général sera amélioré par des toniques, de l'huile de foie de morue, etc.

Le fongus syphilitique ne comporte pas de traitement chirurgical ; il se traite médicalement par le mercure et l'iodure de potassium ; bien entendu, la plaie sera tenue propre.

NÉVRALGIE DU TESTICULE

1° Définition. — Avec Monod et Terrillon, je distinguerai, parmi les névralgies, celles qui existent sans altération notable de la glande, celles qui indiquent une lésion du testicule ou de son canal excréteur, enfin celles qui sont symptomatiques d'une lésion périphérique ou éloignée du testicule.

La névralgie sans altération de la glande existe-t-elle ? Oui, dit Cooper, c'est le testicule *irritable*. Non, répond Gosselin, il y a toujours une altération sous-jacente. La question est discutable. Charcot a étudié cette névralgie dans ses rapports avec l'hystérie. Il en résulte que la sensibilité testiculaire correspond précisément à la sensibilité ovarique, qu'elle s'accompagne de troubles classiques de l'hystérie et qu'elle se rapproche de certains faits tels que la rétraction spasmodique et la danse du testicule.

Les altérations de l'épididyme déterminent certainement des névralgies ; j'ai étudié spécialement l'orchi-épididymite blennorrhagique à forme névralgique, soit à la période aiguë, soit à la période chronique de son évolution.

Ces phénomènes nerveux s'expliquent par l'oblitération du canal épididymaire et la rétention spermatique consécutive. La névralgie peut compliquer, au niveau de l'épididyme, un abcès, une tumeur (fibrome, myome, névrome), un kyste ou la spermatocèle.

Certaines inflammations et surtout l'atrophie s'accompagnent de la névralgie du testicule. Dans le cas de Terrillon, il s'agissait d'une ectopie ; dans celui de Parker, l'albuginée était ossifiée.

Certaines névralgies sont symptomatiques d'une lésion voisine ou éloignée de la glande séminale : varicocèle, hernie inguinale ; hydrocèle, corps étranger de la vaginale ; — vésiculite, prostatite, urétrite postérieure, cystite, calculs vésicaux ; — périnéphrite, *coliques néphrétiques*. Citons, enfin, les névralgies ilio-scrotales, avec irradiations testiculaires, décrites par Chaussier.

2° **Signes.** — Rien n'est plus variable que le tableau clinique de la névralgie du testicule.

Dans certains cas, l'organe est extrêmement sensible ; il est irritable, suivant l'expression de Cooper ; le moindre frottement ou le plus léger contact suffit pour provoquer une douleur vive. Les porteurs d'un semblable testicule marchent recourbés, soutenant parfois de la main leurs parties génitales qui, sous l'influence de la marche, se déplacent dans le pantalon ; pendant la nuit, ils reposent sur le côté opposé à la glande sensible, pour éviter la compression de celle-ci par l'autre. Les changements de temps exagèrent encore ces phénomènes.

Le palper du testicule irritable est toléré avec peine ; cependant, quand il est possible, il permet de se rendre compte que l'organe n'est pas sensible dans sa totalité, et qu'il n'est douloureux qu'en un point circonscrit, qu'il s'agisse de l'épididyme ou du testicule lui-même.

La douleur spontanée ou provoquée est souvent irradiée. Ces irradiations donnent à l'affection une allure particulière. Elles ont été bien étudiées par Mauriac. Elles partent du testicule névralgique, remontent suivant le cordon ou les nerfs spermatiques jusqu'à la région lombaire et le centre génito-spinal, puis se réfléchissent au niveau de la moelle pour parcourir les nerfs abdomino-génitaux, fémoro-cutané, crural, obturateur, sciatique, etc.

Les accès névralgiques reconnaissent, à leur origine, les causes précédemment indiquées ; le coït les provoque et ils peuvent apparaître pendant ou après l'acte. Ils sont tantôt modérés, tantôt violents, et ne restent jamais semblables à eux-mêmes.[1]

La marche de cette affection est régulière, comme celle de toute névralgie. Lorsque les crises sont intenses et fréquentes, elles exercent une influence fâcheuse sur l'état mental et même sur les fonctions digestives des maladies. Le pronostic est donc sévère.

3° Traitement. — Il faut, avant tout, agir sur la cause première de la névralgie du testicule; cela va de soi quand il s'agit d'un kyste de l'épididyme, d'un corps étranger de la vaginale, d'un varicocèle. S'il s'agit d'un reliquat inflammatoire, le traitement sera beaucoup plus délicat. Parce qu'une induration épididymaire est le point de départ d'irradiations douloureuses, ce n'est pas une raison pour enlever toute la glande; cependant l'épididymectomie, pratiquée seule, supprimera le point de départ des irradiations névralgiques; le testicule lui-même sera conservé avec tous ses avantages.

On conseillera, pour calmer les douleurs, les calmants ordinaires, tels que la morphine, le chloral, le bromure de potassium, le sulfate de quinine, le repos horizontal, le suspensoir et la liberté du ventre; les applications froides donnent parfois de bons résultats; il en est de même d'une saignée locale obtenue par les sangsues ou de l'électrisation de la glande par courants continus.

La compression des éléments du cordon sur le pubis par une pelote disposée suivant la méthode d'Hammond est efficace; elle doit être pratiquée pendant un quart d'heure. La résection des nerfs du cordon est plus certaine encore et Chipault vient de traiter, avec succès, par la névrectomie, un cas de névralgie du cordon et du testicule. L'angio-névrectomie constitue le seul remède à opposer au varicocèle névralgique. Dans certains cas de névralgie, particulièrement rebelle et déprimante, la castration a été l'unique ressource, tous les autres moyens thérapeutiques ayant échoué.

1. Dans un cas de *névrome* du cordon, rapporté par Chipault, le malade avait présenté, à plusieurs reprises, des convulsions épileptiformes, précédées d'une aura véritable.

DU VARICOCÈLE

1° Définition. — On désigne, sous le nom de *varicocèle*, la dilatation variqueuse des veines du cordon spermatique.

2° Historique. — Landouzy fit paraître, en 1838, le premier mémoire sur la question, dans le *Journal des Connaissances Médico-Chirurgicales*. Depuis cette époque, avant laquelle « on eût trouvé difficilement, dans le cadre nosologique, une maladie qui ait été moins étudiée que le varicocèle », bien des thèses sur ce sujet ont vu le jour : celles de Prunaire, Ch. Périer, Carré, Doumenge, Vincent, etc. Bon nombre de traitements ont été proposés ; avant la méthode antiseptique, la ligature des veines ne se pratiquait pas à ciel ouvert par crainte de la phlébite (procédé Ricord). Aujourd'hui, le traitement est simple ; on a recours, sans danger, à la ligature effectuée à la faveur d'une plaie scrotale ; pour la résection cutanée, des clamps à courbure particulière ont été imaginés par Henry et Horteloup. Citons, enfin, les publications de Nicaise, Guyon, Duplay, Escat, etc.

3° Etiologie. — Le varicocèle est une affection commune, beaucoup plus commune même qu'on ne le croit généralement. Une première statistique militaire montre que, pendant une période de 10 ans, les soldats anglais et irlandais furent réformés pour varicocèle dans la proportion de 23,4 pour 1000. Forgue, dans une seconde statistique (en France, de 1875 à 1884), donne des chiffres relatifs variant de 1,9 à 3,7 pour 1 000. Mais l'observateur se trouve en présence de cas avancés. En réalité, si l'on tient compte des petites ectasies veineuses, le varicocèle est beaucoup plus fréquent que ne l'indiquent les statistiques ; c'est ce qui explique le 60 pour 100 de Landouzy et le 66 pour 100 de Carré.

Dans 45 cas, Landouzy a constaté que le varicocèle s'était montré 13 fois de 9 à 15 ans, 29 fois de 15 à 25 ans, 3 fois de 25 à 35 ans ; ces résultats se rapprochent beaucoup de ceux de Curling. Sur 50 cas, ce chirurgien en trouve 2 de 10 à 15 ans, 26 de 15 à 25, 14 de 25 à 35, 5 de 35 à 45, 3 de 45 à 65.

C'est donc à l'époque de la puberté que le varicocèle apparaît le plus souvent. Cependant le jeune âge n'est pas toujours privilégié ; Curling rapporte l'observation d'un enfant de 11 ans et celle d'un enfant de 13 ans, atteints de cette affection.

Il semble que l'évolution du varicocèle suive pas à pas celle de la vie génitale et bien des auteurs admettent, avec Le Fort et Kocher, que la maladie, à partir d'un certain âge, présente une tendance naturelle à la régression. Dans un exposé de 1 600 cas, Horteloup signale 42 varicocèles progressifs, 19 stationnaires, 8 diminués, 1 disparu.

Certaines professions favorisent le développement du varicocèle, par exemple celles d'agents de police, de coiffeur, de cabaretier, etc. Les hommes de haute taille y sont plus sujets que les petits.

Le varicocèle est dit *symptomatique* quand il est la conséquence d'une compression des veines spermatiques (hernie, cancer du rein). Quand la cause échappe, on le qualifie d'*idiopathique*.

4° Pathogénie. — Bien des opinions ont été émises pour expliquer le varicocèle ; la question a soulevé de multiples controverses et fait couler des flots d'encre ; quoi qu'il en soit, le problème n'est pas encore résolu et ne semble pas près de l'être. Actuellement, trois théories générales comprennent toutes celles que l'on a invoquées en ce qui concerne cet état pathologique : ce sont les théories *mécanique, infectieuse* et *congénitale*.

L'imperfection anatomique des veines spermatiques constitue pour l'ectasie veineuse une prédisposition *mécanique*. Tout d'abord, la voie suivie par le sang de retour est longue, compliquée, insuffisante. Cela est surtout vrai pour le plexus pampiniforme du côté gauche ; « si on tient compte de l'asymétrie naturelle du système veineux, les gros trous collecteurs étant situés à droite de la colonne vertébrale, toutes les veines du côté gauche doivent nécessairement être plus longues que celles du côté droit » (Escat). Et puis, tandis que la veine spermatique droite s'ouvre à angle aigu, suivant le courant sanguin, dans la veine cave inférieure et possède des valvules suffisantes dont l'une se trouve à l'orifice de jonction, la veine spermatique gauche, munie de valvules insuffisantes et dépourvue de valvule ostiale, rencontre la veine rénale gauche à angle droit, en opposition avec le cours naturel du sang. Ces dispositions expliqueraient la plus grande fréquence à gauche du varicocèle (92 pour 100 d'après Carl Nibler).

La circulation en retour, dans les veines spermatiques, est donc normalement embarrassée. Elle le sera davantage si les enveloppes scrotales sont relâchées, ou s'il se trouve, chemin faisant, un obstacle comprimant les canaux vasculaires : par exemple, un bandage herniaire, une hernie, une ceinture trop serrée, un cæcum ou un S iliaque bourré de matières (Callisen, J.-L. Petit, Osborn), une masse ganglionnaire, une tumeur de la fosse iliaque, de la cavité abdominale ou de la région lombaire. C'est par distension brusque des veines qu'agissent les efforts, les exercices violents, les quintes de toux, etc. Cette distension peut être telle qu'elle détermine la rupture d'une veine ectasiée et devienne le point de départ d'un hématome. Le traumatisme direct, comme la contusion, altère les tuniques pariétales par dystrophie élémentaire ; dans la zone contusionnée, les veines sont moins résistantes.

Ces diverses raisons expliquent la dilatation permanente des veines, mais non l'inflammation chronique de leurs parois. Il en est du varicocèle, comme des varices des membres inférieurs, chez les femmes enceintes ou atteintes de fibrome. L'*infection* doit être invoquée dans les lésions de phléboscl érose. C'est la théorie de la phlébite chronique, celle-ci le plus souvent latente. Certains états diathésiques semblent favoriser les altérations veineuses. Malheureusement, nous ignorons le pourquoi de ces modifications organiques.

J'exposerai une dernière théorie, la théorie *congénitale*, défendue récemment par ESCAT (de Marseille). S'appuyant sur la disproportion et la discordance que l'on observe entre le varicocèle, l'atrophie testiculaire et les phénomènes généraux, cet auteur a été conduit à admettre, dans cette affection, les conséquences d'un arrêt de développement. Il s'agit d'une aplasie congénitale, s'expliquant par une atrophie de la paroi veineuse. Cette aplasie vasculaire s'accompagne d'autres anomalies somatiques, comme celles qu'on trouve chez les dégénérés. Tout varicocéleux n'est pas un dégénéré ; mais les dégénérés portent souvent un varicocèle. La dégénérescence est à la fois physique (varices, atrophie du testicule) et intellectuelle (hypocondrie, neurasthésie sexuelle).

Escat considère « la hernie variqueuse » comme une hernie congénitale ; cette atrophie de la paroi veineuse, si bien décrite par PÉRIER, n'a rien à voir avec les phlébosscléroses acquises ; « mais il manque une bonne preuve embryologique ».

Pour être complet, signalons l'opinion originale de Jonathan HUTCHINSON, pour qui le varicocèle est souvent d'origine médullaire et celle de SPENCER qui veut démontrer que les varices du cordon résultent de la persistance des veines fœtales.

5° Anatomie pathologique. — Dans l'étude anatomique du varicocèle, je parlerai tout d'abord des *veines*, puis de la *glande génitale* (testicule, épididyme, vaginale).

C'est au scalpel et au bistouri qu'il faut s'adresser pour mener cette étude à bien ; et, pour bien connaître le varicocèle, il faut disséquer beaucoup de varicocèles. Quant au microscope, il sera d'une certaine utilité, quand il s'agira d'apprécier les lésions fines des vaisseaux et du parenchyme glandulaire, mais, pour le chirurgien, il n'est pas indispensable.

« Si l'on dissèque, dit CURLING, les veines spermatiques devenues variqueuses, on les trouve dilatées, allongées et plus flexueuses qu'à l'état normal ; en même temps, elles paraissent plus nombreuses, parce que les veinules capillaires ont pris part à la dilatation. Lorsque la maladie est ancienne, les tuniques sont épaissies, de telle sorte que les vaisseaux, après avoir été coupés, restent béants et présentent l'aspect des artères. Les veines dilatées se prolongent au-dessous du testicule et remontent, d'autre part, jusque dans le canal inguinal ; quand elles sont très volumineuses, elles masquent la glande, empiètent sur la cloison et s'étendent de l'autre côté du scrotum. Je les ai trouvées, sur une pièce que j'ai disséquée avec soin, disposées en trois groupes. Le premier, formé par les veines les plus dilatées, naissait de la partie inférieure du testicule ; le second, dans lequel les vaisseaux avaient un volume moindre, mais étaient plus nombreux et plus flexueux, s'élevait de l'extrémité supérieure de l'organe ; et le troisième, qui était le plus petit, accompagnait, en l'enveloppant, le canal déférent. Les veines extérieures à la glande ne sont pas les seules variqueuses ; celles du parenchyme le sont également, et souvent on peut voir distinctement des veines dilatées qui serpentent entre la tunique vaginale et l'albuginée. Parfois on trouve des phébolithes logés dans les dilatations ampullaires des vaisseaux. »

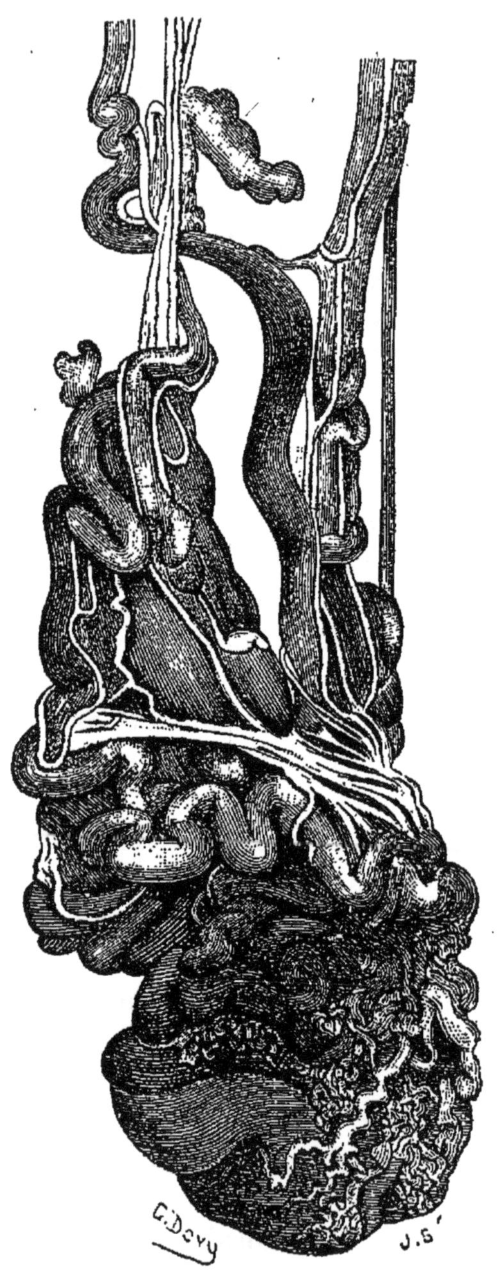

Fig. 10. — Gros varicocèle. (D'après Duplay et Reclus.)

Cette description simple et rapide du chirurgien anglais est vraie et contient essentiellement tout ce qu'il nous faut savoir. J'insisterai seulement sur quelques détails particuliers.

Les veines du cordon, susceptibles de devenir variqueuses, se divisent, disent les anatomistes, en trois groupes : l'antérieur ou le supérieur, constitué par les veines spermatiques ou funiculaires antérieures, disposées en un plexus qui enveloppe l'artère spermatique ; le moyen, s'appuyant sur le canal déférent et comprenant plusieurs petites veines — dites funiculaires moyennes — qui accompagnent l'artère déférentielle ; enfin le postérieur ou l'inférieur, qui rassemble les veines épididymaires ou funiculaires postérieures, partant de la queue de l'épididyme au nombre de deux ou trois et anastomosées avec les veines de la peau, grâce à un canal veineux relativement considérable, situé en plein ligament scrotal.

Il paraît que chacun de ces faisceaux veineux peut être isolément le siège d'un varicocèle. Sur ce point, tous les auteurs sont d'accord ; mais lorsqu'il s'agit de déterminer le groupe le premier ou le plus malade, les avis sont partagés. Horteloup dit que les veines spermatiques ou funiculaires postérieures se dilatent tout d'abord et que, dans le varicocèle complet, elles sont les plus altérées. Vérification a été faite dans 11 cas sur 18. Reclus prétend le contraire ; enfin, d'autres chirurgiens attribuent au groupe déférentiel l'ectasie primitive. J'ai cité l'opinion de Curling, laquelle ne tranche pas la difficulté.

En réalité, il n'existe que deux types anatomiques nettement caractérisés : le varicocèle complet, dans lequel les trois groupes veineux sont plus ou moins intéressés et le varicocèle de la queue de l'épididyme, qui se développe, chez les vieillards, aux dépens des veines funiculaires postérieures ou épididymaires.

Le varicocèle complet, le plus répandu, n'est pas à proprement parler une tumeur veineuse ; l'aspect érectile n'existe, à la coupe, que dans les cas anciens, atteints de phlébite. Fût-elle volumineuse ou compliquée, la masse veineuse peut toujours être dissociée ; les veines apparaissent en nombre considérable ; cela tient, écrivent Curling et Cornil, à la dilatation des veinules et des vasa vasorum et nervorum.

« Dans le varicocèle, les veines restent minces, quoique dilatées pendant un temps beaucoup plus long que les veines des membres. Elles semblent perdre moins vite leur ressort et n'arrivent pas au même degré d'altération. Généralement, la dilatation y reste cylindrique sans ectasie anévrysmale » (Périer).

Le varicocèle de la queue de l'épididyme, chez les vieillards, a été bien étudié par Lannelongue et Doumenge. C'est une petite masse grise, bleuâtre ou violacée, qui encapuchonne le pôle postérieur de la glande, offrant à la coupe une grande quantité d'orifices veineux béants et respectant le canal épididymo-déférentiel.

Les altérations des grosses veines du cordon sont évidentes ; celles des veinules du testicule doivent être recherchées. Parmi ces dernières, il y en a qui pénètrent dans le parenchyme, dilatées et plus flexueuses qu'à l'état normal ; d'autres tapissent la face interne de l'albuginée « qu'elles finissent par amincir en raréfiant son tissu : de là, des godets, de véritables lacunes, des espèces de gouttière analogues à celles qu'on trouve sur le tibia des sujets fortement variqueux » ; d'autres, enfin, serpentent à la face externe de la glande, sous le feuillet viscéral de la vaginale.

Les altérations des veines dans le varicocèle sont celles des varices en général. Les parois vasculaires sont atteintes d'inflammation chronique ; c'est de la phlébosclérose, analogue à l'artérite chronique qui conduit à l'athérome artériel ; c'est un fait sur lequel Cornil a insisté.

Quel est l'état du testicule? Tantôt il est petit et mou ; l'épididyme, restreint dans ses dimensions et devenu flasque, s'écarte sensiblement du bord de la glande et peut être difficilement reconnu dans la masse veineuse qui l'entoure. Ces modifications, dans la grande majorité des cas, sont unilatérales et correspondent naturellement au siège du varicocèle; cependant, il est quelques exemples de bilatéralité, le testicule le plus petit correspond au plus grand développement variqueux.

Tantôt, l'organe conserve son volume normal. « Mais la glande est molle, son tissu est comme lavé, les tubes semblent séparés par de la sérosité, les vaisseaux hyperémiés se dessinent dans les travées fibreuses » (RECLUS).

S'il s'agit d'un varicocèle de la queue de l'épididyme, « le segment inférieur de la glande est sclérosé et les canalicules sont remplacés par un tissu conjonctif opalin ».

La tunique vaginale peut contenir une petite quantité de liquide. Cette hydrocèle reconnait pour cause une gêne de la circulation en retour ou un certain état inflammatoire au niveau de la queue de l'épididyme.

6° Symptomatologie. — A. DÉBUT. — C'est vers l'âge de quinze ans, c'est-à-dire à l'époque où les organes génitaux pénètrent dans la phase fonctionnelle active, que le varicocèle apparaît d'ordinaire ; mais il n'est pas possible de fixer la date précise du début de l'affection ; celle-ci passe tout d'abord inaperçue et c'est plus tard seulement que l'attention du malade est attirée par ce qui existe d'anormal dans les bourses.

Le porteur d'un varicocèle vient se plaindre à son médecin d'une sensation de pesanteur qu'il ressent dans les parties, après une longue marche ou les fatigues de la journée. Ou bien, il éprouve, par intermittences, des démangeaisons au niveau du scrotum. Cette gêne et ces démangeaisons deviennent plus vives par un temps chaud et humide, dans la saison d'été ; au contraire, pendant l'hiver, ces légers inconvénients ne se manifestent pas. Parfois, les renseignements du malade offrent certains caractères d'originalité. Un ouvrier de taille moyenne, vigoureux, me demandait un jour pourquoi les rapports qu'il entretenait avec sa femme étaient suivis presque aussitôt d'une violente douleur, ressentie au niveau des bourses, lorsqu'il se livrait au plaisir sexuel le matin ; par contre, les relations du soir ne présentaient rien de semblable. Cet homme portait un léger varicocèle, dont il n'avait jamais soupçonné la présence. Après avoir pratiqué le coït du matin, il quittait aussitôt le lit ; la stase vasculaire, accentuée par la pesanteur et le relâchement des enveloppes des testicules, succédant brusquement à la contraction génésique, s'accompagnait de sensations pénibles ; après les rapports du soir, le malade restait couché, la circulation s'effectuait aisément, dans la masse varicocélique, sans distension veineuse, et, par conséquent, sans douleur.

En présence de telles indications, fournies par le porteur du varicocèle, lui-même, le doute n'est pas permis. Le diagnostic, fonctionnellement établi, est confirmé par l'exploration de la région intéressée ; le palper acquiert la notion de quelques veines ectasiées suivant le trajet du cordon ou d'un petit peloton variqueux au niveau du pôle postérieur du testicule et de la queue de l'épididyme.

B. État. — A la période d'état, le varicocèle se présente sous des aspects bien différents ; je décrirai le type clinique le plus souvent observé : le *gros varicocèle indolent* ; puis je passerai en revue les autres formes.

a) *Gros varicocèle indolent.* — Voici un gros varicocèle indolent ; la définition en indique les principaux caractères ; en vérité, le paquet variqueux est plus ou moins considérable ; la gêne que le malade ressent est plus ou moins prononcée ; mais, pour comprendre cette variété clinique, ne soyons pas absolus dans la signification des termes ; ce qui donne au gros varicocèle indolent un cachet particulier, c'est que la douleur, même quand elle existe, n'est pas en rapport avec le développement de la masse morbide ; c'est chose étonnante de voir un sujet, porteur d'un énorme varicocèle, en souffrir si peu.

Considérons un varicocèle unilatéral et siégeant à gauche ; c'est l'observation courante.

Le malade est debout depuis un bon moment ; il est même préférable, pour se rendre un compte exact de l'aspect et de l'amplitude da la masse veineuse, d'examiner ce malade, privé de suspensoir, à la fin de la journée, après une marche assez longue, par un temps chaud et humide.

b) *Scrotum.* — Le scrotum, distendu à l'excès par son contenu, descend très bas le long de la face interne de la cuisse, dépassant notablement le pôle inférieur de la bourse du côté sain ; cela tient au développement du paquet variqueux, qui, pour se couvrir, ne s'est pas contenté de la paroi scrotale correspondante, mais a pris, pour son propre compte, les téguments de l'autre bourse, en sorte que celle-ci est réduite dans ses dimensions. La masse scrotale est piriforme, légèrement aplatie dans le sens transversal, bosselée à l'inspection, surtout dans la partie inférieure. La peau, amincie, parsemée de reflets sombres aux endroits où elle est soulevée par les veines ectasiées, présente souvent de légères varicosités arborescentes ; elle peut être rouge, desquamée, érythémateuse, eczémateuse ; cet état d'irritation doit être attribué à la malpropreté des ongles du malade qui se gratte ou du suspensoir qu'il porte.

c) *Varices.* — « La palpation permet de reconnaître que la tuméfaction, de consistance mollasse, occupe le trajet du cordon spermatique et fait partie de ce dernier, s'étendant du bord supérieur du testicule jusqu'à l'orifice externe du canal inguinal. Elle a donc, dans son ensemble, une forme allongée, mais elle se décompose, sous le doigt, en cordons noueux légèrement rénitents, dont l'agglomération donne une sensation analogue à celle que l'on aurait en palpant un paquet de vers entrelacés. Ces cordons agglomérés donnent bien la sensation de canaux remplis de liquide. Leur volume, comme leur rénitence, augmente lorsque le malade est resté debout pendant un certain temps ; il diminue, au contraire, lorsque le malade est couché. Sous l'influence d'une pression continue, on obtient une réduction presque complète de la tuméfaction, comme si l'on vidait le contenu des canaux qui la constituent, puis la tuméfaction reparaît immédiatement dès que la compression cesse » (Duplay).

Lorsque le varicocèle est volumineux, le développement du faisceau funiculaire postérieur est tel qu'il repousse le testicule en avant de la masse variqueuse et descend au-dessous de lui ; de la sorte, la tuméfaction présente, schématiquement, la configuration de deux cônes reposant sur leur base ; l'un, inférieur, dont le sommet est en bas, l'autre, supérieur, plus allongé, dont la pointe se perd dans le canal inguinal. Le testicule se trouve, à la partie antérieure, entre les deux bases.

Le palper, pratiqué avec soin, permet de reconnaître que, dans les parties les plus larges, enveloppant le testicule, les veines sont enchevêtrées, disposées en petites masses plexiformes ; au contraire, à la partie supérieure du cordon, il est facile d'isoler, les uns des autres, les canaux veineux qui affectent une direction parallèle. Dans toute la masse, le canal déférent peut être reconnu à sa dureté particulière.

Pour le parcourir dans toute son étendue, comme pour apprécier l'état morphologique du testicule et de l'épididyme, il est nécessaire d'explorer la région quand le varicocèle est réduit. Le canal déférent est pincé par les doigts des deux mains et il est suivi de l'orifice inguinal jusqu'au niveau du testicule. Tout d'abord, il est isolé assez facilement des veines indurées voisines, lesquelles ont un calibre plus gros et une résistance moindre ; puis, à mesure que le paquet variqueux devient plus considérable et plus complexe, le petit cordon dur que les doigts pressent et qui s'échappe si volontiers, s'allonge avec de nombreuses flexuosités ; il se distingue difficilement des veines qui l'entourent et l'enlacent ; ce n'est qu'avec peine que les doigts parviennent jusqu'à la queue de l'épididyme. Celui-ci, dans le varicocèle réduit, se reconnaît facilement ; quand la tuméfaction est turgescente, le palper en est moins net.

Parmi les signes du varicocèle, les auteurs signalent l'impulsion que la main ressent quand on fait tousser le malade ; quelquefois même, la paroi veineuse, comprise entre les doigts, transmet les vibrations de l'ondée sanguine.

d) *Testicule.* — Lorsque le varicocèle est réduit, le malade étant examiné sur son lit, à son réveil, l'exploration de la glande génitale est bien facile à pratiquer.

Pour mieux fixer l'esprit, on ne manquera pas de comparer l'organe du côté malade à celui du côté sain, au point de vue du volume et de la consistance.

Le testicule conserve sa configuration générale ; toutefois, dans bien des cas, le diamètre longitudinal devenant plus petit, il prend une forme globuleuse. On dirait d'une noisette, d'une petite noix, suivant l'expression classique.

Ce n'est pas tout. Il est nécessaire de bien connaître le passé et l'avenir du testicule compromis.

L'interrogatoire du malade démontrera souvent que, dans le varicocèle des jeunes sujets, le testicule ne s'est pas ou s'est peu développé au moment de la puberté et qu'il est toujours resté petit.

Chez les individus âgés, au contraire, atteints d'un varicocèle aigu ou d'un varicocèle d'origine traumatique, la glande n'est réduite dans son volume qu'après plusieurs années.

Ces notions sont importantes ; car si l'on tient compte de la différence des cas observés, au point de vue de l'origine et de l'évolution de l'affection, il est possible de résoudre la question de l'atrophie testiculaire.

Deux expressions doivent disparaître du langage à cette occasion : celle d'atrophie et celle de complication.

L'atrophie, au sens propre du terme, n'existe pas dans le varicocèle. James Paget la nie énergiquement et Reclus dit l'avoir vainement cherchée dans tous les cas de varicocèle. L'atrophie vraie ne peut s'expliquer que par une inflammation parenchymateuse antérieure, une orchite ourlienne par exemple ou bien, à la rigueur, une orchi-épididymite blennorrhagique ; elle peut succéder à la ligature ou à la section des artères nourricières de l'organe, à la suite de maladresse opératoire. D'ailleurs, quel que soit le viscère considéré dans l'organisme, est-il démontré que l'ectasie des veines et la gêne de la circulation en retour aient, pour conséquence, l'atrophie de ce viscère ?

J'admets donc qu'il existe des *varicocèles à petit testicule*, ne constituant pas de types cliniques particuliers. Ce petit testicule *accompagne*, mais ne complique pas la tuméfaction veineuse. Le testicule est petit parce qu'il ne s'est pas ou s'est mal développé chez les jeunes sujets ou parce que l'individu a des testicules naturellement petits. Donc, la question des dimensions de l'organe ne renseigne pas sur l'influence fâcheuse des varices du cordon.

Cependant, il est fréquent de constater, parmi des cordons variqueux plus ou moins entrelacés, un petit testicule.

« Quand la dilatation des veines, dit Curling, est considérable et qu'elle s'est opérée rapidement, le varicocèle tend à altérer la nutrition du testicule au point d'en déterminer l'atrophie, d'où l'importance de ne pas négliger cette affection, quoiqu'elle puisse n'occasionner aucun symptôme douloureux. Un ramollissement et une atrophie partielle de la glande coexistant avec un varicocèle, voilà ce que j'ai observé dans bien des cas. Et même, dans presque tous les cas où il y avait une dilatation très prononcée des veines spermatiques sur un côté seulement, le testicule de ce côté-là était le plus petit des deux. »

Will, Henry Lee, Percival Pott, Pearce Gould, Kocher, Barwell, Gosselin, Duplay, les cliniciens actuels, ont observé de ces testicules petits et mous.

Le testicule, qui est petit ou gros, est *mou*. « Dans tous mes cas de varicocèle, dit Reclus, la glande était *grosse* et *molle*, son tissu était comme lavé, les tubes semblaient séparés par la sérosité, et les vaisseaux hyperémiés se dessinaient dans les travées fibreuses. » Il peut exister quelques îlots de sclérose, particulièrement au niveau du pôle de la glande correspondant à la queue de l'épididyme ; cette disposition s'observe surtout dans le varicocèle des vieillards.

Mais, en règle générale, le testicule du varicocèle est mou, qu'il soit petit ou qu'il soit gros. Cette moindre consistance caractérise nettement la *dystrophie* testiculaire.

Ces quelques réflexions prouvent que, dans le traitement du varicocèle, il importe de faciliter la circulation en retour en diminuant la hauteur de la colonne sanguine par le port d'un suspensoir ou la résection du scrotum ; l'excision des veines ectasiées doit logiquement être proscrite ; elle supprime, sans les remplacer, des voies de retour indispensables, précisément parce que la circulation s'y effectue mal. Elle augmente l'état de dystrophie chronique, dans lequel se trouve la glande ; je ne parle pas des vaisseaux artériels que l'on sacrifie fatalement, ni de la section de l'artère spermatique ; alors c'en est fait du testicule.

e) *Modifications vasculaires et viscérales.* — L'exploration physique ne doit pas se borner aux enveloppes des bourses, aux varices du cordon et à la glande génitale.

Le varicocèle est exceptionnellement une affection locale; dans l'immense majorité des cas, il s'accompagne de modifications plus ou moins accentuées des tissus vasculaires et nerveux, et de symptômes généraux particuliers.

Observez les veines et plus spécialement celles des membres inférieurs.

Deux systèmes veineux sont en présence : le premier, constitué par les veines spermatiques, affluentes des veines cave et rénale ; le second, formé par la veine saphène interne et ses branches. Ces deux systèmes peuvent être intéressés également par la dégénérescence scléreuse, et, chez les varicocéleux, il est fréquent de constater des varices des membres inférieurs. Cependant, les deux systèmes dont je parle peuvent rester cliniquement indépendants. Et j'ai connu un individu, atteint de varices superficielles, scrotales et crurales, considérablement développées, sans ectasie veineuse du cordon. D'autre part, il est courant d'observer des sujets porteurs d'un paquet varicocélique énorme, sans dégénérescence appréciable des veines du membre inférieur correspondant. La première disposition se rencontre chez les hommes âgés, la seconde chez les jeunes gens.

Dans un article récent, TUFFIER a insisté sur les rapports du varicocèle, avec diverses lésions veineuses, nerveuses ou viscérales. L'examen révèle parfois la présence, en coïncidence avec cette affection, d'une pointe de hernie, d'une dilatation d'estomac, d'hémorroïdes, d'un léger prolapsus rectal.

f) *Fonctions génitales.* — Après l'exploration physique, le moment est venu d'apprécier les fonctions génitales et les troubles nerveux.

Malgré son varicocèle, le malade n'est ni un stérile, ni un impuissant.

Ce n'est pas un stérile. Il lui reste le testicule du côté sain. Quant au testicule dystrophié, il produit encore des spermatozoïdes. Toutefois, ceux-ci peuvent ne pas présenter les qualités requises pour la fécondation.

Ce n'est pas un impuissant. Au contraire, bien des varicocéleux sont ardents et quelques-uns trouvent dans les rapports sexuels un soulagement dans la gêne qu'ils ressentent. Parlant d'un de ses malades, LANDOUZY disait : « Toutes les fois qu'il éprouvait de trop vives douleurs, il recourait à son spécifique ordinaire et, s'il faut l'en croire, six à sept doses par jour étaient à peine suffisantes pour servir de palliatif au varicocèle. » Toutefois, après quelques jours de vie génitale active, les symptômes douloureux peuvent se manifester plus violents.

S'il existe des désordres des fonctions génitales, en particulier de l'impuissance, ils doivent être considérés comme d'origine nerveuse.

g) *Troubles nerveux.* — Les varicocéleux sont bien souvent des *neurasthéniques*. Les symptômes douloureux, qui se manifestent au niveau de la tuméfaction variqueuse avec irradiations inguinales, lombaires, crurales, et qui ne sont jamais en rapport avec l'importance de la masse morbide, les névralgies diverses qui éclatent en divers territoires du corps (intercostale, frontale, occipitale) ne sont que des modifications de la sensibilité subjective. J'en dirai autant des crises viscérales entéralgiques et gastralgiques. C'est le cas de rappeler le malade de Jaccoud ; chez cet homme, après la réduction du varicocèle, une crise de gastralgie survenait brusquement, et, lorsque le malade se levait, les varices devenaient turgescentes, les phénomènes pénibles disparaissaient aussitôt.

La sensibilité objective peut, elle aussi, être modifiée, au triple point de vue du tact, de la température, de la douleur ; les fonctions sensorielles sont parfois intéressées. TUFFIER, sur quelques malades, a constaté des plaques d'anesthésie et d'hyperesthésie, un rétrécissement du champ visuel. etc.

L'abolition du réflexe pharyngien, l'exagération du réflexe patellaire peuvent être notés... si on les recherche.

VIDAL (de Cassis) a signalé aussi la faiblesse corporelle et la dépression des forces. C'est dire que la motilité peut être atteinte.

Mais, parmi les désordres de l'état général, les plus redoutables sont ceux qui apparaissent dans la sphère psychique.

Ils surviennent surtout chez les sujets instruits ; les ouvriers semblent moins touchés.

Certains varicocéleux sont des agités, des impulsifs, des hypocondriaques. L'infirmité, qu'ils cachent soigneusement, occupe sans cesse leur esprit ; ils se croient des êtres incomplets et, en conséquence, redoutent la société des femmes et le mariage. DUPLAY cite le cas d'un individu « assez étrange dans les explications qu'il fournit, se considérant comme atteint d'une difformité dont il est honteux et voulant se faire opérer à cause d'un mariage qu'il projette. » Quelquefois, les troubles cérébraux prennent un caractère de gravité réelle, au point de conduire les malades à l'hypocondrie la plus accentuée et au suicide.

7° **Formes cliniques.** — Ce sont les suivantes :

1° L'*ectasie veineuse* (TUFFIER). — « Si vous examinez le scrotum, le malade étant couché, vous n'y trouverez aucune déformation ; si vous l'examinez debout, vous ne voyez pas davantage trace de lésions. *Les bourses ont leur longueur normale* ; normal aussi est leur volume. Le scrotum a conservé sa tonicité et vous sentez seulement, dans son intérieur, un paquet de veines variqueuses tendues, légèrement sensibles à la pression, sans noyau induré. Il s'agit donc ici d'une dilatation des veines du cordon spermatique, *avec intégrité des enveloppes du testicule*.

2° L'*orchidoptose* (varicocèle par ptose testiculaire, à insuffisance pariétale) (TUFFIER). — « L'examen des parties sexuelles montre un scrotum en forme de besace excessivement augmenté de longueur. Sa partie inférieure, en effet, arrive environ au niveau de la moitié de la cuisse, ses parois sont minces, transparentes, ridées, rouges. Les testicules, de grosseur normale, occupent la partie inférieure du scrotum, les veines qui s'y rendent sont beaucoup plus longues que normalement ; mais elles ne sont ni indurées, ni flexueuses. Il est évident que, dans ce cas, ce sont l'enveloppe scrotale et les moyens de suspension du testicule qui sont insuffisants, tandis que les parois des veines sont résistantes, élastiques, normales. »

3° *Le gros varicocèle indolent.* — C'est celui-là que j'ai pris pour type de description. C'est la variété mixte, combinaison de l'ectasie veineuse et de l'orchidoptose (Tuffier).

4° *Le petit varicocèle douloureux.* — Il est le siège de douleurs localisées à la région intéressée ou irradiées vers le périnée, les lombes, le pli de l'aine, le membre inférieur gauche ; ces douleurs, intermittentes, peuvent se manifester à l'occasion d'une légère contusion, d'un simple palper, quelquefois spontanément; elles sont intermittentes ou continues avec des exacerbations paroxystiques. Elles affectent le caractère névralgique, sont souvent extrêmement vives et toujours hors de proportion avec le varicocèle. Le suspensoir ne soulage pas le malade; la douleur est si violente et si intolérable, dit Curling, que le patient cherche volontiers dans la castration un remède à ses souffrances; Gooch, Brodie, Key et d'autres chirurgiens ont pratiqué cette opération à la demande instante du patient.

Bien des hypothèses ont été émises pour expliquer les phénomènes douloureux dans le varicocèle ; la compression des filets nerveux par les veines dilatées et l'ectasie des vasa nervorum (Quénu) qui ont été invoquées, se rencontrent surtout dans les gros varicocèles, or ceux-ci sont indolents.

Ces douleurs doivent trouver leur explication dans un état particulier du système nerveux du malade.

5° *Varicocèle de la queue de l'épididyme chez les vieillards.* — A l'examen clinique, cette variété se présente sous forme d'une petite tuméfaction qui englobe la queue de l'épididyme et repousse en avant le testicule, celui-ci, avec la tète de l'épididyme, est libre dans la cavité vaginale qui contient une certaine quantité de liquide. Les varices du cordon n'accompagnent pas toujours la masse post-épididymaire ; et l'ectasie, quand elle existe, est toujours légère.

Le varicocèle est parfois très douloureux; j'ai constaté le fait sur un vieillard que le port d'un suspensoir ne soulageait pas et que l'exploration la plus délicate faisait cruellement souffrir.

6° *Varicocèle symptomatique.* — Il ne s'agit pas de l'ectasie veineuse, conséquence de l'effort, de la constipation, du port d'un bandage ou de la présence d'une hernie. Je veux parler du varicocèle symptomatique d'une tumeur iliaque, abdominale ou lombaire, ainsi que J.-L. Petit, Guyon, Reclus, en ont rapporté des exemples (cancer du rein droit, du rein gauche, de la rate...).

Cette forme est souvent douloureuse, à cause de la compression des filets nerveux correspondant au plexus intéressé.

Observation (Legrain, de Bougie). — Varicocèle douloureux symptomatique de gommes du rein, chez un hérédo-syphilitique.

A. Ch..., 13 ans, domestique, se présente en août et septembre 1898, pour varicocèle assez volumieux à gauche, et très douloureux. Antécédents héréditaires et familiaux : père mort subitement; trois frères et quatre sœurs, tous porteurs de malformations dentaires; un des frères atteint de kéralite parenchymateuse.

Le malade est un enfant pâle, amaigri, paraissant avoir 10 ans à peine. Il présente diverses malformations : crâne scaphocéphale; une côte cervicale rudimentaire à gauche, oreilles « en anse »; microdontisme des incisives inférieures et des deux incisives latérales supérieures ; nœvus pilosus sur la partie droite du thorax.

Depuis huit mois, très vives douleurs dans la région lombaire gauche (pointes de feu).

Depuis trois ou quatre mois, sensation de pesanteur dans l'aine et le testicule gauche.

Quand le malade est debout depuis quelques instants, on observe un paquet variqueux à gauche, du volume d'un gros œuf de pigeon, sensible à la pression et douloureux spontanément.

Testicule et épididyme gauche sains.

Néphroptose du côté gauche, avec deux bosselures, du volume d'une petite noix, en rapport avec le bord convexe du rein.

Un peu d'albumine dans les urines.

Traitement : 2 grammes d'iodure de potassium et 1 centigramme de sublimé par jour. Quinze jours plus tard, disparition des bosselures et de l'albumine; rein gauche plus gros que le droit; les douleurs testiculaires sont beaucoup moindres, le varicocèle reste toujours assez volumieux.

Donc : *néphro-syphilose* (néphrite interstitielle, périnéphrite et gommes du rein) avec compression nerveuse, distension veineuse et varicocèle douloureux symptomatique ;

7° *Varicocèle aigu.* — C'est celui qui apparaît brusquement à la suite d'un effort violent et prolongé, d'une bronchite rebelle, d'un traumatisme, d'une épididymo-orchite blennorrhagique, etc. (LANDOUZY, COOPER, HÉLOT), et qui atteint rapidement son plus grand développement. Cette variété suppose vraisemblablement une légère ectasie antérieure ou une prédisposition congénitale.

8° **Complications.** — Il y en a deux à signaler : le coup de fouet du cordon et la phlébite.

Sous l'influence d'un traumatisme ou d'un violent effort, la rupture d'une veine variqueuse peut se produire et devenir le point de départ d'un hématome ou hématocèle funiculaire.

Quant à la phlébite des veines variqueuses, c'est une complication grave simulant l'étranglement interne. Elle peut se montrer à la suite d'une intervention, ce qui est rare de nos jours, ou se manifester spontanément. ESCALIER et VALLIN ont rapporté des exemples de ces phlébites suppurées, développées dans un gros varicocèle ou un varicocèle double ; elles se propagent à la veine cave inférieure et se terminent par la mort. Je traiterai à part la thrombo-phlébite du cordon.

9° **Marche. Pronostic.** — Le début du varicocèle est insidieux ; la marche en est lentement progressive, avec, parfois, des épisodes aigus, conséquences d'un traumatisme ou d'une infection intéressante.

LE FORT et KOCHER disent que le varicocèle, après avoir atteint son développement complet, tend à s'atténuer et peut même disparaître.

Que le chirurgien ne compte pas sur cette éventualité, quand il se trouvera en présence d'un varicocélique d'une quarantaine d'années.

L'évolution de cette affection dépend beaucoup de la façon dont elle a été soignée ; le varicocèle se trouve fort bien de l'usage du suspensoir ; par contre, nous savons tous que les fatigues du service militaire donnent une énergique impulsion à son développement.

10° **Diagnostic.** — Je n'insisterai pas sur le diagnostic du varicocèle. Le diagnostic différentiel ne présente aucune difficulté et celui qui a palpé une fois des varices spermatiques, ne confondra jamais, s'il prête attention, la tuméfaction mollasse et bosselée qu'elles déterminent sous le scrotum, avec une hernie ou une hydrocèle congénitale. Il est vrai que l'orifice inguinal externe peut être très distendu, que la masse veineuse peut subir nettement l'impulsion de la toux. Mais il suffira, après réduction du varicocèle, de faire lever le malade, en ayant soin d'exercer une douce pression au niveau des piliers inguinaux. L'intestin, suffisamment contenu, ne fera pas hernie; il descendra de haut en bas dans les bourses, lorsqu'on aura levé le doigt; au contraire, le varicocèle se reconstitue progressivement de bas en haut. Quant à l'hydrocèle congénitale, elle forme une tumeur régulière, transparente, réductible.

Il est beaucoup plus difficile d'établir un diagnostic étiologique et clinique ferme. Éliminez de suite les varicocèles symptomatiques d'une hernie, d'une tumeur et, surtout, n'oubliez pas d'explorer la fosse iliaque et la région lombaire.

Vous êtes en présence d'un varicocèle idiopathique ; reconnaissez la forme clinique, de façon à fixer le traitement que vous appliquerez. Méfiez-vous des neurasthéniques varicocéleux.

11° Traitement. — « J'ai souvent été frappé de l'indolence du varicocèle, non seulement chez les vieillards, mais aussi chez les adultes. Je n'ai même été consulté pour des douleurs que par des jeunes gens ayant de dix-huit à vingt-cinq ans. C'est une des raisons qui m'ont engagé à ne proposer les méthodes curatives que dans les cas où les malades se trouvaient absolument empêchés par leurs souffrances de travailler et de gagner leur vie. Dans tous les autres cas, j'ai engagé les sujets à porter un suspensoir bien fait et à attendre, en leur donnant l'assurance que, plus ils avanceraient en âge, moins leur varicocèle serait gênant.

J'ai d'autres raisons pour ne pas être grand partisan des opérations de cure radicale. D'abord, avec d'autres chirurgiens, je consens avec peine à exposer les malades aux chances si faibles qu'elles soient, de la phlébite suppurée, et je suis arrêté par la fréquence des récidives ; mais en outre, je recule devant les effets possibles et probables de l'opération sur la sécrétion spermatique. L'atrophie légère qui accompagne le varicocèle ne se rencontre pas toujours et, quand elle a lieu, j'ai plusieurs fois constaté qu'elle n'entraînait pas infailliblement la suppression des spermatozoïdes. Or n'est-il pas probable que toute opération de ligature ou de compression, dans laquelle l'artère est nécessairement compromise, est suivie d'une anémie avec toutes ses conséquences ? Il a manqué, à tous ceux qui ont préconisé des procédés, de démontrer qu'ils ne supprimaient pas la sécrétion des spermatozoïdes.

Je ne vais pas jusqu'à proscrire absolument ces sortes d'opérations. Il est des sujets chez lesquels les douleurs sont tellement vives et tout travail tellement impossible, que les considérations de danger et de troubles fonctionnels se trouvent effacées. Je prétends seulement que ces cas sont très rares. Je n'ai, en définitive, trouvé que deux malades chez lesquels l'indication m'ait paru pressante et je les ai opérés par le procédé de Ricord. Tous deux ont guéri pour le moment ; mais je ne sais si la guérison s'est maintenue et surtout, j'ignore comment leurs testicules fonctionnent. »

Voilà ce que disait Gosselin en 1857 ; et, si j'ai tenu à rappeler les paroles de cet éminent clinicien, c'est qu'elles permettent de comprendre les diverses phases du traitement du varicocèle.

Le temps n'est plus où l'on craignait, par-dessus tout, la phlébite suppurée ; nous n'avons plus recours à tous ces procédés compliqués, qui avaient pour but d'agir sur les veines, en faisant au scrotum la plus petite brèche possible.

Du jour où l'infection perdit le droit de conquête, grâce aux antiseptiques, les résections scrotale et veineuse furent en grand honneur. On opéra un peu à tort et à travers, sans grand souci de l'avenir de la glande génitale. Aujourd'hui, la réaction nécessaire se fait. Une large résection scrotale ne présente que des avantages ; mais les résections veineuses très étendues offrent de graves inconvénients.

L'atrophie post-opératoire du testicule laisse les chirurgiens perplexes et beaucoup d'entre eux préfèrent borner leur intervention à une résection scrotale, en se contentant de jeter quelques ligatures sur les plus grosses veines, au voisinage des pôles antérieur et postérieur de la glande.

Le traitement du varicocèle est donc réduit, de nos jours, à sa plus simple expression : je me propose de parler de l'ancienne méthode, puis de la méthode actuelle.

A. Méthode ancienne. — Je passerai rapidement en revue les procédés anciens, dont quelques-uns ont eu une vogue considérable.

Citons, tout d'abord, ceux d'Osborn, Wormald, Hervez de Chégoin et Nélaton, qui avaient pour but de maintenir le testicule, correspondant au varicocèle, dans le voisinage de l'orifice inguinal cutané, soit par un bandage, soit par un anneau de caoutchouc ou de fils d'argent, garnis de cuir, dans lequel était enserrée la partie inférieure du scrotum. De cette façon, le varicocèle était réduit et la colonne sanguine diminuée de hauteur.

Le traitement de l'ectasie veineuse par la pression repose sur le principe suivant, établi par Ch. Bell, dans une de ses leçons au Collège des chirurgiens.

Cet auteur a démontré que l'état variqueux d'une veine est dû simplement à la pression de la colonne sanguine au-dessus du point considéré. Si, avec le doigt, on presse le vaisseau dilaté, la dilatation diminue et disparaît au-dessous du point pressé. Pierre Delbet a appliqué ce principe aux varices des membres inférieurs et, à ce propos, il distingue des varices à faible et à forte tension. En ce qui concerne le varicocèle, Curling imagina un bandage « consistant en une ceinture pelvienne, dont une extrémité est munie d'une pelote, garnie de moc-main, espèce de coton, et recouverte de caoutchouc ou de peau de chamois ; cette pelote ne doit pas être trop conique, de manière à ne pas séparer les veines les unes des autres ; au dos de la pelote, est fixé un levier mis en jeu par un sous-cuisse, qui va, d'arrière en avant, de la ceinture pelvienne à la partie interne et supérieure de la cuisse, s'attacher sur un bouton à l'extrémité du ressort. Le degré de pression est réglé par la résistance du sous-cuisse. Lorsqu'il est composé d'un tissu fort et élastique dans l'étendue de neuf centimètres environ en arrière, il se prête aux mouvements du corps et ajoute beaucoup au bien-être du malade. » Grâce à cet appareil, CURLING dit avoir guéri des varicocèles en 7, 15, 19 mois; les variétés très douloureuses étaient fort soulagées par la compression.

Les procédés que je viens d'indiquer ne sont pas sanglants ; pour oblitérer les veines, ils sont insuffisants.

Je n'insiste pas sur la manœuvre de BRESCHET qui avait recours à une compression énergique pratiquée, à travers le scrotum, sur le faisceau variqueux.

L'idéal, à cette époque, était de trouver le meilleur moyen d'étrangler ou de lier les veines ectasiées, sans incision tégumentaire. Je signale les procédés de DAVAT, VELPEAU, JOBERT (de Lamballe), LISTON, FERGUSSON qui aplatissaient le petit paquet variqueux sur une épingle, transperçant les bourses, grâce à une ligature en 8 de chiffre, et ceux de VIDAL (enroulement, compression, section progressive des veines), de LUKE (le tourniquet à fistule). Je veux décrire rapidement le procédé de RICORD ou de la ligature sous-cutanée des veines spermatiques. « Après avoir isolé le canal déférent du paquet veineux, il pince celui-ci dans un repli du scrotum et passe en arrière de lui une aiguille à manche percée près de sa pointe et armée d'un fil double à anse. Quand la peau a été traversée de part en part, il dégage le fil de l'aiguille et retire cette dernière ; il abandonne alors les veines, mais maintient le pli cutané, et passe, au-devant du paquet veineux, une seconde aiguille armée de la même manière, qu'il fait entrer par le trou de sortie de la première et sortir par son orifice d'entrée. Enfin, il dégage la seconde anse du fil et retire l'aiguille. De cette manière, le paquet veineux se trouve compris entre les deux fils doubles, dont l'un passe en avant et l'autre passe en arrière. Il engage alors les extrémités de chacun des fils dans l'anse de l'autre, et, tirant en sens inverse, il se trouve avoir lié les vaisseaux sous la peau. »

A côté de ces procédés anciens, il en est d'autres, plus récents, que l'on n'emploie guère, parce qu'ils ne sont pas très pratiques.

La dénudation des veines a été proposée par RIGAUD (de Nancy) qui, à la faveur d'une petite incision et sur une lamelle de caoutchouc, expose les veines à l'air. Celles-ci, recouvertes d'un pansement humide, se mortifient progressivement et aseptiquement (?).

BONNET, NÉLATON et RICHET ont cautérisé le scrotum et les veines variqueuses par des agents chimiques ou physiques.

Il y a d'autres chirurgiens qui ont coagulé directement le contenu des veines avec le perchlorure de fer, la teinture d'iode, le chloral. Enfin, Gould s'est adressé à l'électrolyse (De la cure radicale du varicocèle par l'anse galvanique).

B. MÉTHODE ACTUELLE. — Aujourd'hui, le varicocèle se traite par des prescriptions hygiéniques, un bon suspensoir, la résection du scrotum et les ligatures veineuses.

1. *Prescriptions hygiéniques.* — Elles ont pour but de faciliter le retour du sang dans les veines ectasiées, soit en écartant tous les obstacles semés au cours de la route, soit en excitant l'élasticité et la contractilité des enveloppes distendues des bourses. Par suite, l'apport sanguin, au niveau des glandes génitales, devra être régulier et réduit à son minimum indispensable ; il faudra éviter toute congestion active ou passive des testicules.

Le malade devra donc ne pas faire de grandes marches, ni de longues stations debout sur les jambes ; il ne montera pas à cheval, ni à bicyclette ; il ne dansera pas, ne prendra pas de bains chauds, évitera les excès vénériens.

Il devra porter des pantalons aussi légers que possible, larges et suspendus par des bretelles.

Pour éviter la constipation, il aura recours à un laxatif pris le matin à jeun et à des lavements tièdes et abondants.

Il devra faire sur les bourses et le périnée une ablution froide, matin et soir, ou prendre un bain de siège froid tous les jours.

2. *Suspensoir.* — Le porteur d'un varicocèle devra soutenir

ses bourses à l'aide d'un bon suspensoir. Il faut entendre par bon suspensoir celui qui réalise les conditions suivantes :

Il est en soie et à jour, pour que les bourses ne s'échauffent pas ; la sécrétion sudorale, plus abondante que normalement, souille le suspensoir ; le contact permanent de la sueur irrite le scrotum ; il est même avantageux d'interposer entre l'étoffe et les téguments, une lamelle de coton que l'on changera tous les jours ; le suspensoir est muni de sous-cuisses, pour que la totalité des bourses, y compris le pédicule, soit bien dans le capuchon. Lorsque celui-ci est dépourvu de sous-cuisses, les parties génitales sont trop relevées en avant, laissent échapper une partie de leur contenu et font une saillie disgracieuse sous le pantalon.

Monod et Terrillon conseillent l'emploi d'un tissu analogue à celui des bas élastiques. « La compression douce, mais continue produite par le suspensoir, nous a toujours donné d'excellents résultats ; mais il faut que la compression exercée par l'appareil soit faible et à peine sensible ; sans cela, elle devient douloureuse et ne peut être supportée. »

3. *Résection du scrotum.* — C'est à Cooper que l'honneur revient d'avoir, le premier, pratiqué la résection du scrotum « afin de relever le testicule d'une manière permanente et solide, pour rendre tout suspensoir inutile, tout en ne conseillant cependant cette opération que pour les cas où le malade souffre beaucoup et où il demande avec instance qu'on le débarrasse de la tumeur et de la difformité qu'elle entraîne, pour ceux encore où les fonctions digestives sont en souffrance, où le système nerveux est surexcité et le moral altéré. »

Un grand nombre de chirurgiens ont, depuis cette époque (1840), traité le varicocèle par excision scrotale et ce ne sont pas les procédés qui manquent. Henry enlève une portion du scrotum avec un clamp spécial de son invention.

J'en dirai autant de Horteloup dont le clamp, à courbure parallèle à celle des bourses, saisissait, sur la ligne médiane, non seulement les téguments, mais encore le paquet variqueux postérieur.

Guyon résèque transversalement une partie du scrotum,

jette quelques ligatures sur les veines ectasiées et suture les lèvres de la plaie.

Le Dentu démontre que, si l'on veut agir sur les veines, il faut y parvenir par incision spéciale ; l'excision scrotale doit être indépendante.

Je passe rapidement sur ces détails et je dis au chirurgien : pour exciser une partie du scrotum, voici comment vous devrez vous y prendre.

Le malade est préparé : scrotum rasé, région soigneusement désinfectée, verge garnie d'un capuchon.

Choisissez vos instruments : bistouri, ciseaux, pinces à dissection et à griffe, pinces de Péan et de Kocher, pinces à pédicule ovarique ou clamps ordinaires dont les mors sont engainés de caoutchouc (une ou deux suivant l'étendue de l'excision), aiguilles à suture droite et courbe, catgut, crins de Florence grands et petits, etc.

Le sujet est endormi au chloroforme ou bien la région est anesthésiée à la cocaïne ; quand la résection scrotale doit être accompagnée d'excision veineuse, le chloroforme est préférable, bien qu'on puisse insensibiliser le paquet variqueux en introduisant de la cocaïne parmi les différents éléments du cordon.

Vous vous mettez toujours à gauche du malade et le premier temps de l'opération consiste à placer le ou les clamps.

Pour cela, de votre main gauche qui saisit le scrotum et l'étale entre les doigts et la paume, vous formez un grand repli dont la base doit se trouver dans un plan vertical et le plus près possible du raphé médian ; cette base doit contourner, d'avant en arrière, la masse testiculaire refoulée, avec les veines vidées, au niveau de l'orifice externe du canal inguinal. Le grand repli cutané est constitué par le scrotum replié sur lui-même ; il est mince, transparent et, jusqu'à la base inclusivement, il doit être bien dégagé du testicule et des éléments du cordon.[1]

C'est ce grand repli que vous allez bientôt réséquer ; cette

1. Aujourd'hui, la chirurgie génitale de l'homme comporte l'anesthésie par les injections intra-rachidiennes de cocaïne, pratiquées au niveau de la région lombaire.

résection doit être large, de manière à maintenir les testicules en situation élevée. Évitez, cependant, de retrancher une trop grande quantité de téguments ; dans une récente leçon, Duplay rapporte que dans un cas où cette faute avait été commise, les testicules se trouvaient comprimés contre le pubis par la cicatrice résultant d'une trop large incision du scrotum et le malade éprouvait des douleurs assez vives par le fait de cette compression.

Placez la pince courbe, avec la main droite, en sorte que le bec soit dirigé vers les pieds du malade, les anneaux vers la tête et la concavité vers le périnée. Si un clamp ne suffit pas, mettez-en un autre bec à bec et orienté en sens contraire. Puis serrez à fond.

Si vous ne possédez pas de pince à ovariotomie, servez-vous d'une ou deux pinces de Kocher, d'une pince à circoncision. Quelques-uns, plus adroits, se contentent de faire tendre le scrotum par un aide. En règle générale, il vaut mieux employer les clamps.

Dans un second temps opératoire, vous excisez le fragment scrotal en excès, et, pour ce faire, vous faites glisser, sur la convexité des mors de la pince-clamp, la lame, mise à plat, d'un bistouri bien tranchant.

Puis, avec l'aiguille à sutures, vous placez à une certaine distance des mors de la pince, quelques longs crins en disposition simple ou en disposition en U.

Par la mise en place de ces crins, vous n'avez pas la prétention de réaliser la suture complète des lèvres de la plaie scrotale ; mais, quand vous enlèverez la pince, ces fils vous serviront de point de repère pour un adossement régulier. Et si vous avez recours à la disposition en U, vous affronterez de véritables surfaces scrotales, vous comprimerez un certain nombre de vaisseaux qui saignent et vous empêcherez la rétraction si commune des lèvres de la plaie. Les avantages de la suture en U, particulièrement au niveau du scrotum, ont été depuis longtemps signalés par Guelliot.

Dans un troisième temps, vous enlevez la pince ou les deux pinces, laissant la plaie béante.

La surface cruentée est souvent considérable et, à ciel ouvert, il vous sera facile de faire l'hémostase par ligature.

Ne pratiquez pas la suture complète, à l'aveugle, sous les mors de la pince; sinon, vous vous exposez à des hémorragies sérieuses.

L'hémostase assurée, vous serrez vos fils profonds et vous vous occupez de la suture superficielle. Les points séparés sont préférables au surjet et il ne faut pas craindre de les multiplier pour obtenir une réunion exacte.

Pas de drainage. Pansement sec. Les fils profonds sont enlevés le 3e ou le 4e jour, — les fils superficiels le 5e ou 6e jour.

La guérison est complète en 10 jours; mais l'opéré fera bien de porter un suspensoir pendant quatre à cinq semaines.

4. *Ligature des veines.* — J'entends parler de la ligature des veines, pratiquée à ciel ouvert, à la faveur d'une résection scrotale ou d'une incision faite au niveau d'un faisceau ectasié, sur lequel on veut agir.

Sauf indications spéciales, je ne puis admettre l'excision d'un segment plus ou moins étendu de veines variqueuses; car, de deux choses l'une, ou bien le segment réséqué est peu important, et, dans ces conditions, la ligature vaut la résection; ou bien ce segment est très étendu, et, alors, l'intervention est inutile ou nuisible. Vous croirez avoir guéri votre malade parce que vous lui aurez enlevé la plus grande partie de sa tuméfaction veineuse; le résultat immédiat est superbe, esthétiquement parlant. Il n'en va pas de même pour la glande, dont vous aurez supprimé la plus grande partie des voies de la circulation en retour et souvent aussi l'artère nourricière principale. L'histoire ne rapporte-t-elle pas que Delpech, chirurgien distingué de Montpellier, fut assassiné par un homme qu'il avait guéri (?), une année auparavant, d'un double varicocèle par la ligature des veines variqueuses et à l'autopsie duquel on trouva les testicules atrophiés et ramollis. Il est vrai que cette ligature avait été pratiquée par le procédé des aiguilles; mais, même à ciel ouvert, il n'est pas possible de ménager l'artère spermatique, si l'on entreprend l'excision étendue de segments veineux.

On ne peut voir, ni sentir les pulsations de cette artère ; elle chemine à la partie postérieure du paquet variqueux antérieur, dans le voisinage du canal déférent.

Or ces rapports anatomiques ne sont exacts que dans la partie supérieure du cordon ; dans le voisinage du testicule, en plein fouillis veineux, l'artère présente un trajet capricieux, ainsi que le déférent lui-même, sans offrir la consistance spéciale de ce dernier.

La résection veineuse est facile au niveau de la partie supérieure de la tuméfaction, car elle s'adresse à de gros troncs qui ont une direction parallèle. Mais ce sont justement ces voies importantes qu'il faut ménager, et l'excision ne doit logiquement s'adresser qu'aux veines entrelacées des paquets antérieurs et postérieurs, au voisinage du testicule.

Contentez-vous, comme Nicaise, Guyon et Duplay, de jeter quelques ligatures au catgut sur les grosses veines ectasiées, bien isolées et bien dénudées, de façon à ne pas prendre l'artère.

Certains chirurgiens prétendent que, lorsqu'on a lié l'artère spermatique, le mal n'est pas grand ; car la funiculaire et la déférentielle la remplacent. La preuve, disent-ils, c'est que, dans bien des cas, après ligature de la spermatique, la glande génitale ne s'est pas plus mal portée. C'est une chance à ne pas courir, et ce n'est pas une raison pour priver un testicule de son artère principale,

A tous ceux qui ont réséqué la plus grande partie d'un varicocèle, il manque d'avoir revu leurs malades ; ceux-ci, ayant encore un bon testicule, ne viennent pas se plaindre ; peut-être même, le testicule intéressé est-il resté semblable à lui-même ; mais, ce qui importe, c'est de régénérer la glande dystrophiée et, à ce point de vue, la ligature donne les meilleurs résultats.

5. *Applications.* — L'application des moyens thérapeutiques, dont nous disposons, varie suivant la forme clinique observée ; il n'est pas rationnel de vouloir opposer le même traitement à des états pathologiques différents ; je considérerai donc successivement les diverses variétés que j'ai dé-

crites et, en regard d'elles, j'indiquerai la méthode qui leur convient.

Les prescriptions hygiéniques conviennent à tous les cas, opérés ou non.

Le varicocèle indolent, s'il est petit avec testicules normaux, sera traité par le port d'un suspensoir; il sera traité par la résection scrotale et les ligatures veineuses, s'il est volumineux et si la glande génitale est considérablement dystrophiée.

L'ectasie veineuse, avec intégrité des enveloppes des bourses, est justiciable du procédé suivant, indiqué par TUFFIER. « Pratiquez, sur la partie supérieure du scrotum, une petite incision de 3 centimètres, parallèle au trajet du cordon ; énucléez les éléments du cordon à travers cette boutonnière, isolez le faisceau postérieur, liez en deux points différents et réséquez. »

Je préfère jeter deux ou trois ligatures au catgut sur les veines du faisceau épididymaire, sans résection.

Dans l'orchidoptose simple, il faut refaire « un scrotum utile. » Pratiquez-donc la résection scrotale.

Le porteur d'un petit varicocèle douloureux n'est pas souvent soulagé par le suspensoir. La résection scrotale même ne donne pas toujours de bons résultats. Dans cette variété, les ligatures multiples sur le faisceau variqueux funiculaire et postérieur sont absolument indiquées. Certains chirurgiens pratiquent l'excision du paquet variqueux et même la castration.

Le traitement du varicocèle aigu ne diffère pas de celui du varicocèle indolent. Il faut se hâter d'intervenir.

Il y a des malades qu'il ne faut pas opérer. Ce sont ceux qui sont atteints d'une tumeur maligne de la région iliaque ou rénale.

Quelle conduite doit-on tenir à l'égard des neurasthéniques ?

« Méfiez-vous de ces hystériques, dit TUFFIER, ils souffrent de leur varicocèle, parce qu'ils sont névropathes. J'ai, parmi mes observations personnelles, un cas de varicocèle chez un malade qui fut pris d'une attaque d'épilepsie quelques jours avant la date de son opération et que je refusai d'opérer, parce que, si les opérations chez les épileptiques ne sont pas plus dangereuses pour eux, elles peuvent devenir extrêmement dangereuses pour le chirurgien. Rappelez-vous que, si l'on a signalé quelques cas où les fonctions génitales perdues reprirent leur activité après une opération de varicocèle, l'effet inverse peut se produire ; que lorsqu'il se produit, c'est chez les nerveux dont nous nous occupons et que ceux-ci sont gens à mettre sur le compte du chirurgien ce qui n'est imputable qu'à leur maladie. »

« S'il est vrai, dit Sébileau, que le chirurgien trouve assez souvent un encouragement à l'intervention et une satisfaction pour sa conscience dans les projets d'avenir d'un futur militaire et dans la naturelle coquetterie d'un homme jeune et désireux du mariage, je pense, au contraire, que les troubles des facultés mentales qui éclatent si souvent chez les hommes atteints de maladie des organes génitaux et, en particulier, chez les varicocéliques, doivent arrêter la main de l'opérateur. J'ai considéré, autrefois, ces troubles de l'idée, comme une sérieuse indication de la cure radicale, j'en ai fort rabattu depuis. Je vous conseille de n'opérer qu'exceptionnellement ces hypocondriaques affaissés, ces lamentables débilités de l'esprit, tous ces sujets qui, plus ou moins frappés de dégénérescence mentale, sont souvent sur la pente de la folie des persécutions. D'abord, vous ne les guérirez pas, ces malades ; votre intervention sera donc inutile. Ensuite, ils ne manqueront pas de retourner contre vous et de rendre votre thérapeutique responsable du mal dont ils continuent à souffrir ; votre intervention sera donc dangereuse au moins pour vous. »

La question de l'intervention chez les neurasthéniques varicocéleux est donc fort délicate. Mais j'admets volontiers que l'opération est souvent justifiée, car le malade supporte difficilement son état actuel ; c'est la foi qui sauve en pareille circonstance ; l'intervention ne rendra pas le malade plus neurasthénique qu'il n'est en réalité ; ce varicocélique a tout à gagner et rien à perdre.

Pratique de Nimier. — A l'hôpital militaire du Val-de-Grâce, le Dr NIMIER traite le varicocèle, non seulement par la résection scrotale (sans clamp) combinée aux ligatures veineuses, mais encore par la ligature sous-cutanée en bourse du scrotum ou par l'inclusion du paquet variqueux dans la vaginale retournée et suspendue au pubis.

Ligature sous-cutanée en bourse du scrotum. — Le sujet, qu'il est inutite de chloroformer, voir de cocaïner, est couché sur le dos, les cuisses quelque peu écartées, le scrotum désinfecté.

L'aide se place à sa droite ; de la main gauche en pronation (le bord radial horizontal et inférieur), il refoule les testicules tout contre le pubis, laissant passer le scrotum entre l'index et le médius ; de la main droite, il tire sur cette partie et la tient étalée en tablier.

Placé à gauche du patient, le chirurgien est armé d'une longue aiguille de Reverdin droite, qu'il engage dans le bord gauche du scrotum étalé au ras des doigts de son aide ; s'aidant de la main gauche, il dirige transversalement la pointe tout contre la face profonde du derme cutané de la paroi antérieure du scrotum dont elle perfore le bord droit. L'aiguille est ensuite retirée en entraînant l'un des chefs d'un fil de soie, et la moitié de la ligature sous-cutanée est ainsi placée. Pour disposer l'autre moitié, l'aiguille est réintroduite par la première piqûre qui lui a donné passage sur le bord gauche du scrotum, et cette fois, elle suit la face profonde du derme cutané de la paroi postérieure, puis sort par le trou du bord scrotal droit. Le second chef du fil de soie est saisi et le retrait de l'aiguille le met en place.

A ce moment, au-dessous des doigts gauches de l'aide, on aperçoit une anse de fil sur le bord droit du scrotum, ses deux chefs émergeant du bord droit. En tirant sur ces derniers. le chirurgien fait disparaître l'anse dans le sac scrotal ; il les entre-croise, les serre, les coupe au ras de la peau, sous laquelle le nœud est complètement caché, sans que, pour ainsi dire, l'on puisse découvrir les trous de l'aiguille et du fil.

La ligature serrée, la partie inférieure du scrotum froncée pend au-dessous du suspensoir naturel qui renferme les testicules. Une lame de ouate, un suspensoir, constituent tout le pansement; mais, bien qu'une fois la ligature serrée, la douleur soit, en règle générale, très modérée, il convient de faire garder le lit cinq, six ou huit jours, suivant la sensibilité des patients, car vingt-quatre ou quarante-huit heures après l'intervention, il se produit une certaine réaction au niveau du fil. Autour de lui, se constitue un noyau fibreux aux dépens de la cloison et des enveloppes des bourses, dont le segment inférieur déshabité revient sur lui-même, sans qu'au niveau de son attache il présente sur la peau d'étranglement appréciable.

Dans cette technique, il convient de revenir sur deux points :

1° On surveillera la position de la main gauche de l'aide. C'est la double paroi de la partie inférieure du scrotum, et non la peau antérieure seule, qui doit constituer le tablier scrotal débordant entre l'index et le médius. Il faut qu'après ligature posée, le sac déshabité soit, par rapport au suspensoir, inférieur et non antérieur. Lorsqu'il est antérieur, les testicules reposent sur la paroi postérieure du suspensoir scrotal, et comme cela est arrivé à l'un des opérés, peu à peu ils le défoncent et le varicocèle se reproduit.

2° La ligature doit être modérément serrée ; il lui suffit d'empêcher la descente des testicules ; elle ne doit pas étrangler à fond les tissus, ce qui provoquerait une douleur vive.

Inclusion du varicocèle dans la vaginale retournée et suspendue au pubis (procédé de Parona).

1er *temps.* — Une incision de 6 centimètres est faite sur le trajet du cordon ; sa moitié supérieure remonte devant l'orifice inguinal externe, sa moitié inférieure descend sur le collet de la bourse. Elle intéresse les téguments jusqu'à la tunique cellulo-fibreuse du cordon.

2e *temps.* — Le testicule, chassé comme un noyau de cerise de sa loge scrotale, sort par l'incision. Pour que sa hernie soit complète, il convient de déchirer les tractus cellulo-fibreux et vasculaires qui relient la glande au fond et à la paroi postérieure de la bourse.

3e *temps.* — L'opérateur a dans la main le cordon variqueux et le testicule plus ou moins masqué par le réseau veineux développé dans le tissu cellulaire sus-vaginal. Sur la face antérieure de la glande mise à nu, autant que possible à égale distance des deux extrémités de l'épididyme, il pratique à la séreuse une incision de 2 à 2cm, 5.

4e *temps.* — Par cette boutonnière, il fait sortir le testicule, et la vaginale retournée remonte plus ou moins haut, suivant ses dimensions, le long du cordon qui s'y engage comme dans un sac. Parfois, pour augmenter la profondeur du sac vaginal, il convient de rompre quelques adhérences de la séreuse sur les bords de l'épididyme.

5e *temps.* — Le sac vaginal doit être fixé au pubis par trois points de suture : un postérieur traverse le tissu fibreux de la face antérieure de l'os, deux latéraux passent à travers le bord tranchant des piliers externe et interne. Les fils seront d'abord placés, puis noués successivement en commençant par le postérieur. Il est indiqué de passer les fils dans la vaginale sans imprimer au cordon de torsion sur son axe, et de les faire traverser le tissu fibreux inguinal assez bas pour que le testicule appendu au sac vaginal se trouve finalement un peu au-dessous de la racine de la verge.

6e *temps.* — Le testicule est ensuite rentré dans sa loge scrotale et la plaie fermée par dessus la portion du cordon qui n'ayant pas trouvé place dans la vaginale tombe dans l'incision.

Varicocèle lymphathique et *filariose génitale.* — La « filaria sanguinis » produit, chez l'homme, des manifestations qui ont été bien décrites par ALBARRAN, LEWIS, MANSON et surtout AUDAIN (1894-98-99). De ces manifestations, les unes sont précoces, les autres tardives. Parmi les premières, mentionnons la *colique filarienne* et l'*orchite filarienne.* La colique filarienne consiste en accès douloureux, analogues à ceux de la colique néphrétique, s'accompagnant d'une tuméfaction considérable du testicule et se répétant plus souvent, à mesure que l'affection devient plus ancienne. Les phénomènes testiculaires sont ceux d'une orchite blennorrhagique aiguë ; parfois, ils existent seuls, sans colique filorienne ; cette forme prend le nom de forme orchitique ou testiculaire de la filariose génitale,

Les manifestations tardives de la filariose sont l'*éléphantiasis* de la *verge* et du *scrotum*, l'*hydrocèle chyleux*, l'*adéno-lymphocèle inguino-crurale* et le *varicocèle lympathique*. Nous dirons rien de l'éléphantiasis des bourses, ni de l'hydrocèle chyleux.

L'adéno-lymphocèle inguino-crurale et caractérisée par la pré sence, au niveau du pli de l'aine d'une tuméfaction mate, réductible, subissant l'impulsion de la toux, comme une hernie crurale.

Le *varicocèle lymphatique* offre le tableau clinique du varicocèle ordinaire. L'ectasie s'étend à tout le système lympathique du testicule, depuis les origines jusqu'aux ganglions lombaires. Le testicule, dont la circulation lymphatique est gênée par la localisation filarienne ganglionnaire, est tuméfié, gorgé de liquide, comme l'épididyme. Il peut présenter une consistance kystique ; quelquefois, il est ligneux ; en d'autres cas, la surface est inégale. L'albuginée est épaissie ; l'hydatide de Morgagni hypertrophiée (2cm sur 1cm ; cas d'AUDAIN) ; la vaginale vascularisée et la cavité remplie de liquide. Les vaisseaux afférents qui, au nombre de huit à dix, se dirigent sans s'anastomoser, vers l'orifice inguinal externe sont distendus. Cette ectasie varie avec la densité du tissu cellulaire qui les engaine dans le cordon et avec le nombre des accès de colique filarienne, qui témoignat de la résistance et de l'obstacle à vaincre. Elle peut atteindre le calibre d'une anse intestinale. Les ganglions lombaires sont hypertrophiés, ramollis, semblables à de véritables éponges.

Le traitement de l'adéno-lymphocèle et du varicocèle lympathique consiste à réséquer les vaisseaux dilatés. S'il y a lieu, la vaginale sera excisée et le testicule sera fixé, par l'orchidopexie, hors de sa cavité séreuse (Audain).

PHLÉBITE DU CORDON

1° Définition. — C'est l'inflammation des veines du cordon. La phlébite du cordon ne doit pas être confondue avec le varicocèle, qu'elle complique rarement. Le varicocèle, tel que nous l'entendons, consiste dans une ectasie veineuse permanente, qui s'explique par des raisons mécaniques ou congénitales. S'il existe, comme dans toute varice, des altérations constantes de la paroi veineuse, la dystrophie des éléments de cette paroi en est la cause première. La phlébite suppose une infection des tuniques vasculaires et l'ectasie devient une cause suffisante, mais non nécessaire. Toutefois, les varicocèles anciens sont le plus souvent des varicocèles infectés ; cette infection, légère et limitée dans la grande majorité des cas, peut être exceptionnellement profonde et étendue à de longs segments veineux ; les états intermédiaires existent ; c'est pourquoi bon nombre d'auteurs, avec juste raison, considèrent le varicocèle et la thrombo-phlébite funiculaire comme des complications des veines du cordon de même nature, mais avec des degrés différents.

2° Historique. — Avant Lister, la phlébite funiculaire, à forme septique, succédait fréquemment aux manœuvres opératoires de la cure du varicocèle.

L'antisepsie et l'asepsie ont fait disparaître cette complication.

Des cas de phlébite spontanée ont été rapportés par Pott, Vidal (de Cassis) et Kocher. Le premier travail d'ensemble sur la question est d'Escalier (1851). Depuis, des observations nouvelles ont été publiées par VALLIN, QUÉNU et LONGUET. Ce dernier auteur, dans un article récent, que je mettrai à contribution, n'a pu réunir que six cas authentiques de thrombophlébite du cordon.

3° Étiologie. — Comme le varicocèle, la phlébite funiculaire s'observe le plus souvent du côté gauche ; ce n'est qu'exceptionnellement que l'affection intéresse le côté droit ou les deux côtés.

La cause vraie ou déterminante de la phlébite du cordon est une inoculation microbienne, dont les agents ne sont pas encore déterminés ; dans l'observation de QUÉNU, il semble rationnel d'incriminer le gonocoque, puisqu'il s'agissait d'un individu atteint de blennorrhagie et de varicocèle.

L'infection peut se faire soit par propagation de voisinage, par exemple, après une cure septique de varicocèle ou de hernie inguinale, soit par voie sanguine, par exemple, au cours d'une amygdalite (LONGUET) ou d'une fièvre typhoïde (WIDAL). La phlébite funiculaire, suivant FORGUE et RECLUS, compliquerait volontiers les varicocèles dans les pays chauds.

4° Anatomie pathologique. — La phlébite peut intéresser le groupe antérieur ou postérieur des veines funiculaires. Dans le premier cas, l'affection peut gagner la veine cave inférieure ; dans le second, elle s'arrête à l'orifice interne du canal inguinal ; la première forme est naturellement beaucoup plus grave que la seconde.

L'inflammation de la veine s'établit de bas en haut ; autrement dit, l'infection est ascendante, ce qui est rationnel. Donc, une intervention précoce pourra facilement dépasser les limites du mal. Il existe, de la phlébite funiculaire, trois états anatomo-cliniques : la forme *septique* qui n'est qu'un épiphénomène de la septicémie veineuse et dans laquelle l'endoveine est à peine altérée ; la forme *suppurée*, caractérisée par des abcès multiples qui se forment en voie ascendante le long des veines du cordon ; et la forme *adhésive* qui se révèle par la présence d'un caillot de longueur variable, adhérent à une paroi veineuse épaissie et artérialisée.

Parmi les complications anatomiques possibles de la phlébite funiculaire, il convient de signaler la périphlébite, la funiculite suppurée, la vaginalite hémorragique et suppurée, et même un certain degré de péritonite.

5° Symptômes. — 1° *Phlébite septicémique* ou *hyperinfectieuse.* — Les symptômes locaux passent inaperçus et c'est l'état général qui commande le tableau clinique. L'embolie pulmonaire peut être le premier signe de la thrombose funiculaire ;

2° *Phlébite pyohémique* ou *purulente.* — Elle est caractérisée par une douleur localisée à la région funiculaire et irradiée vers les reins ou le testicule, puis par l'apparition d'une tuméfaction inflammatoire qui peut acquérir des dimensions considérables et faire songer à une orchi-épididymite ou à un phlegmon herniaire. « C'est un plastron dur, dépressible, où l'on rencontre des stries veineuses, plus mou au centre, sans fluctuation appréciable, quelquefois de consistance ligneuse. Le pouls est fréquent, mais fort et bien frappé, plein et bondissant, en concordance avec la température, qui est de 39° à 40° » ;

3° *Phlébite adhésive ou thrombophlébite du cordon.* « Progressivement, une petite tuméfaction s'installe dans les bourses, qui, d'abord nodulaire, s'allonge et grandit en un fuseau de plus en plus sensible à la pression, dépressible et donnant la sensation d'un vaisseau injecté au suif. La tumeur peut être serpentine, elle est distincte et assez facile à séparer du canal déférent. Circonscrite et bien limitée, elle se mobilise et se déplace facilement au sein des tissus ambiants. Quant aux troubles généraux, ils se résument à un embarras gastrique. » (Longuet.)

6° Marche et terminaisons. — L'affection se termine par résolution avec ou sans atrophie du testicule, avec ou sans phlébolithes, quand il s'agit d'infection atténuée. Dans les formes graves, la mort survient par septicémie ou pyohémie.

7° Diagnostic. — La forme septicémique est d'un diagnostic difficile, parfois impossible ; il faudra la distinguer de la septicémie péritonéale, de l'appendicite perforante, de l'étranglement interne. La forme pyohémique, suivant le siège des lésions, peut en imposer pour une hernie étranglée, un phlegmon des bourses, une orchi-épididymite, une vaginalite. La forme thrombosante devra être distinguée des déférentites blennorrhagique, tuberculeuse ou syphilitique ou d'une corde épiploïque.

8° Traitement. — « La phlébite du cordon ressortit exclusivement à la chirurgie opératoire. » Elle peut être traitée par la phlébectomie, par la phlébotomie ou par la castration.

La *phlébectomie* a été pratiquée par QUÉNU et LONGUET. Cette méthode convient surtout aux phlébites, suppurées ou non, qui sont extirpables. Elle consiste dans la dissection et la résection de la veine thrombosée. Suivant la remarque de Longuet, il est indispensable de jeter deux ligatures voisines sur la veine le plus haut possible, après avoir décollé le péritoine iliaque ; de sectionner cette veine entre les deux ligatures et de disséquer de haut en bas. De la sorte, « il n'y a pas de crainte de détacher une embolie dans la circulation, au cours de la manipulation de la veine, puisque le circuit est d'abord fermé par en haut ».

La *phlébotomie* est une opération de nécessité ; elle a pour but de donner issue à une collection funiculaire ou vaginale et elle est faite à l'aide du bistouri ou du thermocautère. L'abcès peut être très haut situé, même dans la région lombaire (ESCALIER).

La *castration* totale, proposée par ROBINEAU, n'est indiquée que si les altérations du cordon ou du testicule sont telles qu'il n'est pas possible de songer à conserver l'organe. Il ne faut s'y décider qu'à la dernière extrémité. En somme, la phlébectomie est le traitement de choix.

KYSTES DE LA GLANDE GÉNITALE

1° Historique. — Les premières observations authentiques de kystes de la glande génitale remontent à LISTON (1843), LLOYD (1843), et PAGET (1844).

En 1848, le mémoire de GOSSELIN paraît. Cet auteur y distingue les grands et les petits kystes de l'épididyme et explique ces tumeurs par la rupture d'un canalicule séminifère et l'enkystement consécutif du sperme épanché.

Les faits publiés se succèdent avec SÉDILLOT (1856), FOUCHER (1856) et la thèse de MARCÉ (1856). C'est l'heure de la théorie des kystes wolffiens (FOLLIN, VERNEUIL, GIRALDÈS).

En 1856, puis en 1862, Dolbeau propose une théorie nouvelle ; c'est celle de la formation des kystes par rétention. COOPER avait déjà eu la même idée ; de multiples observations sont venues confirmer cette manière de voir (CURLING, QUEKETT, VERNEUIL, RECLUS, STENDENER, ROSENBACH, KOCHER). KOCHER et BROCA se montrent, dans leur traité des tumeurs, partisans de cette théorie.

En ces derniers temps, des travaux importants sont publiés sur la question : ce sont ceux de MONOD et ARTHAUD (Pathogénie et structure des petits kystes de l'épididyme ; *Archives de physiologie*, 1885) ; de HOCHENEGG (Ueber Cysten am Hoden. *Wien. Medic. Jahrb.*, 1885) ; de VAUTRIN (Kystes spermatiques du scrotum, *Revue de chirurgie*, 1889) et de Paul POIRIER (Pathogénie des kystes de l'épididyme. *Revue de chirurgie*, 1890).

2° Division (anatomique et pathogénique). — Envisagés dans leur origine et leur structure, les kystes de l'épididyme forment trois groupes principaux : les uns prennent naissance aux dépens des vestiges embryonnaires du corps de Wolff ; ce sont les *kystes d'origine wolffienne.* Ils ont été les premiers expliqués ; ils sont les moins nombreux ; on les rencontre surtout chez l'enfant. D'autres proviennent des tubes séminifères du testicule ou de l'épididyme ; ce sont les *kystes d'origine tubulaire.* Le mode pathogénique intime en est variable ; on les observe fréquemment, surtout au niveau de la convexité du globus major ; ils sont le privilège d'un âge avancé. D'autres, enfin, trouvent leur point de départ au niveau de la tunique vaginale ; ce sont les *kystes d'origine vaginale.* Ce sont les plus nombreux ; l'étude en est toute récente.

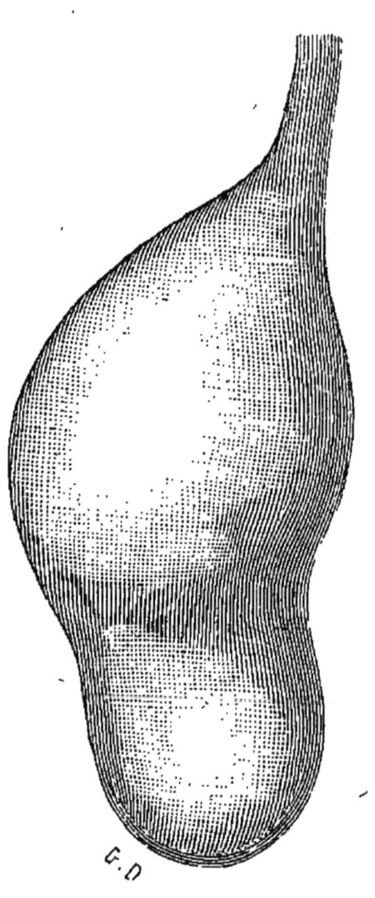
Fig. 11. — Kyste de l'épididyme. (D'après Duplay et Reclus.)

En dehors des kystes que je viens de mentionner, il en existe quelques autres variétés exceptionnelles, qui, d'ailleurs, ne présentent qu'un médiocre intérêt.

1° *Kystes d'origine wolffienne* (Curling, Follin, Marcé, Lorenz, Verneuil, Giraldès, Broca). — Ces kystes reconnaissent, à l'origine, la dilatation d'un débris du corps de Wolff. La cavité primitive peut, dans certaines conditions, se développer et constituer un kyste para-épididymaire, celui-ci est pour le testicule ce que le kyste para-ovarien est pour l'ovaire. Les vestiges du corps de Wolff sont représentés par le corps innominé de Giraldès, les canalicules de Follin, le vas aberrans de Haller, le vas du rete (Roth, Poirier). La paroi kystique consiste en une membrane conjonctivo-fibreuse, revêtue, sur sa surface interne, par un épithélium cylindrique. Dans les tumeurs anciennes, cet épithélium se modifie dans ses caractères, il devient cubique, puis pavimenteux.

2° *Kystes d'origine tubulaire.* — Les partisans de l'origine tubulaire des kystes partent de ce principe que toute oblitération ou tout rétrécissement d'un segment de tube séminifère produit, en amont de ce point, une stase spermatique, accompagnée d'ectasie.

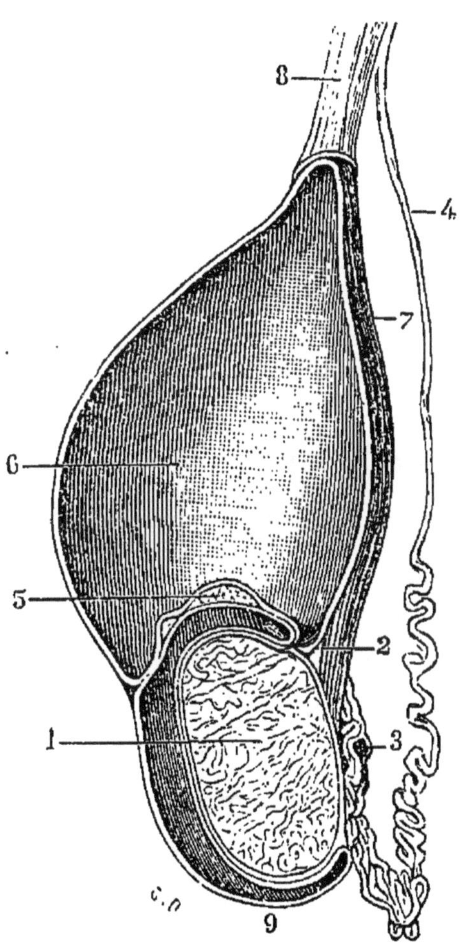

Fig. 12. — Kyste de l'épididyme. (Coupe longitudinale.)
(D'après Duplay et Reclus.)

Cette ectasie sera particulièrement marquée au niveau des vasa aberrantia qui offrent moins de résistance et des dilatations fusiformes ou anévrysmales qui sont échelonnées le long des tubes droits, des vasa du rete et des cônes efférents. C'est la vieille théorie de Dolbeau, adoptée par Wirchow et Kocher et qui repose sur un grand nombre de faits anatomiques bien observés. Reclus a signalé la fréquence des dilatations ampullaires de la queue de l'épididyme et de l'origine du déférent ; Verneuil et Villegante, puis Sappey ont décrit les ectasies latérales des canaux excréteurs du testicule. A l'appui de ce mode pathogénique, les auteurs précédemment cités, font intervenir ces tumeurs kystiques para-déférentielles dont Laugier, Broca, Uhde, Monod et Terrillon ont rapporté des exemples. Vautrin, en particulier, a extirpé une de ces tumeurs, dont la paroi, examinée par BARABAN, était constituée par une tunique celluleuse externe, une tunique musculaire moyenne et une tunique épithéliale ciliée interne. Ce sont les éléments de structure du canal déférent et de ses diverticules. N'y a-t-il pas lieu d'admettre le développement exagéré et l'indépendance acquise d'une dilatation ampullaire latéro-déférentielle, pour expliquer la formation de ces kystes, qui, dans la majorité des cas, contiennent des spermatozoïdes ?

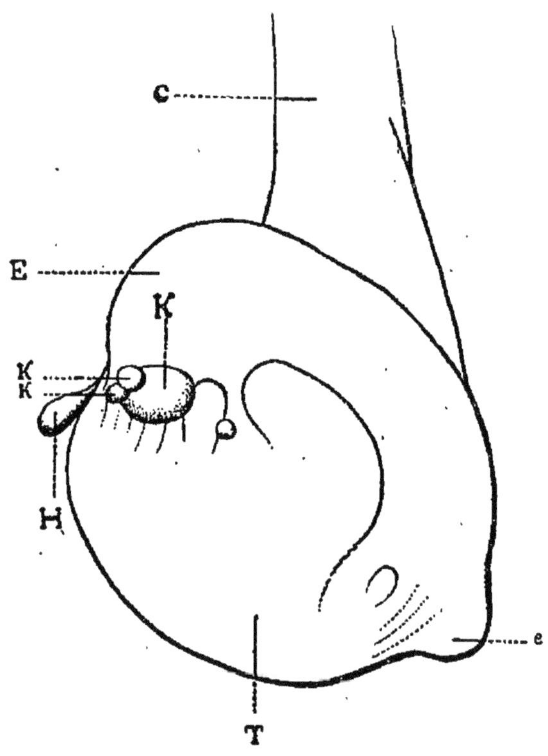

FIG. 13. — Kystes de l'épididyme d'origine vaginale (POIRIER).

(D'après DUPLAY et RECLUS.)

Parfois, les kystes d'origine tubulaire reconnaissent un mode pathogénique différent.

MONOD et ARTHAUD ont démontré que le processus scléreux interstitiel, qui frappe la glande génitale des vieillards, avait pour effet de comprimer certaines parties des tubes, et, par suite, de favoriser la dilatation des segments voisins.

C'est l'étude anatomique du testicule atrophique des vieillards et des kystes de la tête de l'épididyme qui les a conduits à adopter cette nouvelle théorie. Ils ont constaté, en effet, que la paroi des kystes de petit et de moyen volume n'est pas simple, mais qu'elle est constituée par la superposition, en allant de dehors en dedans, des couches suivantes : vaginale (endothélium et tissu sous-séreux) ; tubes épididymaires ; zone fibreuse ; épithélium kystique. Dans d'autres pièces, la couche des tubes épididymaires est remarquable en ce sens qu'elle présente des dilatations kystiques entourées de sclérose, à côté de segments en voie d'atrophie. De plus, l'épithélium kystique de revêtement offre tous les caractères généraux de l'épithélium des tubes de l'épididyme. Dans les kystes volumineux et anciens, la couche des tubes épididymaires disparaît et l'épithélium kystique devient pavimenteux.

En conséquence, Monod et Arthaud considèrent les kystes qu'ils ont étudiés, comme dérivant de ces dilatations tubulaires observées dans le testicule atrophique sénile. C'est ce qui explique pourquoi ces kystes épididymaires se rencontrent surtout chez les vieillards et n'existent pas chez les jeunes sujets.

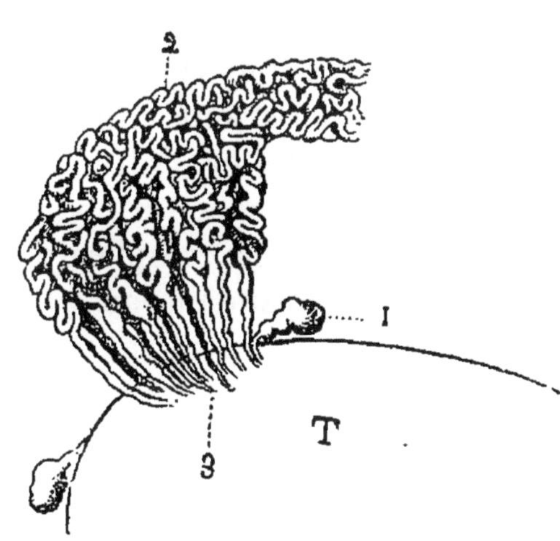

Fig. 14. — Vas du rete (Poirier). (D'après Duplay et Reclus.)

3° *Kystes d'origine vaginale.* — Ces kystes sont désignés aussi sous le nom de kystes *séreux*. Ils ont été bien étudiés par Poirier. On peut les rencontrer en tous points de la vaginale, mais ils siègent de préférence au niveau du sillon qui correspond à l'union, avec le testicule, du globus major et du globus minor. Ils résultent précisément des conditions anatomiques de soudure et d'enclavement des deux feuillets. Ils peuvent prendre un développement plus ou moins considérable et présenter, avec les tubes épididymaires, des relations intéressantes qui seront exposées dans un instant.

A cette variété, il faut rattacher l'hydrocèle multiloculaire, exceptionnelle et mal connue (cas de Langenbeck et Steinthal).

Pour être complet, aux trois classes de kystes que je viens de citer, je mentionnerai simplement les kystes d'origine *traumatique,* tels que les kystes par épanchement spermatique enkysté, à la suite de la rupture d'un tube séminifère, ou ceux qui succèdent à un foyer hémorragique siégeant sous l'albuginée ; les kystes d'origine *lymphatique,* comme Nepven, Hochenegg en ont rapporté des exemples et qui sont niés, avec raison, par Poirier ; enfin les kystes d'origine *parasitaire* comme les kystes hydatiques de la glande signalés par Gosselin, Kocher, Cramer, Richter, Cooper et Péan.

4° *Évolution anatomique des kystes de la glande génitale.* — Les kystes de la glande génitale ont été divisés par Gosselin en petits et en grands kystes. Les petits sont aussi appelés *lenticulaires* (Reclus) ou *sus-épididymaires* (Monod et Terrillon) ; les grands, *sous-épididymaires* (Monod et Terrillon) ou *spermatiques* (Marcé). Ces expressions sont suffisamment significatives pour que je n'aie pas à insister. Cette division en kystes petits et grands est-elle bien fondée ? Il n'y a plus lieu de l'admettre aujourd'hui, à cause de la complexité d'origine et de structure de ces tumeurs. Cependant, au point de vue clinique, cette distinction grossière peut encore être admise.

Ces kystes, sus et sous-épididymaires, sont petits et grands (quelques gouttes à 1500 grammes), le contenu est variable : substance sirupeuse, liquide citrin, opalescent, hématique, spermatique ou privé d'animalcules.

La question véritablement intéressante est celle des rapports des kystes avec la vaginale, le testicule et surtout l'épididyme, car à cette question se rattache le problème de la porte d'entrée des spermatozoïdes.

Il ne s'agit pas, bien entendu, de ces petits kystes, lesquels, au nombre de deux, trois ou quatre, font saillie, avec ou sans pédicule, sur la tête de l'épididyme ; il ne s'agit pas non plus de ceux qui naissent aux dépens d'un diverticule tubulaire et qui peuvent acquérir un grand développement. La présence des spermatozoïdes dans le liquide du kyste est facile à comprendre. Lewin en a trouvé dans les premiers ; dans les seconds la constatation est vulgaire. Curling et Quekett, Stendener, Rosenbach, Luschka, Kocher ont pu injecter la cavité kystique par la voie spermatique ; c'est-à-dire qu'il existe des communications — visibles sur les pièces de Stendener et de Kocher — entre ces deux parties et que le passage des spermatozoïdes peut s'effectuer naturellement.

Dans les cas qui nous occupent, l'absence d'animalcules, constatée par la ponction, n'a rien d'étonnant. Il est rationnel de penser que les communications ne sont pas éternelles et qu'elles peuvent disparaître un jour ou l'autre, par oblitération ou par compression, quand la tumeur vieillit. Lorsqu'il s'agit de kystes d'origine wolffienne ou vaginale, ce problème est plus difficile à résoudre. Les observations sont même fréquentes de kystes qui contiennent, par intermittences, des spermatozoïdes.

La raison, donnée par les auteurs, est la suivante. Quand un kyste de la variété précédente se développe, il pénètre l'épididyme et parvient au contact des tubes séminifères. Ceux-ci, allongés par suite de l'expansion de la tumeur, s'appliquent intimement sur celle-ci. Ils résistent, ce qui fait que la zone conjonctive qui les sépare de l'épithélium kystique, s'amincit de plus en plus et disparaît. Les rapports de la cavité du tube séminifère et de la cavité kystique sont devenus si intimes que la rupture du tube, qui arrive nécessairement, a pour effet d'établir une confluence entre ce tube et le kyste. Celui-ci, par suite, reçoit du liquide séminal et grossit brusquement et rapidement. Les mêmes phénomènes peuvent se répéter, c'est ce qui explique pourquoi le développement des kystes se fait par à-coups — à la suite d'un traumatisme — et pourquoi la richesse en spermatozoïdes est inégale et même intermittente. Poirier a figuré un kyste communiquant avec deux vasa efferentia perméables dans toute leur étendue (ce qui exclut la rétention) et plusieurs kystes, siégeant sur la même pièce au niveau du sillon orchi-épididymaire, dont l'un, le plus gros, communique avec les tubes séminifères tandis que les deux autres sont indépendants. Il est possible que les cas de Stendener et de Kocher soient de même ordre. Le mécanisme des communications n'est rien moins que facile à établir.

3° Signes cliniques. — Les petits kystes, en particulier ceux de la glande génitale des vieillards, échappent à toute exploration. Ils ne peuvent se révéler que s'ils présentent un certain volume ou si, pour traiter l'hydrocèle, qui souvent les accompagne, plutôt qu'elle ne les complique, on pratique l'inspection de l'épididyme et du testicule. A part cela, ces petits kystes sus-épididymaires sont des curiosités anatomiques.

Le tableau clinique des kystes de moyen volume, en particulier les kystes dits sous-épididymaires et spermatiques, est plus intéressant, tout en étant fort simple. Quand le kyste est petit, il fait corps avec la tête, le corps ou la queue de l'épididyme ; il est facile d'apprécier le sillon qui le sépare du testicule sous-jacent. La sensation que l'on éprouve est celle d'une petite tumeur arrondie, lisse, ferme et dépressible.

Quand le kyste est volumineux, il tend à se développer sur la partie externe du cordon, vers l'orifice inguinal ; l'épididyme, aplati contre lui, en dedans, au-dessous ou en dehors, perd toute individualité. Quant au testicule, il se trouve soit directement en bas, soit en bas et en dedans, en situation oblique ou même horizontale par rapport à ses faces. Il est indépendant de la masse sous-jacente, et à l'inspection ou mieux au palper, kyste et testicule, dans leur ensemble, figurent une poire à grosse extrémité supérieure ou une brioche renversée.

Le kyste est arrondi, lisse, parfois bosselé, il est mat et fluctuant ; il est transparent, sauf inflammation chronique des parois, contenu très opalescent, hématique ou suppuré ; il est indolent et quand, par hasard, la douleur existe, elle est due à des phénomènes de compression et un état névralgique spécial : le malade n'est pas soulagé par le suspensoir ou le relèvement des bourses.

Le liquide du kyste présente des caractères variables. La quantité est, en moyenne, de 70 à 300 grammes ; mais on a signalé des poches de 950 grammes (DELATTRE), de 1000 grammes (CURLING), de 1 300 grammes (RICORD).

Il est de réaction alcaline et pauvre en chlorure de sodium et en albumine. Cependant, si la paroi kystique est enflammée, on peut trouver de l'albumine et de la fibrine en quantité notable.

Ce qui caractérise surtout ces kystes, c'est la présence des spermatozoïdes dans le liquide qu'ils contiennent. Les animalcules sont peu nombreux dans certains cas; dans d'autres cas, ils recouvrent tout le champ de la préparation. Ils ne sont pas constants; il y a des kystes qui n'en présentent jamais; il y en a d'autres qui en possèdent par intervalle, à la suite d'un traumatisme où d'une ponction. L'animalcule constitue l'élément certain du diagnostic.

4° Marche et complication. — Le kyste spermatique évolue lentement, insidieusement, progressivement, avec de longues périodes d'état stationnaire et des augmentations soudaines de volume (traumatisme, inflammation).

Le kyste peut se transformer en une hématocèle (A. COOPER, CURLING, GUYON, LARREY, MÉNARD).

Il peut suppurer. Il peut se rompre et, de la sorte, guérir ou se reconstituer.

Dans certains cas, il comprime les voies d'excrétion du sperme et peut déterminer une spermatocèle par rétention (GOSSELIN).

5° Diagnostic. — Quand le kyste est petit, il faut le distinguer des indurations syphilitiques, tuberculeuses ou blennorrhagique de l'épididyme.

Quand il est grand, il ne faut pas le confondre avec une hydrocèle. Celle-ci, comme le kyste, est arrondie, mate, fluctuante, transparente, indolente. Elle peut figurer la poire ou la brioche renversées (RECLUS).

Mais dans le kyste, le testicule est indépendant de la tumeur; la glande est incluse dans l'hydrocèle.

Le liquide de l'hydrocèle est riche en albumine et en fibrine. Celui du kyste est séroïde; il est pauvre en chlorure de sodium et en albumine.

Le kyste est spermatique; l'hydrocèle est privée d'animalcules (cependant il y a des cas où le kyste ne contient pas de spermatozoïdes et où l'hydrocèle en présente).

Si la paroi kystique est atteinte d'inflammation chronique,

hémorragique, on pourra croire à une hématocèle. Recherchez la position du testicule et les spermatozoïdes.

Lorsque le kyste a refoulé la vaginale et s'est substitué à la séreuse (Sédillot, Thinus, Gosselin, Broca), on porte le diagnostic d'hydrocèle ; l'erreur est impossible à éviter même s'il y a des spermatozoïdes.

6° Traitement. — C'est celui de l'hydrocèle. Après la ponction suivie d'injection iodée, les récidives sont plus fréquentes que l'orsqu'il s'agit d'une hydrocèle (Liston, Sédillot). Cependant, Reclus conseille encore cette méthode.

Le traitement de choix est la *cure radicale*. On se souviendra, dans la dissection du sac, des rapports intimes de la paroi kystique avec les éléments de l'épididyme et du cordon ; il sera parfois avantageux de respecter la bande séreuse qui tapisse ces éléments.

CASTRATION ET PROTHÈSE TESTICULAIRE

I. — Castration

1° Définition. — La castration, consiste, chez l'homme, dans la suppression d'un ou des deux testicules.

Les indications de cette intervention se font chaque jour de plus en plus rares. En effet, le nombre est très restreint des affections pour lesquelles l'ablation de la glande génitale est indiscutable ; il s'agit, le plus souvent, d'ectopie non abaissable, douloureuse ou dégénérée, de contusion violente ou d'arrachement, d'hématocèle non décorticable, de névralgies rebelles. Encore ne doit-on sacrifier le testicule qu'à la dernière extrémité ; en matière de chirurgie génitale, on n'est jamais trop conservateur. Par contre, les affections classiques telles que la tuberculose et le néoplasme, pour lesquelles on pratiquait volontiers la castration, ne comportent plus cette intervention. Cela est vrai pour le sarcocèle tuberculeux ; cela ne l'est peut-être pas encore pour le sarcocèle cancéreux ; si on enlève une tumeur du testicule, ce n'est certes pas parce qu'elle est maligne (l'intervention donne, dans la grande majorité des cas, un coup de fouet à la malignité et la récidive ne tarde guère), mais parce qu'elle peut être bénigne (dans ce cas exceptionnel, la guérison est obtenue).

Quant aux indications de castration qui se posent soit après section du déférent au cours d'une cure radicale de hernie, soit après amputation de la verge, elles ne sont plus admises. La spermatorrhée ne doit jamais nécessiter une castration. Celle-ci peut constituer exceptionnellement le traitement de la névralgie testiculaire.

« Quoi qu'il en soit, la castration ne saurait être indiquée que si la glande est le siège de lésions matérielles ou peut-être encore de troubles fonctionnels (névralgies), compromettant gravement la vie ou la santé. La pratiquer dans le seul but de supprimer les facultés viriles d'un individu, quels que soient les tourments réels ou imaginaires de celui qui la sollicite, ne nous paraît devoir jamais, à moins de circonstances tout à fait exceptionnelles, être une opération qui s'impose » (Monod et Terrillon).

2° Manuel opératoire. — Pour pratiquer cette intervention, il est préférable de recourir à l'anesthésie générale (chloroforme ou éther) ; cependant, s'il s'agit d'un individu courageux, l'anesthésie à la cocaïne pourra suffire, à la condition d'insensibiliser la zone cutanée linéaire ou elliptique réservée à l'incision, au moyen de la cocaïne employée en solution au cinquantième ; de toucher fortement avec un tampon imbibé d'une solution de cocaïne au vingtième les surfaces de section, au cours de l'intervention ; enfin de pousser un centimètre cube de la première solution parmi les éléments du cordon, au niveau de leur future division.

La région opératoire est rasée, lavée, aseptisée, préparée. Le malade est étendu sur la table d'opération ou placé dans la situation de la taille périnéale, au gré du chirurgien.

L'intervention comprend trois temps : l'incision et la dissection des enveloppes ; la section et la ligature des éléments du cordon ; la suture des téguments et le pansement.

Suivant le volume de la tumeur, pour laquelle la castration est pratiquée, l'incision, conduite verticalement à la partie antérieure de cette tumeur, est linéaire, elliptique ou en raquette. Mais toujours elle doit commencer en haut dans le voisinage de l'orifice inguinal externe et se terminer en bas dans la partie la plus déclive des bourses. Les incisions rétro-scrotale d'Ammont et Roux et latéro-scrotale de Jobert (de Lamballe) sont abandonnées. Félizet pratique la castration prépérinéale (voir Tuberculose génitale infantile).

Quel que soit le procédé, après incision des téguments, il faut isoler la tumeur par dissection, soit en coupant les adhérences avec le bistouri ou les ciseaux, soit en les rompant brusquement avec l'index qui s'enfonce profondément dans la couche celluleuse et décolle la masse sur tout son pourtour ; celle-ci est extraite de la loge scrotale et se trouve suspendue au cordon comme une poire à sa tige. Quand la tumeur sera kystique ou abcédée en certains endroits, la dissection devra être particulièrement délicate ; la partie altérée des téguments devra être sacrifiée. Les parois cruentées de la loge scrotale devront être examinées avec soin, de façon à pincer tout vaisseau qui saigne et à assurer l'hémostase. Celle-ci est parfois difficile à obtenir. Avec des pinces, de la compression et de la patience, on en vient toujours à bout.

Il s'agit maintenant de diviser le cordon ; c'est le deuxième temps. J'ai recours à la ligature isolée des éléments. Je commence par passer un fil de soie ou un catgut fort à travers le cordon, à deux centimètres au-dessus du niveau de la division. Ce fil, dont les chefs sont saisis et réunis par les mors d'une pince, constitue une anse destinée à s'opposer à la rétraction du cordon, en vertu du seul poids de la pince. Puis, je sectionne transversalement le cordon et, au fur et à mesure, je pince tous les vaisseaux qui saignent. Il est inutile de pincer le canal déférent. Quand la tumeur est enlevée, je pratique les ligatures vasculaires au catgut partout où se trouvent les pinces hémostatiques, sur la paroi scrotale comme au niveau du cordon. Cela fait, je m'assure, encore une fois, de la perfection de l'hémostase ; il faut éviter à tout prix les hématomes consécutifs qui compromettent le résultat par désunion de la plaie ou par suppuration de la collection sanguine.

Dans un troisième temps, je réunis les téguments divisés. Je place, tout d'abord, un ou plusieurs crins de Florence disposés en U ; ceux-ci, lorsqu'ils sont serrés, ont pour effet d'adosser de larges surfaces cruentées et de réduire les dimensions de la loge scrotale. Je fixe un petit tube à drainage dans l'angle inférieur de la plaie. Enfin, je suture au crin, par des points séparés et nombreux ou par un surjet serré, les lèvres de la plaie scrotale. Pansement aseptique ; bourses relevées ;

bandage avec sous-cuisses. Suites simples. Les fils sont enlevés du sixième au huitième jour.

La ligature en masse du cordon est moins chirurgicale et moins sûre que la ligature isolée des éléments ; la ligature, par division de la masse totale en deux parties et double fil entre-croisé, peut être employée ; elle sert de transition entre la ligature en masse et la ligature isolée ; elle est plus rapide que celle-ci et plus efficace que celle-là.

L'écrasement linéaire de Chassaignac, la section par le fer rouge ou le thermocautère, la ligature élastique, la compression simple ou exercée à l'aide d'une lame de plomb, ne sont plus de mode.

Doyen, avant de lier le cordon, l'écrase dans les mors de son angiotribe ; c'est l'application, à un cas particulier, d'une méthode générale.

Les complications infectieuses de la ligature du cordon telles que le tétanos et la phlébite ne sont plus observées ; quant aux hémorragies, elles peuvent s'expliquer par la difficulté de réaliser parfaitement l'hémostase, soit parce que les parois scrotales saignent en nappe, soit parce que, dans la ligature en masse, l'artère spermatique très rétractile n'est plus serrée, soit enfin parce que l'individu opéré est un variqueux ou un hémophilique. Le chirurgien, prévenu, pourra prendre ses précautions.

II. — Prothèse testiculaire

1° Historique. — La prothèse testiculaire est de date toute récente.

En France, Guelliot (de Reims), Tuffier et Humbert, les premiers, ont eu recours aux appareils prothétiques pour remplacer des glandes malades dont l'ablation avait été faite ; il s'agissait, le plus souvent, de testicules tuberculeux (1892-93).

Puis en Amérique, Hermann et A. Robert, F. Weir, dotèrent des monocryptorchides de testicule artificiel (1894-95). Enfin la prothèse fut remise en honneur, dans notre pays, par Carlier (de Lille) (1895) ; Loumeau, Demons et Villac (de

Bordeaux) (1896-1897); VANVERTS et PASTEAU (1897). Moi-même, j'ai eu l'occasion de la pratiquer en 1898. VOUILLAC, dans sa thèse, a fait l'histoire de la question, réuni les principales observations connues, et indiqué les avantages de la prothèse; il en a posé les indications et fixé le manuel opératoire (1899).

Les avantages de la prothèse testiculaire sont faciles à comprendre. Il ne suffit pas, sous le prétexte qu'il est inutile ou dangereux, de supprimer un testicule altéré; le malade, surtout s'il est jeune, acceptera difficilement la castration et, s'il consent par nécessité, il souffrira beaucoup de la suppression d'un organe, auquel il tient beaucoup, « parce qu'il le considère comme l'apanage de sa virilité ». Et puis « il lui viendra la crainte que, dans ses relations sexuelles, on ne s'aperçoive de l'absence d'un testicule, fait qui lui attirera le mépris de la part des femmes, les quolibets et le ridicule de la part des hommes » (VOUILLAC).

Si la castration est totale, les perturbations de l'état mental sont à redouter, et accompagnent ces troubles nerveux encore mal connus, qui succèdent à l'ablation de glandes dont la sécrétion interne est indispensable au bon fonctionnement de l'organisme.

Les vieillards, eux-mêmes, préfèrent conserver leur testicule malade; si on leur promet de le remplacer par « quelque chose », ils se laissent faire.

« Dans la castration unique ou totale, on fera donc une œuvre morale et humanitaire, en rendant à ces malheureux un peu de cette illusion, qui est l'essence même de la vie.

On évitera par là de faire d'une personnalité humaine pensante et agissante, un être auquel une opération supprimerait ses fonctions génitales, ses fonctions plus nobles encore de la volonté et de l'intelligence.

On ne verrait plus de ces hommes jeunes encore, mais vieillards avant l'âge, tristes, renfermés en eux-mêmes et qui ne pensent plus qu'à une chose : à leur impuissance.

Bientôt, ils deviennent mélancoliques, hypocondriaques, et la désespérance et le dégoût d'eux-mêmes les entraînent trop souvent, hélas ! à la folie et au suicide. » (VOUILLAC.)

2° Indications. — Les indications de la prothèse testiculaire sont tout naturellement celles de la castration en général. C'est ainsi que Loumeau a tenté, à deux reprises, la prothèse chez des prostatiques et il a obtenu de très beaux résultats; Demons l'a pratiquée après l'ablation d'un enchondrome; Guelliot, Humbert, Vanverts, y ont eu recours pour remédier à la suppression de testicules tuberculeux.

Mais les indications précédentes de la castration sont devenues exceptionnelles; on ne châtre plus ni les prostatiques, ni même les tuberculeux. L'ablation d'une tumeur maligne est suivie d'une récidive généralement si rapide que l'avantage d'un testicule artificiel est de courte durée.

A mon avis, la prothèse testiculaire n'est à conseiller et à pratiquer que dans trois circonstances : l'arrachement du testicule, l'ectopie abdominale non abaissable, la pachyvaginalite chronique très ancienne qui a étouffé la glande.

Ajoutons la tumeur bénigne du testicule quand le diagnostic est sûr.

3° Manuel opératoire. — Voici le manuel opératoire, tel qu'il est décrit dans la thèse de Vouillac.

Lorsqu'après avoir fait son diagnostic et décidé l'ablation du testicule malade, le chirurgien veut tenter la prothèse testiculaire, il doit observer certaines règles, s'il veut voir son intervention couronnée de succès :

1° L'antisepsie du champ opératoire devra être aussi rigoureuse que possible. Cependant, il faudra éviter d'irriter les bourses par des lavages et des brossages répétés. Un bon savonnage à la main suffit, puis on passe à l'alcool avec un tampon imbibé;

2° Pour placer l'appareil prothétique, il faut une loge dans laquelle il sera enserré.

Dans l'ectopie abdominale, on est obligé de la créer de toute pièce avec le doigt en effondrant les tissus.

Dans la castration, s'il y a eu des suppurations étendues, on aura soin de désinfecter à fond la loge qui devra recevoir l'appareil prothétique.

Carlier (de Lille) recommande la résection totale de la tunique vaginale : c'est alors la celluleuse qui sert d'enveloppe au pseudo-testicule.

Si l'on a affaire à une tuberculose en masse de l'épididyme et du testicule, on aura soin d'enlever le tout d'un seul bloc, sans rien ouvrir afin d'éviter l'infection.

3° Quelle sera la substance prothétique ?

On a fait des testicules en verre, en argent, en marbre, en ivoire.

Mais ces substances ont l'inconvénient d'être rigides, dures, lourdes, et parfois difficilement supportées.

Le testicule en aluminium est léger, mais il est dur ; le celluloïd a le même avantage et le même inconvénient ; de plus, il s'altère à la longue, paraît-il.

Loumeau a fait fabriquer, sur ses indications, un testicule de soie, qui paraît être, actuellement du moins, le meilleur appareil prothétique.

Il a fait tisser la soie en petites masses ovoïdes et souples, dont le grand axe est creusé d'un tunnel cylindrique, permettant d'obtenir à la pression entre les doigts, un certain degré de rénitence et d'élasticité. Par son enkystement facile et sa légèreté, la soie peut être aisément tolérée par les bourses et y simuler les caractères objectifs d'un testicule réel.

Le caoutchouc rouge, sous forme d'ovules creux, serait la substance idéale à employer ; malheureusement l'ébullition altère cette substance, la ride, la durcit et lui fait perdre toute sa souplesse. Il va sans dire que l'appareil doit être rigoureusement aseptique.

4° Le testicule est introduit et fixé en place par un premier surjet au catgut n° 0 : les points doivent être un peu serrés et surtout très rapprochés. — Puis, on fait un second surjet, au crin de Florence, de préférence, de façon, à la fois, à ne laisser aucun espace mort entre les sutures et à faire un affrontement exact des lèvres scrotales.

5° L'ouverture de la loge doit être sensiblement au-dessus de son fond, afin que la masse de la substance prothétique ne soit pas en regard de la cicatrice dont elle pourrait solliciter l'ouverture par son poids.

Il sera bon de ne pas mettre en regard les deux lignes de suture pour éviter la contamination de la suture fibreuse, au cas de la désunion de celle de la peau.

6° On ne drainera pas la plaie.

7° On laissera le malade au lit pendant douze à quinze jours, bourses relevées.

Les insuccès sont dus, le plus souvent, au défaut d'asepsie.

Dans mon observation, il s'agissait d'une ectopie abdominale non abaissable.

La bourse correspondante du testicule ectopié était rudimentaire ; je dus créer de toutes pièces la loge destinée à contenir le testicule artificiel. Celui-ci se trouva donc naturellement haut situé ; mais il descendit peu à peu, tandis que le scrotum s'allongeait ; et, six mois plus tard, il était placé en regard de l'autre.

Il est intéressant de se demander quelles sont les modifications anatomiques du tissu cellulaire qui entoure, dans les bourses, le corps étranger ? Chez un sujet porteur d'un testicule artificiel et mort d'affection intercurrente, trois mois après la pose de l'appareil prothétique, Guelliot a constaté la présence de véritables bourses séreuses, tapissant la surface de l'organe. Il est donc permis d'admettre que le testicule artificiel s'entoure d'une vraie séreuse, dont la formation s'explique par les déplacements d'un corps rigide, à surface régulière, dans une bourse mobile, sous l'influence de traumatismes extérieurs et même de la marche.

Ajoutons, enfin, pour terminer cette courte étude, que la prothèse testiculaire ne doit jamais être pratiquée à l'insu du malade.

TABLE DES MATIÈRES

II. — LES AUTRES ANOMALIES DU TESTICULE

Traumatismes du testicule.

Des hydrocèles.

Des hématocèles.

Les inflammations aiguës de la glande génitale en général et de l'inflammation gonococcique en particulier.

I. — De l'inflammation gonococcique de la glande génitale et des voies spermatiques (génitalite gonococcique, orchi-épididymite blennorrhagique, testicule blennorrhagique).

BIBLIOTHÈQUE

DE

CHIRURGIE CONTEMPORAINE

Publiée sous la direction de

A. RICARD ET **E. ROCHARD**

Profes. agrégé à la Faculté de médecine de Paris, Chirurgien de l'Hôpital Saint-Louis | Chirurgien des Hôpitaux de Paris

---

1. **Infections, traumatismes et diathèses**, par P. VILLEMIN, Chirurgien des Hôpitaux de Paris.

2. **Les tumeurs**, par le Professeur Simon DUPLAY et CAZIN, Chef de Laboratoire à la Faculté de Médecine de Paris.

3. **Chirurgie générale des muscles, des tendons, des bourses séreuses et de la peau**, par MAUCLAIRE, Professeur agrégé à la Faculté de Médecine de Paris, Chirurgien des Hôpitaux.

4. **Chirurgie des artères, des veines, des lymphatiques et des nerfs**, par BOUGLÉ, Chirurgien des Hôpitaux de Paris.

5. **Chirurgie générale des os**, par P. RICHE, Chirurgien des Hôpitaux de Paris.

6. — — **des articulations**, par MORESTIN, Chirurgien des Hôpitaux de Paris.

7. — **du crâne**, par A. DEMOULIN, Chirurgien des Hôpitaux de Paris.

8. — **de la face**, par A. GUINARD, Chirurgien de l'Hôpital d'Ivry.

9. — **du cou et du rachis**, par P. SÉBILEAU, Professeur agrégé à la Faculté de Médecine de Paris, Chirurgien des Hôpitaux.

10. **Chirurgie du thorax et des mamelles**, par WALTHER, Professeur agrégé à la Faculté de Médecine de Paris, Chirurgien de la Maison municipale de Santé.

11. — **de l'abdomen en général, du pancréas et de la rate**, par P. MICHAUT, Chirurgien de l'Hôpital Broussais.

12. — **du foie**, par E. SCHWARTZ, Professeur agrégé à la Faculté de Médecine de Paris, Chirurgien de l'Hôpital Cochin.

13. — **de l'estomac et de l'intestin**, par TUFFIER, Professeur agrégé à la Faculté de Médecine de Paris, Chirurgien de l'Hôpital Lariboisière.

14. — **du gros intestin, du rectum et de l'anus**, par GÉRARD-MARCHANT, Chirurgien de l'Hôpital Boucicaut.

15. — **des hernies**, par E. ROCHARD, Chirurgien des Hôpitaux de Paris.

16 et 17. — **des voies urinaires**, 2 volumes, par P. BAZY, Chirurgien de l'Hôpital Beaujon.

18. — **de l'appareil génital de l'homme**, par J. ARROU, Chirurgien des Hôpitaux de Paris.

19. — **de l'utérus, du vagin et de la vulve**, par G. RICHELOT, Professeur agrégé à la Faculté de Médecine de Paris, Chirurgien de l'Hôpital Saint-Louis.

20. — **des annexes de l'utérus**, par FAURE, Professeur agrégé à la Faculté de Médecine de Paris, Chirurgien des Hôpitaux.

21. — **du membre supérieur**, par LYOT, Chirurgien des Hôpitaux de Paris.

22 et 23. — **du membre inférieur**, par RIEFFEL, Chef des Travaux anatomiques à la Faculté de Médecine de Paris, Chirurgien des Hôpitaux.

24 et 25. — **Technique chirurgicale**, par A. RICARD, Professeur agrégé à la Faculté de Médecine de Paris, Chirurgien de l'Hôpital Saint-Louis et LAUNAY, Chirurgien des Hôpitaux de Paris.

VOLUMES PARUS AU 1er MAI 1901

E. SCHWARTZ, **Chirurgie du foie**, 1 vol. de 550 pages avec 58 figures dans le texte. . . . . 7 fr.

P. VILLEMIN, **Infections, Traumatismes et Diathèses**, 1 vol. de 550 pages avec figures tirées en couleur dans le texte. . . . . 7 fr.

J. BOUGLÉ, **Chirurgie des artères, des veines, des lymphatiques et des nerfs**, 1 volume de 500 pages, avec 96 figures dans le texte. . . . . 6 fr.

P. MAUCLAIRE, **Chirurgie générale des muscles, des tendons, des bourses séreuses et de la peau**, 1 volume de 425 pages avec 79 figures dans le texte. 6 fr.

J. ARROU, **Chirurgie de l'appareil génital de l'homme**, 1 vol. de 350 pages avec figures. . . . . 5 fr.

TOUS LES AUTRES VOLUMES DE LA BIBLIOTHÈQUE SONT EN COURS D'IMPRESSION OU DE RÉDACTION

Tuberculose de la glande génitale.

DE LA TUBERCULOSE GÉNITALE CHEZ L'ENFANT

Syphilis de la glande génitale.

SYPHILIS DE LA GLANDE GÉNITALE CHEZ L'ENFANT

DES NÉOPLASMES DU TESTICULE.

DU CANCER DU TESTICULE CHEZ L'ENFANT

INCLUSIONS FŒTALES

TUMEURS DE LA VAGINALE ET DU CORDON

FONGUS DU TESTICULE

NÉVRALGIE DU TESTICULE

DU VARICOCÈLE

Phlébite du cordon.

Kystes de la glande génitale.

Castration et prothèse testiculaire.

I. Castration

II. Prothèse testiculaire

CHARTRES. — IMPRIMERIE DURAND, RUE FULBERT.

www.ingramcontent.com/pod-product-compliance
Ingram Content Group UK Ltd.
Pitfield, Milton Keynes, MK11 3LW, UK
UKHW020158250726
13967UKWH00003B/1125

9 782012 857049